SÉRIE EDUCAÇÃO MÉDICA CONTINUADA

Atualização em
EMERGÊNCIAS
MÉDICAS

VOLUME 2

SÉRIE
EDUCAÇÃO
MÉDICA
CONTINUADA

Atualização em
EMERGÊNCIAS
MÉDICAS

VOLUME 2

EDITORES DA SÉRIE

**EDMUND CHADA BARACAT
LEONARDO DA SILVA
FLORENTINO DE ARAÚJO CARDOSO FILHO**

EDITORES DO LIVRO

**LEONARDO DA SILVA
LUIZ FERNANDO DOS REIS FALCÃO**

REVISOR CIENTÍFICO

JOSÉ MARIA SOARES JÚNIOR

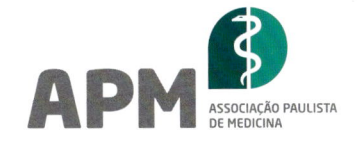

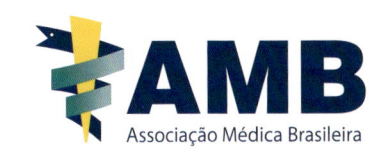

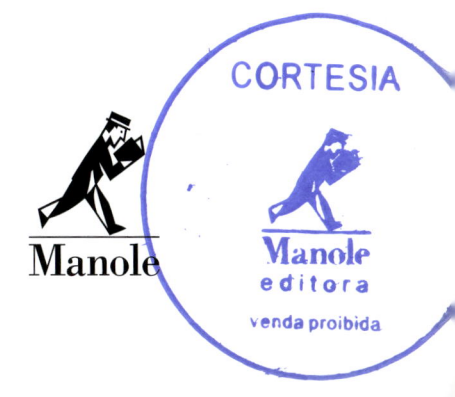

APM — ASSOCIAÇÃO PAULISTA DE MEDICINA

AMB — Associação Médica Brasileira

Manole editora

Copyright © 2013 Editora Manole Ltda., por meio de contrato com a Associação Médica Brasileira (AMB).

Minha Editora é um selo editorial Manole.

Logotipos: *Copyright* © Associação Médica Brasileira (AMB)
Copyright © Associação Paulista de Medicina (APM)

Editor gestor: Walter Luiz Coutinho
Editora: Karin Gutz Inglez
Produção Editorial: Cristiana Gonzaga S. Corrêa, Juliana Morais e Janicéia Pereira
Capa: Hélio de Almeida
Projeto gráfico: Departamento Editorial da Editora Manole
Diagramação e Revisão: Texto & Arte Serviços Editoriais
Ilustrações: Mary Yamazaki Yorado
Fotografias: gentilmente cedidas pelos autores

Dados Internacionais de Catalogação na Publicação (CIP)
(Câmara Brasileira do Livro, SP, Brasil)

Atualizações em emergências médicas / editores Leonardo da Silva, Luiz Fernando dos Reis Falcão. -- Barueri, SP : Minha Editora : Manole, 2013. -- (Série educação médica continuada ; v. 2 / editores Edmund Chada Baracat, Leonardo da Silva, Florentino de Araújo Cardoso Filho)

Bibliografia.
ISBN 978-85-7868-061-9

1. Medicina de urgência 2. Primeiros socorros I. Silva, Leonardo da. II. Falcão, Luiz Fernando dos Reis. III. Baracat, Edmund Chada. IV. Cardoso Filho, Florentino de Araújo. V. Série.

13-02064
CDD-616.025
NLM-WB 100

Índice para catálogo sistemático:
1. Emergências médicas 616.025

Todos os direitos reservados.
Nenhuma parte deste livro poderá ser reproduzida, por qualquer processo, sem a permissão expressa dos editores.
É proibida a reprodução por xerox.

A Editora Manole é filiada à ABDR – Associação Brasileira de Direitos Reprográficos

1ª edição – 2013

Editora Manole Ltda.
Av. Ceci, 672 – Tamboré
06460-120 – Barueri – SP – Brasil
Tel.: (11) 4196-6000 – Fax: (11) 4196-6021
www.manole.com.br
info@manole.com.br

Impresso no Brasil
Printed in Brazil

Este livro contempla as regras do Acordo Ortográfico da Língua Portuguesa de 1990, que entrou em vigor no Brasil em 2009.

São de responsabilidade dos editores e dos autores as informações contidas nesta obra.

Editores

Editores da Série

Edmund Chada Baracat
Diretor Científico da Associação Médica Brasileira (AMB)
Professor Titular da Disciplina Ginecologia da Faculdade de Medicina da Universidade de São Paulo (FMUSP)

Leonardo da Silva
Professor-assistente da Faculdade de Ciências Médicas da Santa Casa de São Paulo (FCMSCSP)
Doutor em Otorrinolaringologia pela FCMSCSP

Florentino de Araújo Cardoso Filho
Presidente da AMB
Superintendente dos Hospitais Universitários da Universidade Federal do Ceará (UFC)

Editores do Livro

Leonardo da Silva
Professor-assistente da FCMSCSP
Doutor em Otorrinolaringologia pela FCMSCSP

Luiz Fernando dos Reis Falcão
Especialista em Anestesiologia pela Escola Paulista de Medicina da Universidade Federal de São Paulo (EPM-Unifesp)
Preceptor dos residentes de Anestesiologia da EPM-Unifesp
Anestesiologista do Hospital São Paulo, da EPM-Unifesp, e do Grupo de Anestesiologistas Associados Paulista (Gaap)
Instrutor pela American Heart Association
Instrutor dos Cursos de Reanimação Cardiopulmonar e Cerebral, da Sociedade de Anestesiologia do Estado de São Paulo (Saesp), e de Suporte Avançado de Vida, da Sociedade Brasileira de Anestesiologia (SBA)
Coordenador do Curso de Atualização em Emergências Médicas da AMB e da Associação Paulista de Medicina (APM)
Coordenador do Programa de Resposta a Desastres da AMB
Diretor da Comissão de Graduação e das Ligas de Medicina Intensiva da Associação de Medicina Intensiva Brasileira (Amib)
Membro da World Association for Disaster and Emergency Medicine (WADEM)

Autores

Alessandro Wasum Mariani
Assistente Doutor do Serviço de Cirurgia Torácica do Hospital das Clínicas (HC) da Faculdade de Medicina da Universidade de São Paulo (FMUSP)

Antonio Carlos da Costa
Chefe do Grupo de Cirurgia da Mão e Microcirurgia do Departamento de Ortopedia e Traumatologia da Irmandade da Santa Casa de Misericórdia de São Paulo (ISCMSP) – Pavilhão "Fernandinho Simonsen"
Mestre e Doutor pela Faculdade de Ciências Médicas da ISCMSP

Bruno Carvalho Deliberato
Médico Residente de Anestesiologia da Disciplina Anestesiologia, Dor e Medicina Intensiva da Escola Paulista de Medicina da Universidade Federal de São Paulo (EPM-Unifesp)

Caio Augusto Sterse da Mata
Cirurgião-geral da EPM-Unifesp
Mestre em Ciências Médicas pela EPM-Unifesp

Camila Hobi Moreira
Especialização em Epilepsia pelo Hospital das Clínicas (HC) da FMUSP
Neurologista pelo HC-FMUSP
Médica pela EPM-Unifesp

Carolina Frade Magalhães Girardin Pimentel Mota
Especialista em Gastroenterologia pela Federação Brasileira de Gastroenterologia (FBG)
Doutoranda em Gastroenterologia pela EPM-Unifesp
Residência Médica em Gastroenterologia e Hepatologia pela EPM-Unifesp

Dartiu Xavier da Silveira
Médico Psiquiatra, Livre-docente pelo Departamento de Psiquiatria da EPM-Unifesp
Professor Adjunto do Departamento de Psiquiatria da EPM-Unifesp
Coordenador-geral do Programa de Orientação e Atendimento a Dependentes (Proad) do Departamento de Psiquiatria da EPM-Unifesp

Deise Daniela Mendes
Médica Psiquiatra, Chefe de Plantão do Serviço de Emergências Psiquiátricas do Hospital São Paulo da EPM-Unifesp
Mestre em Ciências pelo Departamento de Psiquiatria da EPM-Unifesp
Doutoranda do Departamento de Psiquiatria da EPM-Unifesp
Pesquisadora do Programa de Atendimento e Pesquisa em Violência (Prove) do Departamento de Psiquiatria da EPM-Unifesp

Dirceu Rodrigues de Almeida
Professor-afiliado da Disciplina Cardiologia da EPM-Unifesp
Médico Responsável pela Divisão de Insuficiência Cardíaca e Transplante Cardíaco da EPM-Unifesp

Edmund Chada Baracat
Diretor Científico da Associação Médica Brasileira (AMB) Professor Titular da Disciplina Ginecologia da FMUSP

Eduardo Vieira da Motta
Médico-assistente Doutor da Divisão de Ginecologia e Obstetrícia do HC-FMUSP
Responsável Técnico do Pronto-socorro de Ginecologia do HC-FMUSP

Elisabeth Nogueira Martins
Doutora em Ciências pela Unifesp
Pós-doutora em Retina e Vítreo pela Universidade da Califórnia, Davis, Estados Unidos
Chefe do Setor de Trauma e Pronto-socorro do Departamento de Oftalmologia da Unifesp

Felipe Augusto de Oliveira Souza
Residência Médica em Clínica Médica pela Unifesp
Residência Médica em Cardiologia Clínica pela Unifesp
Mestrado em Medicina pela Unifesp
Pós-graduando de Eletrofisiologia Invasiva e Arritmia Clínica pela Unifesp

José Luiz Gomes do Amaral
Professor Titular da Disciplina Anestesiologia, Dor e Medicina Intensiva da EPM-Unifesp
Presidente da Associação Médica Mundial

José Maria Soares Júnior
Professor Livre-docente do Departamento de
Ginecologia da EPM-Unifesp
Vice-chefe da Disciplina Endocrinologia Ginecológica do
Departamento de Ginecologia da EPM-Unifesp
Assistente-Pesquisador do LIM-58 da FMUSP

Juliana Cañada Surjan
Médica Psiquiatra, Chefe de Plantão do Serviço de Emergências
Psiquiátricas do Hospital São Paulo da EPM-Unifesp
Pesquisadora da Unidade de Pesquisa em Álcool e Drogas (Uniad)
do Departamento de Psiquiatria da EPM-Unifesp

Juliana Passos Almeida
Neurofisiologista pela Sociedade Brasileira
de Neurocirurgia (SBN)
Neurologista pelo HC-FMUSP
Ex-preceptora da Neurologia do HC-FMUSP

Leonardo da Cruz Caetano
Especialista em Cirurgia pelo Hospital Santa Marcelina, SP
Especializando em Cirurgia Plástica no Instituto Brasileiro
de Cirurgia Plástica, SP
Médico do Pronto-socorro do Hospital Santa Marcelina, SP

Lívia Ribeiro Fernandes
Especialista em Terapia Intensiva pela Associação
de Medicina Intensiva Brasileira (Amib)
Especialista em Cardiologia pela SBC
Médica plantonista da UTI da EPM-Unifesp

Lúcio Nuno Favaro Lourenço Francisco
Assistente do Grupo de Trauma do
Departamento de Ortopedia e Traumatologia da
ISCMSP – Pavilhão "Fernandinho Simonsen"
Mestre pela Faculdade de Ciências Médicas da ISCMSP

Luiz Fernando dos Reis Falcão
Professor Adjunto da Disciplina Anestesiologia,
Dor e Medicina Intensiva da EPM-Unifesp
Doutor em Anestesiologia pela EPM-Unifesp
Fellow do Department of Anesthesia, Critical Care and Pain
Medicine, Massachusetts General Hospital,
Harvard Medical School

Luiza Helena Degani Costa
Residente de Clínica Médica da EPM-Unifesp
Instrutora do Curso de Atualização em
Emergências Médicas da AMB
Presidente do Capítulo de Sócios Aspirantes
da Sociedade Brasileira de Clínica Médica (SBCM)

Marcelo Feijó
Médico Psiquiatra, Doutor em Psiquiatria pela EPM-Unifesp
Pós-doutor em Neurociências pela Brown University, Estados Unidos
Professor-afiliado do Departamento de Psiquiatria da EPM-Unifesp
Coordenador do Prove do Departamento de Psiquiatria da
EPM-Unifesp

Mario Luiz S. Paranhos
Assistente-doutor da Divisão de Urologia do HC-FMUSP
Coordenador do Serviço de Urologia do Hospital Regional Sul, SP

Mônica Cristina Di Pietro
Médica Psiquiatra, Mestre pelo Departamento
de Psiquiatria da EPM-Unifesp
Doutoranda do Departamento de Psiquiatria da EPM-Unifesp
Pesquisadora do Proad do Departamento de Psiquiatria da EPM-
-Unifesp

Pablo Maranhão
Residência em Clínica Médica e Cardiologia pela
Universidade de Pernambuco (UPE)
Pós-graduação em Estimulação Cardíaca pelo Instituto
do Coração (InCor) da HC-FMUSP
Pós-graduação em Eletrofisiologia Invasiva pela EPM-Unifesp
Título de Especialista em Cardiologia pela Sociedade Brasileira
de Cardiologia (SBC)
Título de Especialista em Medicina Intensiva pela AMIB

Paulo Manuel Pêgo Fernandes
Professor-associado ao Departamento de Cardiopneumologia
da FMUSP

Paulo Schor
Professor Adjunto Livre-docente do Departamento de
Oftalmologia da Unifesp

Renata Teixeira Ladeira
Médica do Setor de Terapia Intensiva da Disciplina
Anestesiologia, Dor e Terapia Intensiva da EPM-Unifesp
Especialista em Terapia Intensiva pela AMIB
Doutora em Ciências pelo InCor do HC-FMUSP

Roger Moreira
Professor Livre-docente da Área de Cirurgia
Buco-maxilo-facial da Faculdade de Odontologia de
Piracicaba da Universidade Estadual de Campinas (Unicamp)
Bacharel em Direito pela Universidade Católica de Goiás,
em Odontologia pela Universidade Federal de Goiás (UFG) e em
Administração pela Universidade Metodista de Piracicaba (Unimep)
Mestre e Doutor em Cirurgia Buco-maxilo-facial pela Unicamp
Pós-doutorado em Cirurgia Buco-maxilo-facial pela University of
Pittsburgh

Thiago Marques Fidalgo
Coordenador do Setor de Adultos e Adolescentes
do Proad/EPM-Unifesp
Chefe de Plantão do Pronto-socorro de Psiquiatria
da EPM-Unifesp
Coordenador do Ambulatório de Dependências do
Hospital A. C. Camargo
Research Fellow da Harvard University, Estados Unidos

Sumário

Prefácio	XI
Apresentação	XIII

1. Abordagem Diagnóstica e Terapêutica no Abdome Agudo — 1
   Caio Augusto Sterse da Mata

2. Hemorragias Digestivas — 7
   Carolina Frade Magalhães Girardin Pimentel Mota

3. Traumatismos Torácicos de Interesse do Médico Geral — 17
   Paulo Manuel Pêgo Fernandes
   Alessandro Wasum Mariani

4. Urgências Urológicas Não Traumáticas — 25
   Mario Luiz S. Paranhos

5. Atendimento Inicial ao Queimado — 35
   Lívia Ribeiro Fernandes

6. Traumatismo dos Membros — 39
   Antonio Carlos da Costa
   Lúcio Nuno Favaro Lourenço Francisco

7. Traumas na Face — 55
   Leonardo da Cruz Caetano
   Roger Moreira

8. Síndromes Ictéricas — 65
   Carolina Frade Magalhães Girardin Pimentel Mota

9. Urgências Oftalmológicas: Infecções Oculares Agudas, Traumatismo Ocular, Corpo Estranho Ocular e Queimadura Ocular — 75
   Elisabeth Nogueira Martins
   Paulo Schor

10. Urgências Ginecológicas de Interesse do Médico Geral — 85
    José Maria Soares Júnior
    Edmund Chada Baracat

11. Atendimento à Mulher Vítima de Abuso Sexual — 95
    Eduardo Vieira da Motta
    Edmund Chada Baracat

12. Doação de Órgãos para Transplante — 101
    Carolina Frade Magalhães Girardin Pimentel Mota

13. Insuficiência Cardíaca Aguda no Pronto-socorro — 111
    Luiza Helena Degani Costa
    Dirceu Rodrigues de Almeida

14. Anafilaxia — 119
    Bruno Carvalho Deliberato
    Luiz Fernando dos Reis Falcão
    José Luiz Gomes do Amaral

15. Insuficiência Renal Aguda — 127
    Renata Teixeira Ladeira

16. Afogamento — 133
    Felipe Augusto de Oliveira Souza

17. Emergências no Idoso — 137
    Pablo Maranhão

18. Síndrome de Abstinência Alcoólica — 151
    Thiago Marques Fidalgo
    Mônica Cristina Di Pietro
    Dartiu Xavier da Silveira

19. Intoxicações Exógenas por Psicotrópicos — 157
    Deise Daniela Mendes
    Thiago Marques Fidalgo
    Juliana Cañada Surjan
    Marcelo Feijó

20. Crises Epilépticas e Estado de Mal Epiléptico no Pronto-socorro — 171
    Camila Hobi Moreira
    Juliana Passos Almeida

Índice Remissivo — 179

Prefácio

A Associação Médica Brasileira (AMB) desempenha importante papel na educação médica. Temos fortemente defendido a boa formação, tanto na graduação como na pós-graduação. Julgamos ser fundamental que os médicos estudem continuadamente, para que se mantenham atualizados e possam sempre dar o melhor para os nossos pacientes, com conhecimento avançado em uma ótima relação médico-paciente.

Sabidamente, o conhecimento evolui rápido, em especial na área médica. Fala-se que de 4 a 5 anos o conhecimento médico dobra. Em uma avaliação simplista, diríamos que o profissional que para de estudar e de se aprimorar nesse período somente saberia cerca de metade do que é atual no nosso saber médico.

A AMB tem desenvolvido, em conjunto com as Sociedades de Especialidades, uma série de atividades que tem possibilitado agregar conhecimentos – cursos, diretrizes, livros –, além de incentivar reuniões científicas nas suas mais diferentes formas.

O segundo volume da Série Educação Médica Continuada da AMB, *Atualização em Emergências Médicas*, fortalece esse nosso braço científico, em uma área que tanta apreensão causa aos profissionais, assim como aos nossos pacientes e seus familiares. Poder dar o melhor levar-nos-á a grandes resultados e isso nos gratifica muito.

Que juntos continuemos buscando a excelência para os médicos e para a saúde do nosso povo.

Florentino Cardoso
Presidente da AMB
Superintendente dos Hospitais Universitários
da Universidade Federal do Ceará (UFC)

Apresentação

Apresentamos, neste segundo volume de *Atualização em Emergências Médicas*, vinte temas que acreditamos ser de interesse dos médicos que prestam o atendimento inicial ao paciente. Os capítulos analisam, de modo objetivo, os principais métodos diagnósticos e o tratamento de afecções comuns no dia a dia da emergência. Para tanto, escolhemos profissionais com grande experiência no atendimento de emergências clínicas e cirúrgicas.

Com este projeto, a Associação Médica Brasileira continua com seu propósito de divulgar e atualizar os médicos em geral, proporcionando um atendimento mais qualificado à nossa população.

EDMUND CHADA BARACAT
Diretor Científico da AMB
Professor Titular da Disciplina
Ginecologia da FMUSP

Abordagem Diagnóstica e Terapêutica no Abdome Agudo

CAPÍTULO 1

Caio Augusto Sterse da Mata

OBJETIVOS

- Definir a condição do abdome agudo.
- Conhecer as principais causas da síndrome.
- Diferenciar os tipos de dor abdominal (visceral/parietal/referida).
- Entender o papel dos principais exames subsidiários.
- Direcionar o tratamento da causa etiológica.

INTRODUÇÃO

A dor abdominal é responsável por cerca de 10% da procura por serviços de emergência (pronto-socorro) no mundo e, ainda hoje, representa um grande desafio diagnóstico para o médico emergencista, por causa da amplitude de doentes atingidos: ambos os sexos e em todas as faixas etárias.

O abdome agudo apresenta uma gama de afecções cirúrgicas cujo tratamento depende de um diagnóstico preciso e de tempo hábil para evitar e diminuir a morbimortalidade associada a essas patologias.

DEFINIÇÃO E ETIOPATOGENIA

O abdome agudo pode ser definido como dor aguda, com menos de sete dias de duração, espontânea e de origem não traumática, que leva o paciente a procurar o atendimento médico com a necessidade de intervenção cirúrgica.

A dor abdominal está intimamente relacionada com a formação embriológica das estruturas intra-abdominais e sua dupla inervação, e o entendimento dessa anatomia é de grande importância para o manejo do abdome agudo. Os nervos periféricos mediam a dor aguda, geralmente bem localizada e em pontada, a qual é denominada parietal ou somática; já os nervos sensoriais aferentes mediam a dor mal localizada, com característica de instalação gradual vaga ou mal definida, também denominada dor visceral.

Outro padrão de dor é o irradiado, que é percebido em local distante de sua fonte, causado por nervos originários na transição toracoabdominal, cujas fibras podem ter componentes aferentes até as áreas mais distantes, como a irritação diafragmática, que pode ter dor irradiada para o ombro em razão das fibras aferentes que acompanham o nervo frênico.

Os órgãos intra-abdominais podem gerar dor por meio de três mecanismos básicos:

- Distensão: o peritônio é relativamente inelástico e sua distensão causa dor.
- Isquemia/inflamação: gera dor pela liberação de mediadores inflamatórios, levando a dor visceral.
- Contração: dor localizada em cólica, que tem aumento, pico e melhora, caracterizada por dor de víscera oca dependente da contração de músculo liso proximal a um ponto obstrutivo, seja ele cálculo renal, ureteral ou vesicular, ou ainda obstrução intestinal/colônica.
- Infiltração: invasão direta das fibras nociceptivas.

QUADRO CLÍNICO

A tríade localização, irradiação e migração da dor é de grande valia para estabelecer os primeiros diagnósticos diferencias ao se delinearem os prováveis diagnósticos anatômicos (Tabela 1), considerando, também, as demais características, como início, duração, fatores de melhora ou piora e intensidade, a fim de definir melhor as hipóteses diagnósticas e proceder à investigação. Deve-se estar muito atento aos sintomas sugestivos de patologia cirúrgica, pois esses necessitam de definição o mais precoce possível:

- Febre.
- Vômitos.
- Síncope ou pré-síncope.
- Evidência de perda sanguínea.

O exame físico deve ser iniciado com a observação do estado geral e a aferição dos sinais vitais para limitar as hipóteses, uma vez que a presença de peritonite confere ao doente uma aparência de prostração e a cólica renal, de inquietação. A febre chama a atenção para a probabilidade de infecção, e a hipotensão e a taquicardia podem refletir hipovolemia.

Os demais achados do exame físico devem ser interpretados considerando-se a localização e as hipóteses

Tabela 1. Diagnóstico diferencial da dor abdominal de acordo com a topografia	
Localização da dor	Diagnósticos diferenciais
Hipocôndrio direito	Biliar – colecistite, coledocolitíase, colangite Cólon – colite, diverticulite Hepático – abscesso, hepatite, massas Pulmonar – pneumonia, embolia Renal – nefrolitíase, pielonefrite
Hipocôndrio esquerdo	Cardíaco – angina, infarto agudo do miocárdio, pericardite Gástrico – esofagite, gastrite, úlcera péptica Pancreático – massa, pancreatite Renal – nefrolitíase, pielonefrite Vascular – dissecção aórtica, isquemia mesentérica
Epigástrio	Cardíaco – angina, infarto agudo do miocárdio, pericardite Gástrico – esofagite, gastrite, úlcera péptica Pancreática – massa, pancreatite Biliar – colecistite, coledocolitíase, colangite Vascular – dissecção aórtica, isquemia mesentérica
Periumbilical	Cólon – apendicite Gástrico – esofagite, gastrite, úlcera péptica, obstrução intestinal Vascular – dissecção aórtica, isquemia mesentérica
Suprapúbica	Cólon – apendicite, colite, diverticulite, doença inflamatória, intestino irritável Ginecológico – gravidez ectópica, massas ovarianas, torção anexial, doença inflamatória pélvica
Fossa ilíaca direita	Cólon – apendicite, colite, diverticulite, doença inflamatória, intestino irritável Ginecológico – gravidez ectópica, massas ovarianas, torção anexial, doença inflamatória pélvica Renal – nefrolitíase, pielonefrite
Fossa ilíaca esquerda	Cólon – colite, diverticulite, doença inflamatória, intestino irritável Ginecológico – gravidez ectópica, massas ovarianas, torção anexial, doença inflamatória pélvica Renal – nefrolitíase, pielonefrite
Outros	Parede – herpes-zoster, hérnias, muscular Outros – obstrução intestinal, isquemia mesentérica, peritonite, crise de falcização, porfiria, intestino irritável

diagnósticas, com o objetivo de pesquisar os sinais mais específicos e descartar causas não abdominais para a dor. Nas mulheres, deve-se ter especial atenção ao exame ginecológico, já que a presença de corrimento vaginal e alterações cervicais abrem um novo leque de diagnósticos diferenciais (Tabela 2).

EXAMES COMPLEMENTARES

Exames laboratoriais

Devem ser direcionados a partir das suspeitas diagnósticas de forma a aumentar a acurácia diagnóstica:

- Hemograma: apesar de pouco específico, ajuda a pesquisar causas infecciosas.
- Amilase e lipase: a elevação de ambos os exames ajuda a estabelecer o diagnóstico de pancreatite, enquanto a elevação apenas da amilase torna improvável esse diagnóstico.
- Perfil hepático: importante nos quadros definidos, como hipocôndrio direito, e em suspeita de coledocolitíase, quando se devem incluir enzimas canaliculares;
- Urina I: a presença de eritrócitos favorece bastante a hipótese de cálculo nas vias urinárias, desde que compatível com o quadro clínico e no caso de mulheres que não

Tabela 2. Causas ginecológicas de dor abdominal
Cisto ovariano
Abscesso tubo-ovariano
Endometriose
Doença inflamatória pélvica
Gravidez ectópica
Torção anexial
Salpingites

estejam em período menstrual. Por outro lado, a presença de leucocitose urinária pode favorecer o diagnóstico de infecção urinária/pielonefrite.

Exames de imagem

Geralmente, devem ser recomendados de acordo com a hipótese e a localização da dor:

- Radiografia: exame barato e prontamente disponível, capaz de evidenciar alterações, como ar sob o diafragma ou calcificações compatíveis com cálculos (10% dos vesicu-

lares e 90% dos renais são radiopacos). Também é útil para identificar obstrução intestinal nos casos de presença de alças dilatadas e nível hidroaéreo, que devem ser analisados cuidadosamente, para diferenciá-los do íleo paralítico.
- Ultrassonografia: exame de extrema importância, principalmente na população feminina, em que podem ser usadas as modalidades abdominal e transvaginal para excluir as causas ginecológicas e evitar o uso de radiação. Também é importante para estudar o fígado, caracterizar a vesícula biliar e identificar obstruções nas vias biliares.
- Tomografia computadorizada (TC): tem grande importância para avaliar a parte inferior do abdome, principalmente as fossa ilíacas, sendo capaz, ainda, de estabelecer o diagnóstico de causas extracolônicas da dor abdominal. Contudo, deve ser usado cautelosamente na população feminina, por causa do risco de gravidez e dos efeitos adversos da radiação ao feto.

Laparoscopia

Deve ser considerada para pacientes que permanecem sem diagnóstico mesmo após os exames de imagem. É de grande valia nas mulheres jovens, em razão da possibilidade de causas não cirúrgicas, em que a passagem da óptica está associada a menor morbidade em comparação a laparotomia convencional, podendo ser terapêutica com a simples abertura de outros portais.

DIAGNÓSTICO DIFERENCIAL

O primeiro passo no diagnóstico diferencial é descartar as doenças que necessitam de intervenção imediata, sejam cirúrgicas ou clínicas; geralmente, uma dor de início súbito e com mais de seis horas de duração exige uma investigação intra-hospitalar mais detalhada.

A faixa etária é de grande importância ao se hierarquizar as hipóteses, sendo nos idosos as causas mais comuns: colecistite, apendicite, obstrução e vascular. Na população pediátrica, a apendicite pode ser responsável em cerca de 1/3 das vezes. As mulheres apresentam o maior desafio diagnóstico, pois somam-se às hipóteses as causas ginecológicas e urinárias e, portanto, sempre se devem ter em mente salpingite, dismenorreia, lesões ovarianas e infecção urinária.

Apendicite

Aproximadamente 14% dos doentes com dor abdominal apresentam apendicite como diagnóstico; em geral, iniciam com dor mal caracterizada periumbilical com náuseas e vômitos. Conforme a doença progride, a dor migra para a fossa ilíaca direita, em virtude da inflamação peritoneal. Apesar da alta sensibilidade, o exame clínico apresenta baixa especificidade, levando a superestimar-se a presença dessa condição. O tratamento é cirúrgico com apendicectomia e, nos casos mais avançados, antibioticoterapia pós-operatória.

Pancreatite aguda

Esta importante causa de abdome agudo deve ser observada com atenção, pois pode apresentar complicações graves ou até mesmo fatais. O diagnóstico depende da história clínica e do exame físico que apresente dor definida na parte superior do abdome e presença de amilase e lipase elevadas. Estabelecido o diagnóstico, deve-se procurar a causa e estratificar o risco de acordo com os critérios de Ransom (inicial e após 24 h de observação), iniciando jejum e reposição volêmica imediata, já que o quadro pode evoluir rapidamente para síndrome da resposta inflamatória sistêmica (SIRS); de acordo com a gravidade inicial, deve-se decidir pelo início ou não da antibioticoterapia, com uso de imipenem intravenoso. A pancreatite precisa ser acompanhada muito atentamente, pois suas complicações vão desde a formação de pseudocisto pancreático até a pancreatite necro-hemorrágica, que necessita de abordagem cirúrgica de emergência. O diagnóstico etiológico também deve ser feito, uma vez que toda pancreatite aguda biliar é submetida a colecistectomia após a resolução do quadro, a fim de evitar novos episódios.

Cólica renal/ureteral

Os cálculos do sistema urinário frequentemente se apresentam com dor abdominal e devem ser diferenciados das causas cirúrgicas de abdome agudo, o que nem sempre é fácil, por meio da história – a ocorrência de episódios prévios favorece o diagnóstico – e do exame físico, no qual a presença de punho-percussão dolorosa é bastante sugestiva nessa condição. O exame de urina I ajuda a estabelecer o diagnóstico e excluir ou confirmar a presença da infecção. Sempre que houver suspeita de cálculo em via urinária com infecção, deve-se pesquisar a possibilidade de obstrução por meio de ultrassonografia e dosagem de creatinina sérica, já que podem definir a necessidade de desobstrução cirúrgica (passagem de cateter de duplo J), sendo as indicações: obstrução em paciente com rim único, aumento progressivo de creatinina, dor intratável após o estabelecimento da analgesia adequada e cálculo maior que 7 mm.

Colecistite

Tradicionalmente, o diagnóstico baseia-se na tríade: dor no hipocôndrio direito, febre e leucocitose; em razão da baixa frequência da tríade (8%), também é possível utilizar a presença de um sinal inflamatório local (Murphy, massa palpável, dor em hipocôndrio direito), um sinal de inflamação sistêmico (febre, elevação de proteína C, leucocitose) e um exame de imagem para a sua definição. O tratamento cirúrgico deve ser prontamente estabelecido, uma vez confirmado o diagnóstico.

Perfurações

As causas mais comuns são úlceras gastroduodenais e diverticulite. Os sintomas são variáveis, mas, frequentemente, depara-se com pneumoperitônio na imagem radiográfica (Figura 1), e sua localização é um excelente indicador do local da perfuração: quando próximo ao fígado e ao estômago, a provável etiologia é úlcera gastroduodenal; na pelve ou na região supra/inframesocólica, torna-se mais provável a perfuração colônica ou apendicular. A simples presença de pneumoperitônio na imagem já garante a necessidade de intervenção cirúrgica.

Diverticulite

Doença de particular interesse na população geriátrica, já que se estima uma prevalência de 60% de diverticulose na faixa etária acima de 80 anos de idade, dos quais 20% desenvolverão diverticulite em algum momento. O cólon esquerdo é a porção mais afetada e tem grande importância na classificação da doença ao considerar-se a TC; segundo os critérios de Hinchey, a maioria dos doentes tem a forma não complicada e pode ser tratada clinicamente com antibioticoterapia. No entanto, embora alguns apresentem a forma não complicada (Hinchey 0 a 1), haverá piora clínica, sendo necessária intervenção cirúrgica. A partir do estágio 1b (presença de abscesso < 2 cm), o tratamento passa a ser cirúrgico.

Abdome agudo vascular

Os pacientes apresentam história curta, com dor importante sem outros sintomas ou com sintomas em menor intensidade (diarreia, distensão abdominal, náusea). Costuma atingir uma faixa etária mais elevada e que já possui outras comorbidades, sendo mais comum a fibrilação atrial. Também pode atingir jovens com alterações no fluxo sanguíneo mesentérico (vasculites, coagulopatias e anemia falciforme). Os achados laboratoriais não são específicos, mas podem incluir pequenas elevações de lactato, amilase ou leucócitos. É importante diferenciar a obstrução venosa, tratada apenas com anticoagulação, da arterial, a qual requer intervenção cirúrgica. A TC com contraste intravenoso é de grande valia para estabelecer o diagnóstico.

Não cirúrgicas

As causas não cirúrgicas de abdome agudo devem ser pensadas e avaliadas cuidadosamente, para evitar procedimentos desnecessários. A dor na parte superior do abdome pode ser desencadeada por infarto miocárdico, causas pulmonares (pneumotórax, pneumonia, empiema e infarto) e hepatite aguda. Dor generalizada ou até mesmo migratória pode ser sentida em febre reumática aguda, poliarterite nodosa e outras vasculites. A dor em flancos pode ser ocasionada por osteoartrite quando há compressão torácica ou lombar. Também se deve levar em conta o herpes-zoster, que pode acometer um dermátomo e gerar dor intensa. As causas não cirúrgicas mais comuns estão resumidas na Tabela 3.

Tabela 3. Causas não cirúrgicas da dor abdominal

Causas endócrinas e metabólicas	Causas inflamatórias e infecciosas
Uremia	*Tabes dorsalis*
Crise diabética	Herpes-zoster
Crise addisoniana	Febre reumática
Porfiria aguda	Púrpura de Henoch-Schönlein
Hiperlipoproteinemia aguda	Lúpus eritematoso sistêmico
Febre do Mediterrâneo	Poliarterite nodosa
Doenças hematológicas	**Dor referida**
Crise falcêmica	Infarto agudo do miocárdio
Leucemia aguda	Pericardite
Outras discrasias	Pneumonia
Drogas e toxinas	**Pleurisia**
Chumbo e outros metais pesados	Embolia pulmonar
Abstinência de narcóticos	Pneumotórax
	Empiema

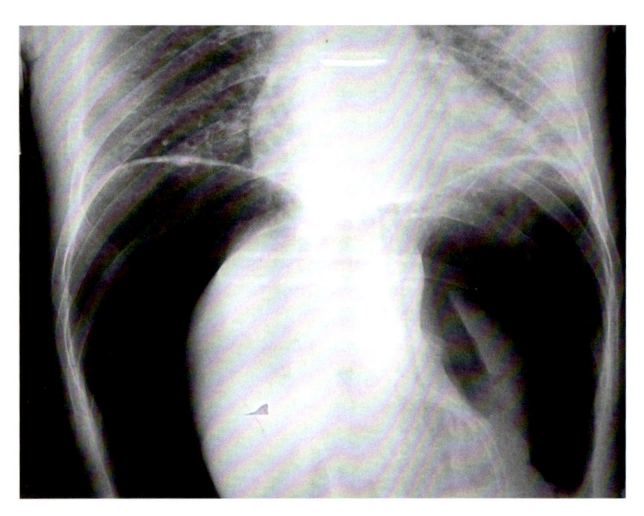

Figura 1 – Radiografia evidenciando pneumoperitônio.

CONCLUSÕES

- A localização e a diferenciação da dor são fundamentais na investigação diagnóstica.
- Os exames complementares devem ser solicitados de acordo com as hipóteses diagnósticas, de modo a não retardar o diagnóstico e o tratamento.
- O estado geral do doente é de grande valia na diferenciação das causas cirúrgicas e não cirúrgicas: doentes inquietos dificilmente apresentam causas cirúrgicas, enquanto os prostrados têm maior probabilidade de apresentar patologias cirúrgicas.
- Sempre considerar pancreatite, em razão da morbimortalidade.
- As causas cirúrgicas de abdome agudo devem ser prontamente tratadas.

BIBLIOGRAFIA CONSULTADA

1. Cartwright SL, Knudson MP. Evaluation of acute abdominal pain in adults. Am Fam Physician. 2008;971-8.
2. Doherty GM, Boey JH. The acute abdomen. In: Way LW, Doherty GM (eds.). Current surgical diagnosis & treatment. 13. ed. New York: McGraw-Hill; 2009. p. 451-63.
3. Domínguez LC, Sanabria A, Vega V, Osorio C. Early laparoscopy for the evialuation of nonspecific abdominal pain: a critical appraisal of the evidence. Surg Endosc. 2011;25:10-18.
4. Grundmann RT, Petersen M, Lippert H, Meyer F. The acute (surgical) abdomen: epidemiology, diagnosis and general principles of management. Z Gastrenterol. 2010;696-706.
5. Jones RS, Claridge JA. Acute abdomen. In: Townsend CM, Beauchamp RD, Evers BM, Mattox KL (eds.). SABISTON Textbook of Surgery, 18. ed. Philadelphia: Elsevier; 2008. p.1219-40.
6. Stoker J, van Randen A, Laméris W, Boermeester MA. Imaging patients with acute abdominal pain. Radiology. 2009;31-46.

Hemorragias Digestivas

CAPÍTULO 2

Carolina Frade Magalhães Girardin Pimentel Mota

OBJETIVOS

- Conhecer a incidência das hemorragias digestivas alta e baixa e suas formas de apresentação.
- Descrever o manejo inicial do paciente com hemorragia digestiva nos serviços de urgência e entender o algoritmo para o diagnóstico das causas de base.
- Saber diferenciar causas extras gastrintestinais das hemorragias digestivas, pois podem simular quadros de hemorragia digestiva alta e baixa.
- Compreender a diferença entre as etiologias da hemorragia digestiva alta em pacientes cirróticos e não cirróticos.
- Conhecer os principais métodos terapêuticos para pacientes com hemorragia digestiva.
- Conhecer as principais causas de hemorragia digestiva baixa e seus principais diagnósticos diferenciais.
- Entender as principais formas de tratamento direcionadas à hemorragia digestiva baixa.

INTRODUÇÃO

As hemorragias digestivas são causas frequentes de atendimento nas unidades de urgência e emergência. O correto manejo desses pacientes tem impacto significativo na evolução dos casos e, consequentemente, na sobrevida.

O sangramento gastrintestinal tem origem em qualquer parte do sistema digestório, do esôfago, do estômago, dos intestinos, do pâncreas, do fígado ou das vias biliares. Algumas vezes, sangramentos originados fora do trato gastrintestinal (TGI) podem simular hemorragias digestivas e devem ser excluídos prontamente, para evitar atrasos no diagnóstico e complicação da doença de base. Alguns exemplos desses casos são hemoptises, epistaxes e fissuras anais.[1]

Na maioria das vezes, são classificadas de acordo com o local de origem do sangramento. Dessa forma, as hemorragias são dividas em: alta (hemorragia digestiva alta – HDA), quando localizadas do esôfago até a segunda porção duodenal, sendo responsável por 80% dos casos; média, principalmente no intestino delgado; e baixa (hemorragia digestiva baixa – HDB), envolvendo principalmente o intestino grosso, em cerca de 5% dos casos. Apesar de todos os avanços nos métodos diagnósticos e terapêuticos, a mortalidade ainda chega a 5%.

Alguns conceitos são essenciais para o entendimento desse tema, como mostra a Tabela 1.

Tabela 1. Conceitos relacionados às hemorragias digestivas

	Definição
Hematêmese	Vômito com sangue. Indicativo de HDA. Quando vermelho vivo, sugere sangramento recente
Melena	Evacuação de fezes escurecidas a pretas, resultado da degradação do sangue em hematina por bactérias intestinais. Pode representar HDA ou HDB
Hematoquezia	Evacuação de sangue vermelho vivo pelo reto, que sugere sangramento intestinal ativo de qualquer origem

HDA: hemorragia digestiva alta; HDB: hemorragia digestiva baixa.

ESTABILIZAÇÃO DO PACIENTE COM HEMORRAGIA DIGESTIVA

Avaliação inicial
História clínica

A história clínica é essencial na avaliação inicial e, para isso, algumas informações devem ser questionadas em todos os casos:

- História de HDA prévia: 60% dos pacientes que ressangram apresentam sangramento da mesma lesão causadora do primeiro episódio.
- História de hepatopatia crônica ou de uso abusivo de álcool: pode sugerir presença de varizes de esôfago ou gastropatia hipertensiva portal.
- História de aneurisma de aorta ou de enxerto aórtico: é fator de risco para a formação de fístula aortoentérica.
- Doença renal crônica, estenose aórtica ou telangiectasia hemorrágica hereditária: são fatores de risco para presença de angiodisplasias.

- História de infecção prévia por *Helicobacter pylori*: pode sugerir presença de úlcera péptica.
- História de emagrecimento, prostração, anemia, disfagia ou alteração de hábito intestinal: sugere neoplasia do trato gastrintestinal.
- Cirurgias gástricas prévias: são fatores de risco para neoplasia e formação de úlceras nas bordas anastomóticas.

Alguns dados da história clínica podem prever a dificuldade de controle do sangramento e a estabilização hemodinâmica do paciente. Um exemplo disso são os casos de coagulopatia de base (cirróticos, usuários crônicos de ácido acetilsalicílico – AAS, portadores de trombocitopenia), idosos ou pacientes com múltiplas comorbidades, que podem apresentar dificuldades na infusão de volume. Pacientes com risco de aspiração devem ser entubados eletivamente, como aqueles com encefalopatia hepática ou demenciados.

Exame físico

Durante o exame físico, devem-se pesquisar sinais de hipovolemia, como presença de taquicardia em repouso e hipotensão postural.

A avaliação da cor das fezes sugere – mas não é específica – a localização da região do sangramento (alto ou baixo).

A presença de dor abdominal intensa, persistente, progressiva e com sinais de irritação peritoneal pode sugerir um quadro perfurativo associado, como úlceras pépticas localizadas na parede anterior do duodeno.

Exames laboratoriais

Para todos os casos, devem ser solicitados:

- Hemograma completo.
- Eletrólitos.
- Função renal e hepática.
- Coagulograma.
- Enzimas cardíacas.
- Gasometria arterial com lactato.

Esses exames auxiliam nas medidas iniciais de ressuscitação, além de fornecerem pistas para o diagnóstico da causa do sangramento.

Avaliação da gravidade

Nem todos os pacientes admitidos com quadro de hemorragia digestiva requerem internação hospitalar ou cuidados intensivos, como aqueles com pequena quantidade de sangramento retal que cessou espontaneamente.

Alguns escores prognósticos de ressangramento e mortalidade são descritos como métodos auxiliares para a opção por internação em unidades de terapia intensiva (UTI). Contudo, muitas vezes, a prática clínica e os achados endoscópicos orientam mais as condutas no atendimento inicial.

Um desses escores é a classificação BLEED (Tabela 2), a qual estabelece que a presença de qualquer um dos fatores indica necessidade de internação hospitalar, com aumento no risco de ressangramento de três vezes, necessidade de cirurgia ou morte.

Tabela 2. Classificação de BLEED
Sangramento contínuo
Pressão sistólica < 100 mmHg
Tempo de protrombina > 1,2 × controle
Estado mental alterado
Doença crônica instável que necessite de UTI

UTI: unidade de terapia intensiva.

Outra classificação de risco é o escore de Rockall (Tabela 3), um dos mais aceitos e fáceis de aplicar. Classicamente, é o mais utilizado para abordagem de HDA ulcerosa, e também auxilia na avaliação da gravidade de pacientes com hemorragia de uma forma geral.

Os pacientes classificados como alto risco devem ser observados em ambiente com monitoração intensiva por pelo menos 72 horas, já que é nesse período que ocorrem as maiores incidências de ressangramento.

Estabilização hemodinâmica

É fundamental, no atendimento de pacientes com hemorragias digestivas e na avaliação inicial, realizar a estabilização hemodinâmica, pois muitas vezes eles apresentam choque hemorrágico, estão descompensados de suas doenças de base ou com sangramento persistente. Antes de qualquer medida diagnóstica, o controle das condições clínicas é essencial para a sobrevida. Após isso, iniciam-se as medidas que visam à identificação do ponto de sangramento.

Para o controle do choque, devem ser administradas soluções cristaloides associadas ou não a transfusão de hemocomponentes. Dois acessos calibrosos (pelo menos 16 gauge) devem ser puncionados.

Pacientes com alto risco (idosos e portadores de outras comorbidades, como coronariopatias) devem receber hemocomponentes para manter a hemoglobina acima de 10 mg/dL; pacientes previamente hígidos podem tolerar hemoglobina de até 7 mg/dL; aqueles com coagulopatia devem ser avaliados para verificar a necessidade de transfusão de plasma (RNI > 1,5) ou de plaquetas (plaquetas < 50.000), caso apresentem sangramento ativo.

Um esquema de reposição volêmica, de acordo com a perda volêmica, é apresentado na Tabela 4.

Quando a estabilidade clínica é alcançada, uma avaliação da equipe de endoscopia deve ser solicitada para identificar o ponto de sangramento e a forma de controle adequado da hemorragia.

Em situações de diverticulite aguda, a cirurgia precoce pode ser a melhor alternativa. A estabilidade clínica deve ser alcançada nesses pacientes antes da endoscopia, já que o procedimento não isenta riscos, como efeitos adversos da sedação, mais sangramento ou perfuração gástrica. Se as mínimas condições hemodinâmicas estiverem ausentes, esses pacientes podem apresentar complicações graves e até mesmo fatais.

Tabela 3. Escore de Rockall para análise de risco relacionado à HDA

Variáveis	0	1	2	3
Idade	< 60	60 a 79	80	-
Choque	Ausente	Taquicardia	Hipotensão	-
PAS (mmHg)	> 100	> 100	< 100	-
FC (bpm)	< 100	> 100	> 100	-
Comorbidades	Ausente	Ausente	Insuficiência cardíaca ou coronariana	Insuficiência renal, hepática e neoplasia disseminada
Diagnóstico	Mallory-Weiss	Outros	Neoplasia TGI	-
Estigmas	Nenhum	-	Sangue, vaso sangrante, coágulo aderido	-

Escore									
Pontuação	0	1	2	3	4	5	6	7	8
Ressangramento (%)	4,9	3,4	5,3	11,2	14,1	24,1	32,9	43,8	41,8
Mortalidade (%)	0	0	0,2	2,9	5,3	10,8	17,3	27	42,2

PAS: pressão arterial sistólica; FC: frequência cardíaca; TGI: trato gastrintestinal.

Tabela 4. Classificação da perda volêmica por hemorragia digestiva e parâmetros clínicos que sugerem sua gravidade

	Classe I	Classe II	Classe III	Classe IV
Perda sanguínea (% total)	< 15%	15 a 30%	30 a 40%	> 40%
FC (bpm)	< 100	> 100	> 120	> 140
PA	Inalterada	Inalterada	Hipotensão	Hipotensão
Enchimento capilar	Inalterado	Reduzido	Reduzido	Reduzido
FR (respirações/min)	14 a 20	20 a 30	30 a 40	> 35
Diurese (mL/h)	30	20 a 30	5 a 15	Desprezível
Nível de consciência	Pouco ansioso	Ansioso	Confuso	Letárgico
Reposição volêmica	Cristaloides	Cristaloides	Cristaloides + hemácias	Cristaloides + hemácias

FR: frequência cardíaca; PA: pressão arterial; FR: frequência respiratória.

Tratamento clínico complementar

Outras medidas adjuvantes podem ser instituídas em paralelo para evitar o ressangramento, que ocorre em até 15% dos casos, como o uso de inibidores de bomba em dose alta para as doenças ulcerosas pépticas e o de octreotide ou terlipressina nos casos de hemorragia alta varicosa.

Comparativamente, o uso de inibidores de bomba se mostrou superior ao de bloqueadores de H2. Altas doses de antissecretores reduzem o risco de ressangramento e diminuem o tempo de internação e a necessidade de hemotransfusão. São utilizados 80 mg de omeprazol intravenoso, seguidos de 8 mg/h em bomba de infusão contínua por 72 horas – ou pantoprazol nas mesmas doses. Após esse período, e com a parada do sangramento, podem ser utilizados omeprazol 20 mg/dia, por via oral, ou pantoprazol, 40 mg/dia.

O uso de eritromicina e metoclopramida, medicações procinéticas, pode auxiliar na visualização da área sangrante durante a endoscopia digestiva alta (EDA) e, dessa forma, minimizar a necessidade de novo procedimento complementar; não altera a evolução do quadro nem o prognóstico. A dose de eritromicina utilizada é 3 mg/kg, por via intravenosa, infundida durante 20 a 30 minutos. Essa dose deve ser empregada 30 a 90 minutos antes do procedimento endoscópico para que seu efeito procinético seja alcançado antes do início do exame. Metoclopramida não tem benefícios comprovados por estudos clínicos.

Os análogos da somatostatina, como o octreotide, têm maior indicação nas HDA varicosa (HDAV); contudo, seu uso nas HDA não varicosas (HDANV) já foi relatado em alguns estudos, principalmente em situações em que a EDA não está disponível rapidamente e em casos graves. É habitual utilizar 25 a 50 mcg em *bolus*, em pacientes com hemorragia varicosa, seguidos de infusão de 20 a 50 mcg/hora.

A terlipressina é a droga vasoativa preferencial em pacientes com cirrose hepática por ser mais seletiva para a vasculatura esplâncnica. A dose de administração é de 1 a 2 mg a cada 4 horas por 48 a 72 horas. Entre os efeitos colaterais encontrados, destacam-se arritmias cardíacas, hipoperfusão periférica e diarreia. Os pacientes devem ter monitoração cardíaca contínua durante a infusão.

Em pacientes cirróticos, a incidência de infecção bacteriana pode chegar a 20% nos casos de hemorragia digestiva. Assim, antibióticos, como profilaxia de peritonite bacteriana espontânea, são preceito; geralmente, são utilizados: quinolonas, como o norfloxacino 400 mg, duas vezes por dia, por 7 dias; ou cefalosporinas de terceira geração (reservado para casos mais graves), como o ceftriaxona 1 g, duas vezes por dia, por 7 dias.

Essa abordagem inicial é fundamental para prevenir a recidiva de sangramento e a mortalidade por choque hemorrágico. A equipe multidisciplinar deve atuar rapidamente e em conjunto para o correto manejo dessas intercorrências.

HEMORRAGIA DIGESTIVA ALTA

Das 300 mil internações por ano dos Estados Unidos causadas por hemorragias digestivas, 75% ocorrem no sistema digestório alto.[2] As causas mais frequentes são apresentadas na Tabela 5.

Tabela 5. Causas de hemorragia digestiva alta

Etiologia	Percentual (%)
Úlceras duodenais	24,1
Erosões gástricas	23,4
Úlceras gástricas	21,3
Varizes esofágicas	10,3
Mallory-Weiss	7,2
Esofagite	6,3
Duodenite erosiva	5,8

Fonte: adaptada de Greenberger et al.[2]

Entre as principais responsáveis pela formação de varizes esofágicas, estão a cirrose hepática (de qualquer etiologia) e a forma hepatoesplênica da esquistossomose.

Um importante aspecto que diferencia a HDAV da HDANV é a parada espontânea do sangramento. No primeiro caso, menos de 50% interrompem espontaneamente o sangramento; no segundo, 80 a 90% são autolimitadas. Entre os principais fatores de risco relacionados ao ressangramento, estão: idade superior a 60 anos, varizes de grosso calibre, sangramento inicial grave e insuficiência renal.

Hemorragia digestiva alta não varicosa (HDANV)

É o principal grupo responsável pelas causas de hemorragias digestivas. Acomete especialmente pacientes idosos e usuários crônicos de ácido acetilsalicílico (AAS) e anti-inflamatórios não esteroides (AINE) – o que explica o aumento da incidência em alguns estudos.

A secreção ácida péptica causa arterite com infiltração de polimorfonucleares, encontrada em 80% das úlceras sangrantes. Essa arterite é mais intensa na base da lesão ulcerosa, em que ocorre a ruptura do vaso, propiciando sua visualização pela endoscopia.

O diagnóstico da causa da HDANV muitas vezes é sugerido pela história clínica, com a documentação de hematêmese ou melena. Dados adicionais, como o relato de episódios ou cirurgias prévias, uso crônico de AAS, AINE, anticoagulantes e álcool, também auxiliam no diagnóstico diferencial.[3]

Doença ulcerosa péptica

É a causa mais prevalente de HDA. De uma forma geral, há quatro fatores de maior risco para o sangramento por úlceras pépticas e, quando controlados, impactam negativamente na formação de novas úlceras e no risco de ressangramento[4]:

- Infecção por *Helicobacter pylori*.
- Uso de AINE.
- Estresse orgânico.
- Suco gástrico.

Infecção por *Helicobacter pylori*

A infecção por essa bactéria Gram-negativa (espiralada ou em forma de coco), de transmissão oral-fecal, é extremamente prevalente; cerca de 60% da população é infectada até os 5 anos e 80% têm acima de 65 anos de idade. Entre os infectados, 98% desenvolvem gastrite crônica, sendo que 10% deles apresentam doença ulcerosa péptica.

O *H. pylori* atua de forma indireta, induzindo a liberação de interleucinas e de fator de necrose tumoral pelo epitélio e pelas células inflamatórias. Esses mediadores desencadeiam a liberação de enzimas proteolíticas e de radicais livres, determinando a lesão tecidual e a estimulação das células G (produtoras de gastrina) e células D (produtoras de somatostatina), e levando, por fim, a maior produção de ácido clorídrico.

O diagnóstico da infecção pode ser feito por métodos não invasivos, como sorologia, proteína C reativa (PCR), pesquisa na urina ou fezes e teste respiratório, sendo que esses dois últimos apresentam melhores sensibilidades. Nos pacientes que realizarão EDA, a pesquisa por meio do teste da urease ou da biópsia hepática são as melhores alternativas.

A bactéria deve ser erradicada em pacientes portadores de doença ulcerosa péptica, pois isso diminui a formação de novas úlceras e previne o ressangramento.

Uso de AINE

Os AINE, com enfoque especial para o ASS, são causas comuns de ulceração gastrintestinal e atuam diretamente na lesão da mucosa e inibição das prostaglandinas, levando à alteração na produção de muco e bicarbonato, do *turnover* das células e do fluxo sanguíneo. Em conjunto, todos esses fatores aumentam o risco de formação de lesões (úlcera péptica e lesão aguda de mucosa gástrica).

Estresse orgânico

É frequente em pacientes internados em UTI, ventilação mecânica, hipotensão ou uso de vasopressores. Situação semelhante é encontrada nos grandes queimados, com seu grande potencial de hipoperfusão tecidual. Pela alta incidência de lesões de mucosa gástrica, tais pacientes merecem especial atenção para profilaxia da lesão com uso de IBP ou bloqueadores H2.

Suco gástrico

Como demonstrado anteriormente, a lesão gástrica por efeito direto do ácido gástrico pode ser exacerbada por diversos fatores; quando em excesso, a diminuição de seu pH (com o uso de inibidores da bomba de prótons) é uma das principais ferramentas para minimizar o efeito deletério.

Métodos diagnósticos

Endoscopia

O diagnóstico da causa da HDA muitas vezes é feito após a EDA, com acurácia de aproximadamente 94%. Quanto mais precoce a realização do exame, nas primeiras 12 a 24 horas da hemorragia, maior a efetividade do procedimento e menores serão as chances de ressangramento em curto período.

As características das lesões ulcerosas são preditoras de ressangramento; dessa forma, classificações foram criadas para a correlação entre os achados endoscópicos e o risco de ressangramento, sendo a melhor utilizada a Classificação de Forrest (Tabela 6). A Figura 1 apresenta um exemplo de lesão de Forrest IIB.

Pacientes com úlceras de base limpa ou com coágulo plano não necessitam de tratamento endoscópico. O restante das apresentações deve ser abordado endoscopicamente.

Os métodos de tratamento por EDA podem ser divididos em: injeção (adrenalina), térmicos (coagulação com plasma de argônio), mecânicos (hemoclipes) e terapia combinada (injeção e térmica associadas). Nas lesões com alto risco de sangramento, a terapia deve ser combinada. A injeção é a técnica mais utilizada, por ser mais segura, barata e largamente difundida. Entre as soluções utilizadas, estão a adrenalina, a etanolamina, o álcool absoluto e o polidocanol. A hemostasia ocorre por vasoconstrição, esclerose ou necrose tissular.[5] As Figuras 2A e B demonstram o sangramento em babação de úlcera em incisura angular e o controle do tratamento após a utilização de eletrocoagulação com cateter bipolar.

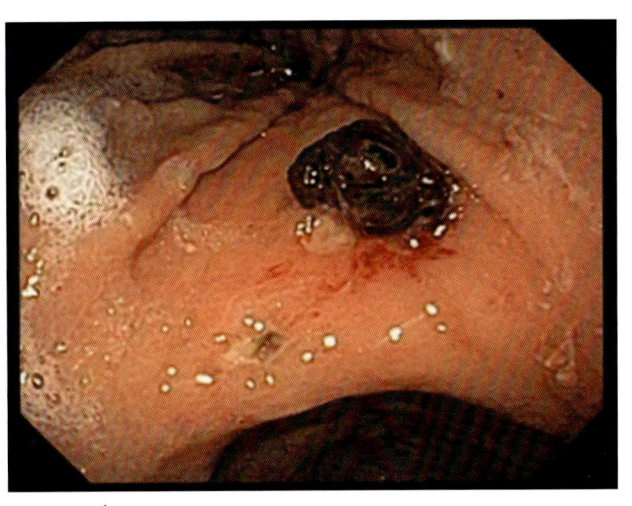

Figura 1 – Úlcera gástrica Forrest IIB.

Arteriografia

É indicada para as raras situações em que a EDA não é capaz de diagnosticar nem controlar o sangramento; permite a identificação da artéria responsável pela manutenção do sangramento e, por meio da injeção de substância, como cola de cianoacrilato, promove a oclusão do vaso com taxa de sucesso de 80 a 100% e recidiva de 8 a 33%.

Cintilografia

Permite a identificação do local de sangramento em 25 a 65% dos casos. Utiliza hemácias marcadas com Tc-99. O sangramento deve apresentar um fluxo mínimo de 0,1 mL/min. A técnica não possibilita a realização de terapêutica associada.

Tabela 6. Classificação de Forrest para doença ulcerosa péptica sangrante			
Descrição	Classe de Forrest	Prevalência (%)	Risco de ressangramento (%)
Base limpa	III	42	5
Hematina aderida	IIC	20	10
Coágulo aderido	IIB	17	22
Vaso visível	IIA	17	43
Sangramento em babação	IB	18	55
Sangramento em jato	IA	20	30

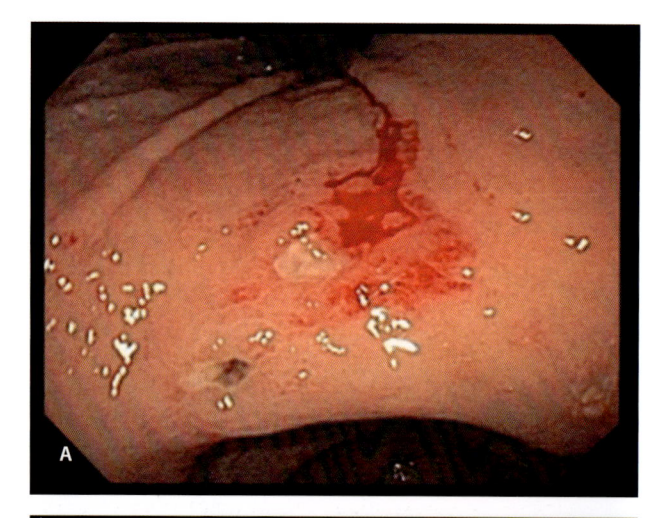

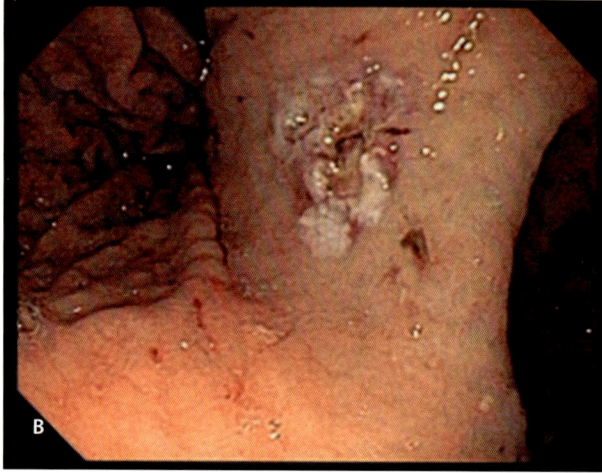

Figura 2 – (A e B) Tratamento térmico com cateter bipolar em úlcera gástrica.

Algoritmo 1. Evolução das respostas ao tratamento endoscópico

Cirurgia

A cirurgia é tida como última opção. É realizada em casos de falha do tratamento endoscópico e na ausência de tratamentos alternativos.

No passado, era comum a realização de gastrectomias parciais com reconstrução biliodigestiva (Billroth ou Y-de-Roux) para doença ulcerosa péptica. Com o avanço da terapia endoscópica e das ferramentas de suporte clínico, essa frequência diminuiu consideravelmente. O Algoritmo 1 mostra as taxas de sucesso e a evolução do tratamento endoscópico das HDA.

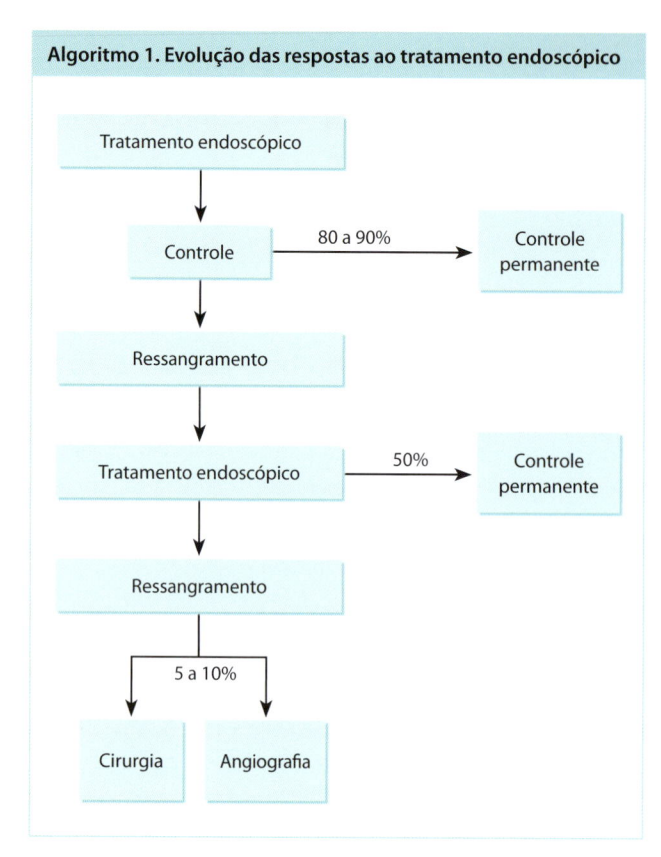

Hemorragia digestiva alta varicosa

A HDAV representa umas das principais causas de hemorragia digestiva. Nos pacientes com cirrose hepática, é considerada a causa mais importante. Por ter como etiologia principal a forma hepatoesplênica, é encontrada em pacientes com a forma hepatoesplênica da esquistossomose, em portadores de cirrose hepática pelo álcool ou por hepatites virais crônicas (B e C).

Os pacientes com HDAV apresentam apenas 50% de chance de parada espontânea do sangramento, e o risco de ressangramento dentro das primeiras 48 a 72 horas chega a até 70%. A mortalidade dentro das primeiras seis semanas também é alta, cerca de 10 a 20%.

Hipertensão portal

A formação de varizes nesses pacientes ocorre secundariamente à hipertensão portal, com a formação de circulação colateral portossistêmica, na tentativa de descomprimir o leito vascular esplâncnico.[6]

As varizes esofágicas são mais comuns, mas o sangramento pode originar também de varizes gástricas, as quais podem estar relacionadas à própria hipertensão portal ou como consequência do tratamento das varizes esofágicas. Outra causa pode ser a hipertensão portal segmentar, geralmente observada em pacientes com neoplasia de pâncreas ou pancreatite crônica.

Fatores prognósticos

Os principais fatores de risco relacionados à ruptura de varizes são:

- Grau de disfunção hepática.
- Etilismo ativo.
- Características endoscópicas das varizes esofágicas, como presença de grosso calibre e sinais da cor vermelha.

Os principais preditores de mortalidade nesse período são: pacientes cirróticos Child C, MELD ≥ 18, falha de controle do sangramento ou ressangramento precoce.[7]

Diagnóstico

A HDAV geralmente se manifesta por hematêmese e/ou melena. É uma emergência médica com alto grau de mortalidade e morbidade.

Após a avaliação de risco inicial e a estabilização hemodinâmica, a EDA deve ser realizada o mais rápido possível, dentro de 12 a 24 horas do evento. A precocidade da EDA tem relação direta com o índice de detecção do foco da hemorragia.

Algumas medidas clínicas, já citadas anteriormente, podem ser realizadas previamente para facilitar a visualização durante a EDA, como uso de sonda nasogástrica ou de análogos de vasopressina, metroclopramida ou eritromicina.

As Figuras 3A e B apresentam sangramento ativo proveniente de varizes esofágicas antes da realização do tratamento.

Tratamento endoscópico

Os métodos terapêuticos endoscópicos mais utilizados são a ligadura elástica (LE) e a escleroterapia.

Antes da realização da EDA, deve-se avaliar a necessidade de proteção das vias aéreas, principalmente nos pacientes com diminuição do nível de consciência. Muitas vezes esse quadro é observado na encefalopatia hepática, já que esses doentes estão mais predispostos aos efeitos da sedação, podendo apresentar dificuldades em manter uma ventilação adequada, além do risco de broncoaspiração do sangue represado na câmara gástrica no momento da indução anestésica ou após insuflação promovida pelo endoscópio.

A terapia endoscópica apresenta eficácia de 90% e ainda diminui as taxas de ressangramento.

Escleroterapia

A esclerose endoscópica utiliza substâncias esclerosantes que promovem trombose dos vasos e inflamação do tecido celular adjacente, provocando fibrose secundária. Alguns dos agentes utilizados são: álcool absoluto, tetradecil sódico, polidocanol e oleato de etanolamina. No Brasil, a solução de etanolamina a 2 ou 3%, diluída em soro fisiológico com glicose hipertônica, é a forma mais empregada.

Apesar de o controle do sangramento ocorrer em 62 a 100% dos casos, a escleroterapia apresenta taxa de ressangramento de 23 a 33% nas primeiras 72 horas, além de casos com complicações em torno de 10 a 20%, como disfagia, odinofagia, dor retroesternal, ulceração, perfuração, estenose, sepse, efusão pleural, pneumonia, síndrome da angústia respiratória do adulto, abscessos e peritonites bacterianas.[1]

Ligadura elástica

A LE é o método de escolha para o tratamento das HDAV[8] e consiste na colocação de uma banda elástica na variz esofágica (Figura 4), que é aspirada para o interior de um pequeno cilindro adaptado na extremidade distal do endoscópio. A LE estrangula a variz produzindo trombose, inflamação e necrose, seguidas pela formação de úlcera com queda de escara geralmente após 5 a 7 dias.

Outros métodos terapêuticos

TIPS

O *shunt* portossistêmico intra-hepático (TIPS) possibilita a comunicação entre o sistema portal e o sistema cava por meio da inserção de um *stent* que une os ramos da veia porta com os da hepática. Tem indicação reservada para casos sem resposta ao tratamento clínico e endoscópico.

A colocação precoce (nas primeiras 72 horas) pode ser aventada nos pacientes com alto risco de falha de tratamento endoscópico, como cirróticos Child C com menos de 14 pontos ou Child B com sangramento ativo.

A técnica promove a interrupção do sangramento em até 95% dos casos, pois atua diretamente na redução da pressão portal pelo desvio do fluxo porta para o sistema cava. Entre as principais complicações, destacam-se a encefalopatia hepática, a trombose da prótese e o ressangramento.

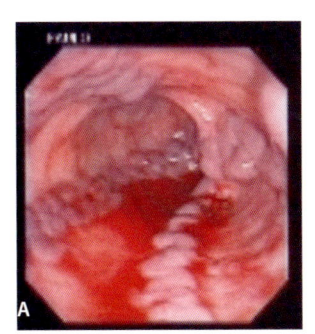

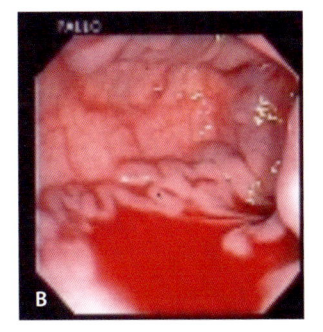

Figura 3 – (A e B) Sangramento por varizes esofágicas.

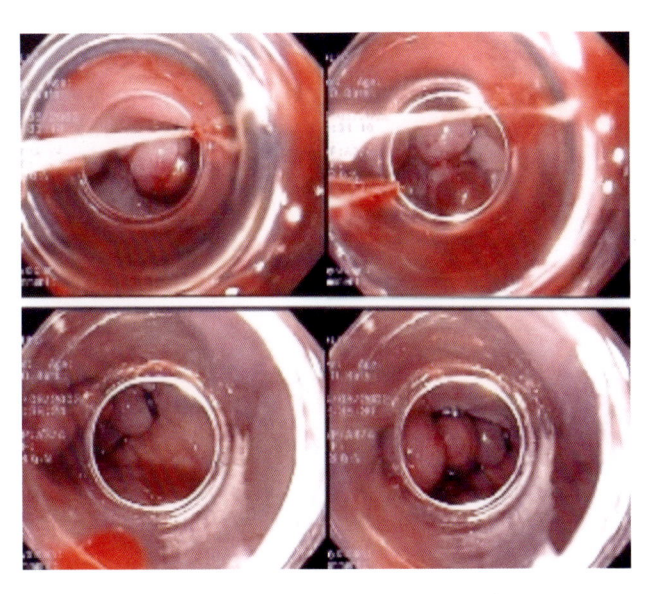

Figura 4 – Realização de ligadura elástica de varizes esofágicas.

Balão de Sengstaken-Blakemore

Diante da falha inicial do tratamento endoscópico, uma opção terapêutica é a utilização do balão de Sengstaken-Blakemore; considerado terapia de última escolha, trata-se de um método alternativo até a nova realização de endoscopia ou de outra abordagem terapêutica. Infundido em cerca de 400 a 450 mL de volume no balão gástrico, mantendo-se a pressão do balão esofágico em, no máximo, 25 mmHg, o dispositivo deve ser ancorado com contrapeso de 500 mg para promover a correta pressão na porção distal do esôfago – no qual comumente ocorre a rotura das varizes. O balão não deve permanecer por mais de 24 horas, e os balões esofágicos e gástricos devem ser desinsuflados a cada seis horas para avaliar a persistência ou não de sangramento. A monitoração contínua de suas pressões evita complicações graves, como perfuração esofágica e mediastinite. Outros eventos adversos descritos são necrose de asa de nariz (Figura 5), isquemia de fundo gástrico e pneumonia aspirativa.

HEMORRAGIA DIGESTIVA BAIXA

A HDB é definida como a hemorragia originada abaixo do ângulo de Treitz. A hemorragia digestiva média, originada mais comumente no intestino delgado, pode ser incluída nesse grupo. As principais manifestações clínicas são hematoquezia, melena e presença de sangue oculto nas fezes.[9]

A HDB apresenta sangramento autolimitado em aproximadamente 80% dos casos, com mortalidade variando de 2 a 4%.[1] É mais frequente na população idosa, em razão da maior prevalência das causas relacionadas.

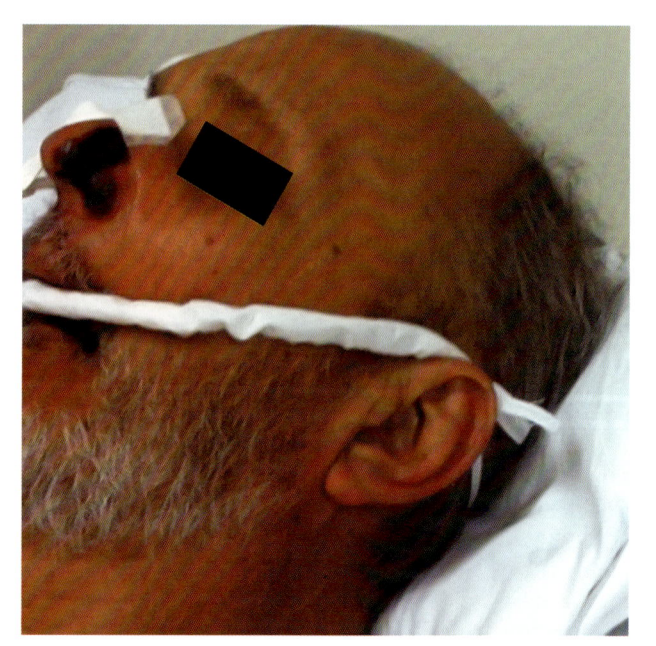

Figura 5 – Necrose da asa de nariz após o uso de balão.

Abordagem inicial

O tratamento segue a mesma abordagem da HDA, com avaliação clínica inicial, determinação dos fatores de risco e estabilização hemodinâmica. Posteriormente, exames diagnósticos específicos são realizados para determinar a etiologia do sangramento.

Os exames endoscópicos, como a EDA e a colonoscopia, são as principais ferramentas. A EDA é importante, pois cerca de 15% dos pacientes com HDB apresentam causas altas para o sangramento.

A cirurgia sempre é reservada para casos graves, com sangramento persistente e necessidade de hemotransfusões maciças (acima de seis unidades de concentrados em 24 horas ou apresentando recorrência hemorrágica). A colonoscopia deve ser realizada nesses doentes para a identificação do local do sangramento, possibilitando ressecções mais econômicas com menor morbidade e mortalidade pós-operatória.[10]

Etiologia

Pode ser dividida em causas agudas, com início no período de 3 dias, e crônicas, em que o sangramento ocorre por período mais prolongado, de forma lenta ou intermitente.

As principais causas podem ser divididas ainda em:

- Alterações anatômicas: diverticulose.
- Vasculares: angiodisplasias, isquemias, induzidas por radioterapia.
- Inflamatórias: infecciosas, idiopáticas.
- Neoplásicas.

A Tabela 7 mostra as principais causas de HDB de acordo com estudos epidemiológicos brasileiros.

Tabela 7. Frequência das causas de hemorragia digestiva baixa

Causas	Frequência (%)
Doença diverticular	30
Câncer de cólon e pólipos	18
Colites	17
Sem diagnóstico	16
Angiodisplasia	7
Pós-polipectomia	6
Causas anorretais	4
Outras causas	8

Doença diverticular

Na população acima de 60 anos de idade, estima-se prevalência de 30%, e de 65% na acima de 85 anos. Dos pacientes portadores, 5% apresentarão HDB em algum momento de sua evolução. Pela sua alta frequência na população, é a causa mais comum de HDB, respondendo por 30% dos casos.

A colonoscopia tem papel fundamental e é capaz de realizar o diagnóstico e a terapêutica na maioria dos casos.

Colite isquêmica

Em alguns estudos, é considerada a segunda causa mais frequente de HDB. Resulta da hipoperfusão da mucosa colônica, secundária a estados de choque, por exemplo. As regiões mais afetadas são as com maior déficit de perfusão, como o ângulo esplênico, o cólon descendente e o retossigmoide.

O quadro clínico compreende dor abdominal de moderada a intensa, associada a hematoquezia ou diarreia sanguinolenta. Geralmente, é observada em pacientes com comorbidades de base, como vasculopatia e coronariopatia ou em idosos.

A evolução varia de quadros leves, em que apenas a correção do quadro clínico de base é suficiente, até quadros graves, com isquemia maciça e desenvolvimento de colite aguda fulminante, megacólon tóxico ou abdome agudo com peritonite associada. Sem a cirurgia, esses últimos casos geralmente são fatais.

Colites infecciosas

A HDB pode ocorrer em 5% dos casos de colites infecciosas, principalmente em pacientes imunossuprimidos.

A clínica envolve geralmente disenteria, febre, dor abdominal e sintomas gerais. As infecções mais relacionadas são salmonelose, shiguelose, micobacteriose e colite pseudomembranosa. Entre as virais, ganham destaque as colites por citomegalovírus e herpes – mais frequentes em pacientes transplantados em imunossupressão.

O tratamento é direcionado para o agente causador.

Colite actínica

A radioterapia direcionada para neoplasias de pele pode lesar tecidos saudáveis, em especial reto, sigmoide e ceco. As lesões actínicas intestinais podem ocorrer em até 15% dos pacientes submetidos à radioterapia. O sangramento geralmente está presente nos casos crônicos, podendo ocorrer até 30 meses após a radioterapia.

O diagnóstico muitas vezes é realizado por meio da colonoscopia; o tratamento por coagulação com plasma de argônio é o mais difundido (Figura 6).

Angiodisplasias

Definidas por sangramento crônico, em pequena quantidade, que causa anemia ferropriva. O sangramento cessa espontaneamente em 90% dos casos.

A colonoscopia é o principal exame diagnóstico e tem potencial terapêutico. O índice de recorrência após um ano é de 26%, e após três anos, 46%. Nos casos graves e recorrentes, a terapia de escolha é a utilização de plasma de argônio. Poucos pacientes necessitam de tratamento cirúrgico.

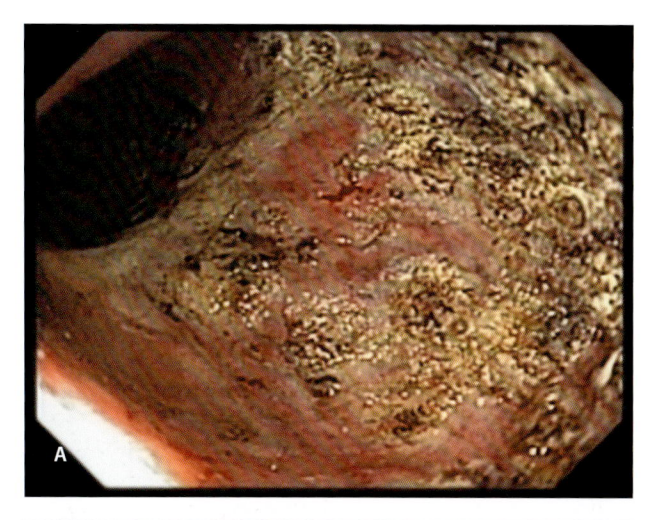

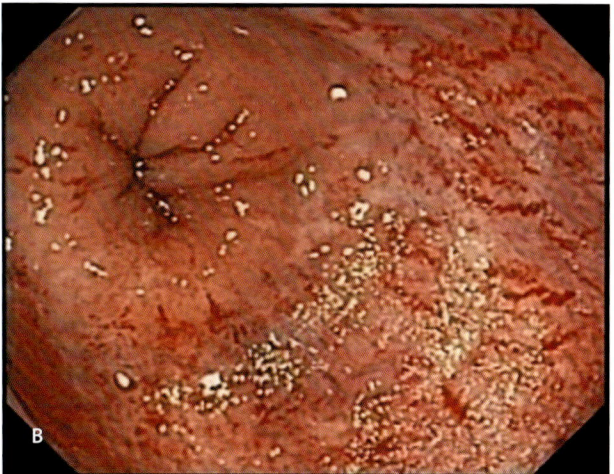

Figura 6 – (A e B) Padrão de retite actínica em mucosa de reto e o aspecto pós-tratamento com plasma de argônio.

Doenças orificiais

As hemorroidas são veias dilatadas na submucosa que podem estar acima (internas) ou abaixo (externas) da linha dentada do canal anal. Usualmente, são assintomáticas, porém, podem complicar com hematoquezia, trombose, estrangulação ou prurido.

O sangramento hemorroidário geralmente é assintomático, em pequena quantidade, no final da evacuação e em vermelho vivo, que suja o papel higiênico. Pode ser mais intenso nos pacientes com coagulopatia, como cirróticos ou usuários crônicos de AAS.

O tratamento envolve cuidados locais, como:

- Medidas higienodietéticas: aumentar o consumo de fibras e água para evitar evacuações ressecadas e desencadeamento de crises.
- Cuidados locais: proibir utilização de papel higiênico para limpeza anal, substituindo-o por banhos de assento com água morna.
- Medidas tópicas: pomadas e/ou supositórios à base de anestésicos e anti-inflamatórios.

O tratamento cirúrgico é curativo, mas reservado para pacientes com mamilos hemorroidários externos ou mistos, com complicações frequentes e sem resposta às medidas conservadoras.

CONCLUSÕES

- As hemorragias digestivas são causas frequentes de admissão em unidades de urgência e emergência, e sua abordagem clínica inicial impacta diretamente no prognóstico.
- Algumas causas extra-gastrintestinais, como hemoptise e epistaxes, podem simular a HDA e, por isso, devem ser rapidamente excluídas, para evitar atrasos na abordagem desses pacientes.
- As principais causas de HDA podem ser divididas em: não varicosas e varicosas. As primeiras têm na doença ulcerosa péptica sua principal etiologia. O sangramento varicoso é mais comum em portadores de cirrose hepática ou esquistossomose hepatoesplênica.
- O principal objetivo da abordagem inicial é a estabilização hemodinâmica. A não realização adequada da ressuscitação volêmica desses pacientes aumenta em muito a mortalidade dos casos.
- O exame endoscópico deve ser realizado após o atendimento inicial, e possui alta acurácia diagnóstica e importante potencial terapêutico. É realizado por meio de métodos de injeção de substâncias, mecânicos, térmicos ou terapia combinada. Nos casos de HDAV, a ligadura elástica é a técnica de escolha em relação à escleroterapia.
- O tratamento clínico complementar é fundamental para os quadros hemorrágicos. A utilização de inibidores de bomba de prótons em infusão contínua nas HDANV tem impacto na diminuição do sangramento e da recidiva pós-endoscopia. O uso de análogos da somatostatina (octreotide e terlipressina) nos quadros de HDAV ajuda a reduzir a pressão portal e, consequentemente, o controle do sangramento.
- A cirurgia é sempre opção secundária nos casos de hemorragias digestivas. Existem indicações específicas, mas sua realização não deve ser retardada nos casos graves, com sangramento não controlado por métodos endoscópicos e necessidade de hemotransfusões maciças.
- As HDB geralmente se apresentam como sangramento crônico; porém, quadros de hematoquezia podem ser identificados e a realização da colonoscopia precoce ajuda na identificação do local do sangramento e, muitas vezes, no tratamento da lesão.

Agradecimento

Algumas fotos que ilustram este capítulo foram gentilmente cedidas pela Dra. Fernanda Prata Martins, a quem agradeço a colaboração prestada.

REFERÊNCIAS BIBLIOGRÁFICAS

1. Zaterka S, Eisig JN. Tratado de gastroenterologia da graduação a pós-graduação. São Paulo: Atheneu; 2011.
2. Greenberger NJ, Blumberg RS, Burakoff R. Current diagnosis & treatment: gastroenterology, hepatology and endoscopy. New York: McGraw Hill; 2009.
3. Barkun NA, Bardou M, Kulpers EJ. International consensus recommendations on the management of patients with nonvariceal upper gastrointestinal bleeding. Ann Intern Med. 2010;152:101.
4. Ohmann C, Imhof M, Ruppert C. Time-trends in the epidemiology of peptic ulcer bleeding. Scand J Gastroenterol. 2005;40:914-20.
5. Ferrari Jr. AP. Atlas de endoscopia digestiva. 2. ed. Rio de Janeiro: Rubio; 2009.
6. Toubia N, Sanyal AJ. Portal hypertension and variceal hemorrhage. The Medical Clinics of North America. 2008;92:551-74.
7. Garcia-Tsao G, Bosch J. Management of varices and variceal hemorrhage in cirrhosis. New England Journal of Medicine. 2010;362-9.
8. Franchis R. Revising consensus in portal hypertension: report of the Baveno V consensus workshop on methodology of diagnosis and therapy in portal hypertension. Journal of Hepatology. 2010;53: 762-8.
9. ASGE guideline: the role of endoscopy in the patient with lower-GI bleeding. Gastrointestinal Endoscopy. 2005;62(5):656-9.
10. Farrell JJ, Friedman LS. Review article: the management of lower gastrointestinal bleeding. Aliment Pharmacol Ther. 2005;21(11):1281-98.

Traumatismos Torácicos de Interesse do Médico Geral

CAPÍTULO 3

Paulo Manuel Pêgo Fernandes
Alessandro Wasum Mariani

OBJETIVOS

- Orientar o primeiro atendimento ao paciente com trauma torácico.
- Descrever as principais lesões causadas pelo trauma torácico.
- Discutir os achados clínicos e exames necessários para o diagnóstico das lesões traumáticas do segmento torácico.
- Revisar os conceitos de tratamento inicial do trauma torácico.
- Descrever o tratamento das lesões com risco de morte iminente.

INTRODUÇÃO

O trauma não é apenas uma condição muito frequente nos atendimentos de emergência, mas também é responsável por uma alta mortalidade. Dados da Organização Mundial da Saúde (OMS) demonstram que o trauma responde como a principal causa de morte evitável em todo o mundo.[1]

Nesse contexto alarmante, o trauma torácico figura como causa estimada de 25% de todos os óbitos relacionados ao politrauma.[2]

Todavia, a resolução de lesões torácicas, mesmo as mais graves, pode ser feita de forma simples, como uma drenagem torácica fechada. Assim, é de suma importância que o médico responsável pelo primeiro atendimento, independentemente de sua especialidade, esteja apto a reconhecer as lesões torácicas e, a partir disso, estabelecer a conduta mais adequada.[3] No caso de trauma, deve-se manter atenção para o alto índice de suspeita, contemplando todas as possíveis lesões.

ETIOLOGIA E FISIOPATOLOGIA

O trauma torácico pode ser dividido em: contuso (acidentes automobilísticos, quedas e impactos em geral); penetrante (lesões por arma de fogo ou arma branca); ou pela associação dos anteriores (p.ex., acidente automobilístico com contusão e lesão penetrante associada).[4]

Independentemente da etiologia e do mecanismo de trauma, a fisiopatologia do trauma torácico se relaciona com três alterações: hipóxia, hipercarbia e acidose.

A hipóxia pode ser definida como uma oferta inadequada de oxigênio aos tecidos. A hipovolemia é uma condição associada à hipóxia em qualquer tipo de trauma que cause sangramento importante. Entretanto, o trauma torácico pode gerar ou mesmo agravar a hipóxia tecidual a partir de outros dois mecanismos: a alteração na relação ventilação/perfusão, pelo colapso pulmonar, como ocorre no pneumotórax, ou a alteração nas relações pressóricas dentro da cavidade torácica, como ocasionado, por exemplo, pelo tamponamento cardíaco.

A hipercarbia (acúmulo de CO_2) ocorre pela ventilação inadequada, que pode ser ocasionada por alterações nas relações pressóricas da cavidade torácica, gerando colapso pulmonar, como pneumotórax ou derrame pleural, ou pela diminuição do nível de consciência com queda do estímulo respiratório.

A acidose metabólica é gerada pelo estado de choque ou hipoperfusão tecidual, também presente em outras modalidades de trauma. Contudo, no trauma torácico, a acidose metabólica pode ser agravada pela acidose respiratória decorrente da hipoventilação.

ATENDIMENTO INICIAL

O atendimento ao paciente com trauma torácico, tanto isolado como associado a politraumatismo, deve contemplar todos os passos do atendimento realizado em vítimas de trauma. O American College of Surgeons Committee on Trauma propôs uma sistematização que tem sido reconhecida mundialmente: Advanced Trauma Life Support® (ATLS®).[5] A correta utilização do método é fundamental para o diagnóstico imediato e o tratamento desses pacientes. A Tabela 1 resume as orientações do ATLS®.

Tabela 1. Avaliação primária preconizada pelo ATLS® (sugestão mnemônica: ABCDE)

A (Airway)	Vias aéreas pérvias com proteção da coluna cervical
B (Breathing)	Ventilação e respiração
C (Circulation)	Circulação com controle da hemorragia
D (Disability)	Disfunção neurológica, estado neurológico
E (Exposure)	Despir completamente o doente, mas evitando hipotermia

Lesões

As possíveis lesões ocasionadas pelo trauma torácico podem representar ameaças iminentes à vida ou condições de menor gravidade, como fraturas de costelas e enfisema do tecido celular subcutâneo. O reconhecimento e tratamento adequados são fundamentais para a evolução do paciente traumatizado. Conforme o ATLS®, as lesões traumáticas do tórax mais importantes estão divididas em: lesões com risco de morte e lesões com potencial risco de vida.

Lesões com risco de morte

Seis lesões são consideradas como risco de morte imediato; por sua elevada gravidade, devem ser reconhecidas e tratadas, mesmo que parcialmente, já durante o exame primário. São elas: obstrução de via aérea abaixo da laringe, pneumotórax hipertensivo, pneumotórax aberto, tórax flácido ou instável, hemotórax maciço e tamponamento cardíaco.

Lesões torácicas com risco de morte relacionadas à via aérea

Obstrução de via aérea abaixo da laringe

É vital que as lesões das vias aéreas sejam reconhecidas e tratadas durante o primeiro exame. A permeabilidade das vias aéreas deve ser garantida, e a inspeção da orofaringe à procura de corpos estranhos é fundamental.[6] O trauma torácico pode associar-se ao trauma de laringe. A obstrução da via aérea intratorácica deve ser investigada, pois pode ser oligossintomática. A presença de sangue e/ou corpo estranho, como fragmentos ósseos, dentes ou objetos, pode ser a causa da obstrução de via aérea no trauma.

São elementos diagnósticos: dispneia, taquipneia, estridor e dificuldade de fonação. A alteração do murmúrio vesicular pode ocorrer unilateralmente quando há presença de obstrução brônquica. Exames radiológicos podem sugerir objetos radiopacos ou demonstrar alteração da coluna aérea da traqueia e atelectasia pulmonar (em caso de obstrução brônquica completa). A broncoscopia é o exame definitivo, sendo utilizado também no tratamento.

O diagnóstico diferencial leva em conta outras causas de insuficiência respiratória aguda, como pneumotórax, hemotórax, contusão pulmonar, etc.

Inicialmente, o tratamento baseia-se em oxigenoterapia suplementar e, se necessário, ventilação mecânica. A intubação orotraqueal é o método preferencial para garantir a via aérea; na impossibilidade, acessos como cricotireoidostomia por punção ou cirúrgica devem ser usados. Considera-se a traqueostomia um procedimento eletivo, mas, nos casos em que a obstrução é distal à laringe, sua realização na sala de trauma pode ser necessária. É importante que a traqueostomia sempre seja realizada por um cirurgião experiente. O afundamento das clavículas com compressão da traqueia contra a coluna vertebral é uma causa grave de obstrução das vias aéreas, embora seja pouco lembrada. O tratamento consiste na tração anterior das cabeças claviculares.

Lesões torácicas com risco de morte relacionadas à ventilação

Pneumotórax hipertensivo

Condição de elevada gravidade, o pneumotórax hipertensivo causa desvio do mediastino e pode ocasionar colapso circulatório por compressão dos grandes vasos e das câmaras cardíacas, que, se não tratados prontamente, levam à morte.[7] O desvio mediastinal pode ser tão grave que comprime o parênquima do pulmão não lesado (Figura 1).

São elementos diagnósticos: dispneia, taquipneia, diminuição da ausculta de murmúrios vesiculares, hipertimpanismo à percussão e redução da expansão torácica do lado acometido. Também podem ser identificados em alguns casos o desvio traqueal e a turgência jugular.

O diagnóstico diferencial pode ser tamponamento pericárdico ou choque hipovolêmico.

O tratamento preconiza a imediata descompressão, que pode ser obtida com a punção torácica, e consiste na introdução de uma agulha calibrosa (p.ex., jelco 14 g) no segundo espaço intercostal com a linha hemiclavicular, sempre na borda superior da costela. A agulha é introduzida a 90° do plano da parede torácica. Quando o jelco atinge o pneumotórax hipertensivo, pode-se reconhecer a rápida saída de ar sobre pressão. O tratamento definitivo deve ser realizado após a punção com drenagem pleural fechada.

Pneumotórax aberto

A lesão, também conhecida como ferida torácica aspirativa, é caracterizada pela perda de parte da parede torácica, o que permite uma ampla comunicação do espaço pleural com o meio externo e ocasiona severa insuficiência

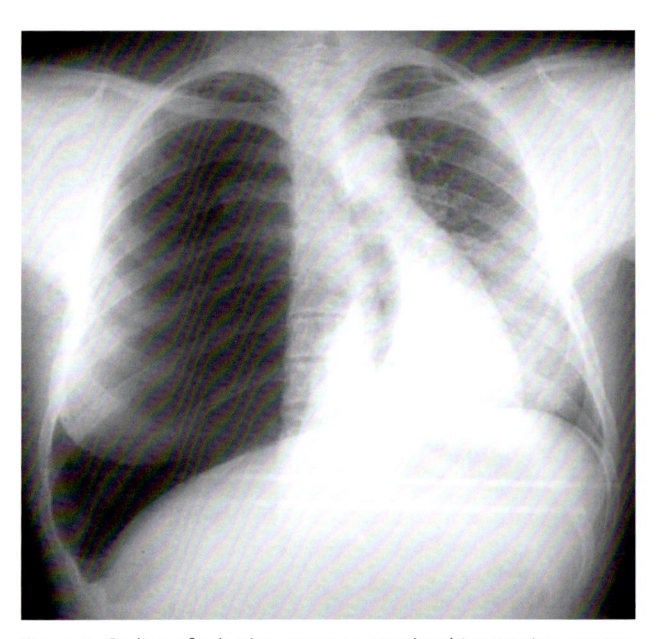

Figura 1 – Radiografia de tórax com pneumotórax hipertensivo, caracterizado pelo desvio das estruturas mediastinais.

respiratória. Quando o diâmetro da ferida atinge mais que 2/3 do diâmetro traqueal, durante a inspiração, o ar adentra preferencialmente através da ferida para a cavidade pleural, gerando grave insuficiência respiratória.

Como elemento diagnóstico, a simples inspeção evidencia a perda de tecidos da parede torácica.

O tratamento consiste em cobrir imediatamente a ferida com curativo de três pontos fixos e um solto. O tórax deve ser drenado de forma habitual aos casos de trauma, e o paciente, tão rápido quanto possível, encaminhado ao tratamento definitivo. A intubação orotraqueal e a ventilação com pressão positiva podem ser utilizadas para o tratamento da insuficiência respiratória. O tratamento definitivo é a reconstrução cirúrgica da parede.

Tórax flácido ou instável

Ocorre quando múltiplas fraturas de arcos costais ocasionam perda da rigidez no segmento torácico acometido. A instabilidade pode ocorrer na presença de duas ou mais fraturas em dois ou mais arcos costais (Figura 2). Sua gravidade é determinada pelo aparecimento de insuficiência respiratória, que ocorre muito mais pela contusão pulmonar, geralmente associada ao quadro, do que pela instabilidade torácica propriamente dita.

O movimento paradoxal do tórax é facilmente identificável na inspeção. Crepitação na palpação e intensa dor também podem estar presentes nesse tipo de lesão, e a radiografia de tórax demonstra facilmente múltiplas fraturas de arcos costais, podendo apresentar, ainda, a existência de contusão pulmonar. A tomografia computadorizada (TC) de tórax pode ser muito útil, pois permite visualizar outros detalhes, como presença de hemotórax, pneumotórax, pneumomediastino e principalmente a extensão do dano parenquimatoso. Todavia, a tomografia não é imprescindível para o diagnóstico.

O tratamento deve ter como prioridades a analgesia vigorosa e a assistência ventilatória.[8] Para uma analgesia eficiente, preconiza-se a associação de medidas como a administração de anti-inflamatórios não hormonais e opiáceos. Em alguns casos, bloqueios intercostais, até mesmo peridural torácica, podem ser utilizados. A assistência ventilatória considera desde a simples suplementação de O_2 até a necessidade de ventilação mecânica (objetivando PO_2 acima de 60 mmHg e PCO_2 abaixo de 48 mmHg). Associada ao quadro de contusão pulmonar pode ocorrer síndrome do desconforto respiratório do adulto (SDRA), e, assim, a infusão de cristaloides, na ausência de hipotensão sistêmica, deve ser criteriosa. A maioria dos autores não indica a fixação cirúrgica da parede torácica. Deve-se lembrar que esse quadro frequentemente se associa a outras lesões graves, como hemotórax e pneumotórax, os quais também necessitam de tratamento imediato.

Lesões torácicas com risco de morte relacionadas à circulação

Hemotórax maciço

A suspeita de hemotórax maciço deve ser considerada quando a vítima de politrauma apresenta sinais de dispneia, diminuição da ausculta dos murmúrios vesiculares e percussão maciça em hemitórax, quando em paciente com choque hipovolêmico. Todavia, a drenagem torácica fechada pode indicar se o caso realmente se trata de hemotórax maciço.

São elementos diagnósticos o sangramento pelo dreno torácico superior a 1.500 mL imediatamente após a drenagem, a perda pelo dreno de 1/3 da volemia ou o sangramento superior a 200 mL/h durante duas ou mais horas sem a normalização dos parâmetros hemodinâmicos quando excluídas outras causas. Outro critério é o sangramento contínuo pelo dreno, que exige repetidas transfusões, sem que haja outro foco de sangramento.

O tratamento baseia-se em controlar o sangramento por exploração cirúrgica da cavidade torácica (toracotomia de urgência) e reposição volêmica concomitante.

Tamponamento cardíaco

Em virtude da baixa distensibilidade do saco pericárdico, uma pequena quantidade de líquido pode ser suficiente para restringir o enchimento cardíaco; quando isso ocorre, instala-se o quadro de tamponamento cardíaco. Mais comum em ferimentos penetrantes, pode, ocasionalmente, ser encontrado em traumas contusos.

A clássica "tríade de Beck" pode ser de difícil reconhecimento no politraumatizado, porque a elevação da pressão venosa central, da qual se suspeita pela distensão das veias do pescoço, pode estar ausente em razão da hipovolemia; o abafamento de bulhas cardíacas é de difícil reconhecimento, por causa do barulho presente no pronto-socorro; a hipotensão, muitas vezes, é interpretada como choque hipovolêmico. O pulso paradoxal (redução da pressão sistólica em mais de 10 mmHg durante a inspiração) e o sinal de Kussmaul (aumento da pressão venosa durante a inspiração) também podem estar presentes. É justamente em virtude da dificuldade de identificação do quadro clínico de tamponamento cardíaco no atendimento de urgência ao trauma que sua suspeita deve ser sempre considerada.

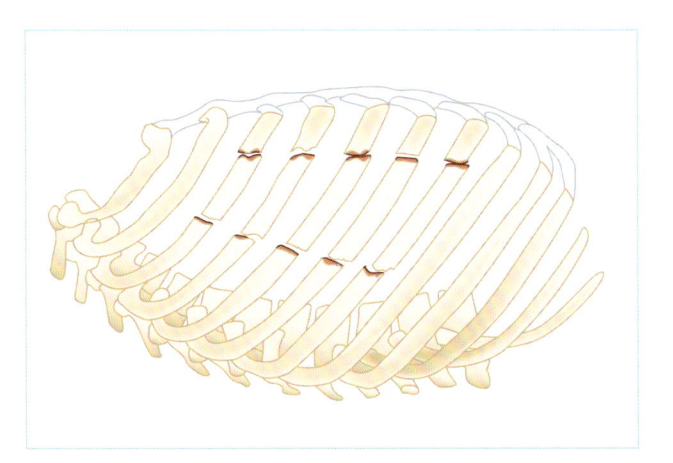

Figura 2 – Múltiplas fraturas em tórax instável.

Pacientes traumatizados por atividade elétrica que se apresentam sem pulso, sem hipovolemia e sem pneumotórax hipertensivo possivelmente estão com tamponamento cardíaco. A ecocardiografia e a ultrassonografia torácica demonstram com segurança a presença de derrame pericárdico, além de poder avaliar o grau de restrição cardíaco. A TC também demonstra a presença de derrame pericárdico. Entretanto, se o diagnóstico clínico estiver definido, recomenda-se não atrasar o tratamento para aguardar os exames complementares, em virtude da gravidade do caso.

Muitas vezes, o rápido tratamento de choque com reposição volêmica é fundamental, pois consegue recuperar o paciente. A evacuação do sangue pode ser realizada de três formas: por pericardiocentese (punção pericárdica com agulha), pela drenagem pericárdica (por incisão de Marfan) ou pela pericardiotomia por toracotomia de urgência. A decisão entre as modalidades depende dos recursos disponíveis e da experiência da equipe. Com frequência, a remoção de quantidades mínimas de sangue, como 20 mL, leva à melhora hemodinâmica imediata.

Todos os doentes com pericardiocentese positiva para sangue, decorrente de trauma, necessitam de avaliação cirúrgica para toracotomia ou esternotomia, com o intuito de inspeção e correção da causa do sangramento.

Lesões torácicas com potencial risco de morte

Após realizado o atendimento primário, realiza-se o exame secundário, que consiste no exame completo da vítima. Na região torácica, existem oito lesões com potencial risco de morte, que devem ser identificadas nessa fase pelo exame clínico ou por exames complementares, quando indicados. São elas: pneumotórax simples, hemotórax não maciço, contusão pulmonar, lesão da árvore traqueobrônquica, contusão miocárdica, ruptura traumática da aorta, ruptura traumática do diafragma e ruptura esofágica.

Lesões torácicas com potencial risco de morte relacionadas à respiração

Pneumotórax simples

A presença de ar na cavidade pleural gera colapso pulmonar, podendo acarretar insuficiência respiratória.

Dispneia de intensidade variável é o sintoma mais frequente para o diagnóstico. A dor torácica também está presente na maioria dos casos. No exame físico, pode-se identificar o hipertimpanismo à percussão, e a diminuição ou ausência de murmúrio vesicular à ausculta. A radiografia de tórax é o exame mais utilizado para confirmar ou excluir a hipótese, demonstrando a linha de pleura afastada do gradeado costal e o colapso pulmonar (Figura 3). É importante investigar rapidamente os casos suspeitos de pneumotórax em pacientes com ventilação mecânica, em razão do maior risco de evolução para um pneumotórax hipertensivo.

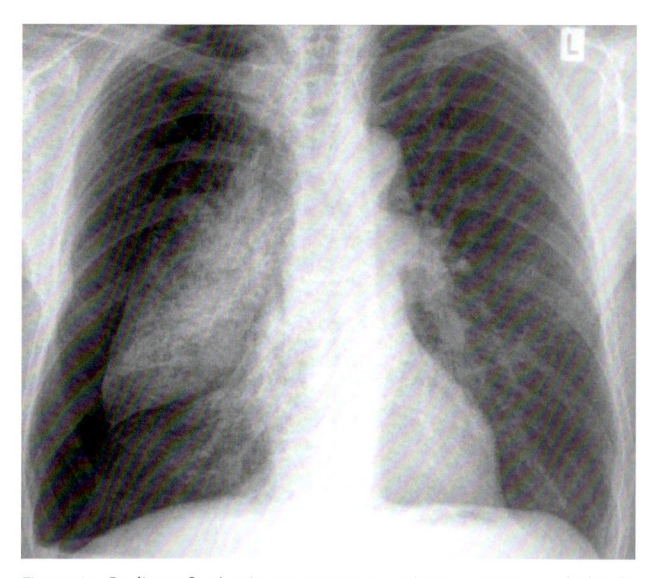

Figura 3 – Radiografia de tórax com pneumotórax – notam-se a linha de pleura e o colapso pulmonar, sem o desvio das estruturas mediastinais.

O tratamento é feito por drenagem torácica fechada, que deve ser realizada assim que o diagnóstico for estabelecido – muitas vezes ocorre apenas no exame clínico.

Contusão pulmonar

É a lesão torácica com risco de morte mais comum. Sua apresentação pode variar de quadros totalmente assintomáticos até graves insuficiências respiratórias.

Em geral, os sintomas ocorrem tardiamente. Dispneia progressiva e hipoxemia são os achados clínicos mais importantes. Os exames de imagem, como a radiografia de tórax, revelam infiltrado alveolar que pode evoluir com áreas de condensação. A TC de tórax (Figura 4) é mais precisa na avaliação da extensão da lesão.[9] Histórico de violento trauma de tórax deve sugerir a investigação de contusão pulmonar, mesmo que o paciente esteja assintomático na primeira avaliação.

Para os casos leves, o tratamento indicado objetiva o controle da dor, a fisioterapia respiratória e a observação clínica; em casos graves, além desses cuidados, recomendam-se a restrição hídrica (para pacientes estáveis hemodinamicamente), o uso de diuréticos e a assistência ventilatória não invasiva ou mecânica por intubação orotraqueal.

Lesão da árvore traqueobrônquica

A laceração de traqueia cervical pode ocorrer por ferimentos penetrantes, trauma contuso cervical ou por hiperextensão do pescoço em impactos frontais. O quadro clínico apresenta graus variáveis de: sinais externos de trauma cervical, enfisema de subcutâneo, dispneia, cornagem e alteração vocal. A broncoscopia estabelece o diagnósti-

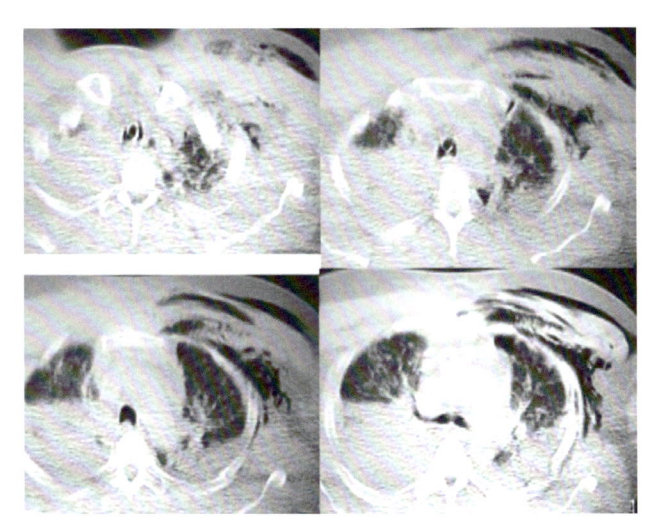

Figura 4 – Tomografia de tórax demonstrando consolidações pulmonares sugestivas de contusão pulmonar e síndrome do desconforto respiratório agudo no paciente com politrauma.

co definitivo e o tratamento consiste em estabelecer a permeabilidade das vias aéreas, mesmo que, para tanto, seja necessária a intubação orotraqueal, a qual deve ser realizada com extremo cuidado, para não agravar a lesão. Após a estabilização, é necessária avaliação de um cirurgião torácico para decisão entre tratamento conservador ou cirúrgico: o tratamento conservador consiste em observação, caso o paciente esteja com ventilação espontânea, ou em traqueostomia com colocação do balonete abaixo da lesão, se a ventilação mecânica for necessária; o tratamento cirúrgico é realizado pela rafia primária da lesão ou pela ressecção e anastomose do segmento acometido, dependendo das condições locais.

Laceração de traqueia torácica ou brônquios principais pode ser causada por compressão do tórax (anteroposterior), desaceleração súbita (impactos frontais ou queda de grande altura) e, mais raramente, por ferimentos penetrantes. Deve ser suspeitada quando há: história de trauma torácico fechado de grande energia ou penetrante com trajeto compatível, desconforto respiratório, hemoptise, enfisema de subcutâneo e pneumotórax. Um importante sinal é a fuga aérea significativa e persistente pelo dreno torácico após a drenagem torácica fechada, denotando fístula de alto débito. O diagnóstico definitivo é estabelecido pela broncoscopia. Se ocorrer insuficiência respiratória decorrente da grande perda aérea pelo dreno pleural, deve-se realizar intubação seletiva contralateral para garantir a ventilação do paciente. Pode ser necessário tratamento cirúrgico para sutura primária ou ressecção e anastomose, dependendo do local e da extensão da lesão.

Ruptura traumática do diafragma

Pode ocorrer por ferimento penetrante da transição toracoabdominal ou por trauma fechado com importante compressão torácica ou abdominal. Nos casos de trauma contuso, é mais frequente à esquerda, pois na direita o fígado serve como anteparo às demais vísceras abdominais.

A ruptura diafragmática pode passar despercebida na fase aguda, podendo ser diagnosticada em fase crônica até anos após o trauma. Em geral, pode ser identificada por exame de imagem em pacientes totalmente assintomáticos.

Na fase aguda, pode-se verificar ausência de murmúrio vesicular na base do hemitórax acometido. Em alguns casos, ruídos hidroaéreos podem ser auscultados onde a ausculta pulmonar já seria esperada. Macicez à percussão também pode ser identificada na drenagem torácica, em que a presença das vísceras abdominais pode ser sentida durante a exploração digital. Nos casos em que grande volume de vísceras abdominais adentram a cavidade pleural, o colapso pulmonar gerado pode causar dispneia de graus variados e até mesmo insuficiência respiratória.

A radiografia de tórax pode demonstrar elevação da hemicúpula diagramática, presença de conteúdo aéreo próprio do abdome na cavidade pleural ou posição anômala de sondas digestivas. O exame contrastado pode firmar o diagnóstico. A ultrassonografia pode demonstrar alterações diafragmáticas, mas depende de examinador experiente. A TC de tórax também pode confirmar o diagnóstico. A ressonância nuclear magnética é utilizada, em geral, em casos crônicos para diferenciar hérnia de eventração e paralisia diafragmática.

O tratamento é realizado por correção cirúrgica e preconiza, na fase aguda, a via de acesso abdominal, podendo ser utilizada a videolaparoscopia.[10] Já para os casos crônicos, a via preferencial passa a ser a toracotomia, por causa da provável presença de aderências.

Lesões torácicas com potencial risco de morte relacionadas à circulação

Hemotórax não maciço

A presença de sangue na cavidade pleural pode ser proveniente de lesões de parênquima pulmonar, parede torácica, veia cava, aorta e seus ramos, lesões cardíacas e até de órgãos abdominais, quando rompida a integridade do diafragma. O hemotórax pode, dependendo do volume, ocasionar choque (por hipovolemia) ou insuficiência respiratória (por colapso pulmonar).

Os sinais de derrame pleural, como a redução ou ausência de murmúrio vesicular e macicez à percussão, são os achados clínicos. A presença e o grau da dispneia depende do estado da compressão pulmonar. Os sinais de choque hipovolêmico dependem do volume da perda sanguínea. Pacientes com hemotórax de pequeno volume podem apresentar-se assintomáticos. A radiografia de tórax confirma o diagnóstico, porque demonstra a linha de derrame pleural (Figura 5) ou, quando feita em decúbito dorsal, o velamento difuso do hemitórax acometido. A tomografia não é necessária, embora seja mais acurada, principalmente na identificação de pequenos volumes.

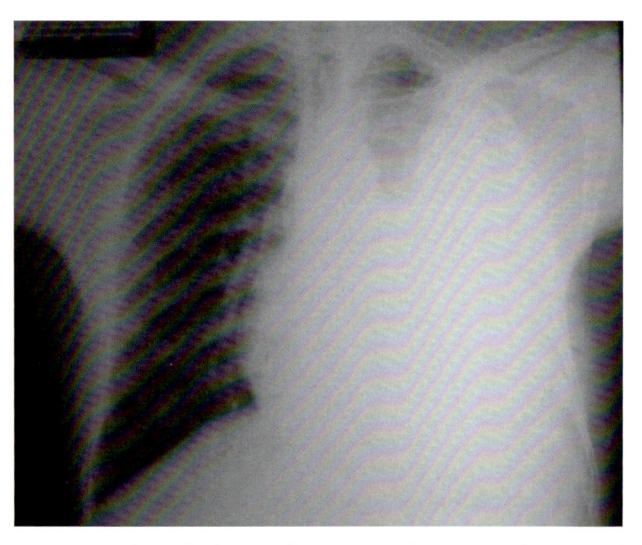

Figura 5 – Radiografia de tórax de paciente politraumatizado com sinal de derrame pleural à esquerda (após drenagem, foi confirmado diagnóstico de hemotórax).

O tratamento consiste em drenagem pleural fechada e reposição volêmica, dependendo do volume de sangue perdido e da presença ou não de sinais de choque. Para casos em que o sangramento não cessa ou aqueles que representam a condição de hemotórax maciço, a exploração cirúrgica do hemitórax está indicada.

Contusão miocárdica

Lesões de grande energia sobre o precórdio podem determinar lesão cardíaca contusa, que pode variar de contusão miocárdica subepicárdica, subendocárdica ou transmural, até ruptura de câmara cardíaca com tamponamento cardíaco. A condição clínica associada à contusão miocárdica mais frequente é o aparecimento de arritmias; contudo, também é possível encontrar quadros de infarto agudo do miocárdio e, com menor frequência, a falência miocárdica.[11]

São elementos diagnósticos os sinais de trauma na região precordial, o eletrocardiograma com elevação do segmento ST e a presença de arritmias cardíacas (valorizada em pacientes não hipoxêmicos). Para confirmar a suspeita, os exames laboratoriais que devem ser colhidos são creatinofosfoquinase, creatinofosfoquinase-MB e troponina, porque suas elevações nas primeiras seis horas sugerem lesão miocárdica. Elevados níveis sanguíneos das enzimas cardíacas também se correlacionam com o maior risco de arritmias e disfunção ventricular. O ecocardiograma pode demonstrar áreas hipocinéticas sugerindo contusão.

Devem-se realizar cuidados gerais do paciente politraumatizado e analgesia, para evitar hipoxemia, com monitoração em unidade de terapia intensiva (UTI) por pelo menos 48 horas, com eletrocardiografia contínua em todos os pacientes com suspeita de ou com contusão miocárdica. As arritmias devem ser prontamente tratadas.

Ruptura traumática da aorta

É considerada causa frequente de morte súbita após colisões automobilísticas ou quedas de grande altura. Caso o paciente sobreviva ao ocorrido, a recuperação depende da precoce identificação e do tratamento. Muitas vezes, casos de hematoma mediastinal contido, se não tratados, podem extravasar para o espaço pleural, levando à rápida perda sanguínea e determinando choque e, subsequentemente, óbito em poucos minutos.

São elementos diagnósticos o fato de os sinais e sintomas estarem frequentemente ausentes, sendo importante levantar a suspeita, dependendo do mecanismo do trauma. Sinais radiológicos que podem ser encontrados: alargamento de mediastino (principal sinal), apagamento da janela aortopulmonar, de 1º e 2º arcos costais e desvio da traqueia para a direita da fratura. Apesar de diagnóstica, a arteriografia é atualmente o exame menos utilizado. A TC de tórax é considerada nos dias de hoje o método diagnóstico padrão.

O tratamento é operatório, devendo ser realizado o mais breve possível, desde que por time cirúrgico qualificado e com o suporte hospitalar adequado. Uma opção para casos selecionados é a correção endovascular, mas é importante que a equipe seja muito experiente e o time cirúrgico esteja prontamente disponível para a correção cirúrgica de urgência.[12]

Outras lesões torácicas com potencial risco de morte
Ruptura esofágica

O esôfago pode ser lesado por ferimentos penetrantes torácicos ou cervicais e, mais raramente, nos traumas fechados de tórax. Frequentemente, a lesão esofágica é, inicialmente, assintomática; porém, o retardo no diagnóstico e o consequente tratamento geram o aparecimento de complicações, como a mediastinite – condição grave com alta mortalidade. É importante ressaltar que as lesões iatrogênicas do esôfago também podem ocorrer na passagem de sondas e durante a realização de endoscopias.

São elementos diagnósticos a história de ferimento transfixante ao mediastino, o trauma contuso torácico de alta energia e o aparecimento de dor após a manipulação do esôfago, como na passagem de sondas e endoscópios, os quais devem levantar a suspeita. O enfisema mediastinal pode estar presente. Com o passar do tempo, em geral 12 a 24 horas, podem aparecer: dor, febre, sinais de empiema pleural, toxemia, sinais de mediastinite, hipotensão, sinais de sepse e choque. O diagnóstico definitivo pode ser realizado com endoscopia digestiva alta. A TC pode demonstrar os sinais de mediastinite.

O tratamento na fase aguda é cirúrgico, com toracotomia direita para correção primária da lesão. Na fase tardia, deve ser realizado com antibioticoterapia de amplo espectro, debridamento cirúrgico, se necessário, e desvio do trânsito esofágico por esofagostomia cervical e gastrostomia para alimentação. Em virtude da condição extremamente friável do esôfago na fase crônica da lesão, a correção definitiva nesses casos deve ser postergada.[13]

CONCLUSÕES

- O trauma torácico é uma importante causa de morte evitável nos dias atuais. Campanhas de prevenção ao trauma, por exemplo, como educação no trânsito, são fundamentais para a redução desses números preocupantes. Todavia, a substancial melhora do atendimento inicial pela adoção de sistematização, bem como a melhora no suporte avançado pelo treinamento adequado de cirurgiões e avanços no campo da terapia intensiva, permitiram significativa melhora nos resultados do tratamento dos pacientes vítimas de trauma.

REFERÊNCIAS BIBLIOGRÁFICAS

1. World Health Organization. Global burden of disease. [acesso em 1 maio 2010] Disponível em: www.who.int/healthinfo/global_burden_disease/en/
2. Lewis FR. Traumatismo torácico. Clin Cir North Am. 1982;62:113.
3. Mattox KL, Wall MJ. Newer diagnostic measures and emergency management. Chest Surg Clin North Am. 1997;2:213-26.
4. Pezzella AT, Silva WE, Lancey RA. Cardiothoracic trauma. Curr Probl Surg. 1998;35(8):647-789.
5. Committee on Trauma, American College of Surgeons. ATLS: Advanced Trauma Life Support Program for Doctors. 8. ed. Chicago: American College of Surgeons; 2008.
6. Calhoon JH, Grover FL, Trinkle JK. Chest trauma aproach and management. Clin Chest Med. 1992;13:55-67.
7. Freire E (ed.). Trauma: A doença dos séculos. 1. ed. Rio de Janeiro: Atheneu; 2001.
8. Saad Jr. R. Trauma de tórax e cirurgia torácica. São Paulo: Robe Livraria e Editora; 1993.
9. Oikonomou A, Prassopoulos P. CT imaging of blunt chest trauma. Insights Imaging. 2011;2(3):281-95.
10. Bagheri R, Tavassoli A, Sadrizadeh A, Mashhadi MR, Shahri F, Shojaeian R. The role of thoracoscopy for the diagnosis of hidden diaphragmatic injuries in penetrating thoracoabdominal trauma. Interact Cardiovasc Thorac Surg. 2009;9(2):195-7.
11. Rodríguez-González F, Martínez-Quintana E. Cardiogenic shock following blunt chest trauma. J Emerg Trauma Shock. 2010;3(4):398-400.
12. Irace L, Laurito A, Venosi S, Irace FG, Malay A, Gossetti B, Bresadola L, Gattuso R, Martinelli. Mid- and long-term results of endovascular treatment in thoracic aorta blunt trauma. Scientific World Journal. 2012 (in press).
13. Bryant AS, Cerfolio RJ. Esophageal trauma. Thorac Surg Clin. 2007;17(1):63-72.

Urgências Urológicas Não Traumáticas

CAPÍTULO 4

Mario Luiz S. Paranhos

OBJETIVOS

Dentre as urgências que se apresentam na prática médica, as doenças urológicas ocupam um lugar de grande importância. Com fins puramente didáticos, elas são divididas em traumáticas e não traumáticas, sendo que estas últimas podem necessitar tratamento cirúrgico da mesma forma que as traumáticas.

As principais urgências não traumáticas são:

- Cólica renal.
- Retenção urinária aguda.
- Parafimose.
- Escroto agudo.
- Priapismo.
- Hematúria.
- Outras moléstias de menor importância.

CÓLICA RENAL

É uma urgência urológica frequente, que se comporta como uma das formas mais angustiantes de dor no ser humano, necessitando de rápido diagnóstico e tratamento. Causada por uma obstrução ureteral aguda, parcial ou completa, na maioria das vezes, tem origem causada por um cálculo. Mais de 12% da população geral pode sofrer de cólica renal durante a vida, sendo a taxa de recorrência estimada em cerca de 50% dos casos.

Nos últimos anos, o diagnóstico e o tratamento da cólica renal aguda mudaram com a introdução de novos métodos diagnósticos, que podem determinar com alta confiabilidade a causa obstrutiva e, ainda, estabelecer a estratégia terapêutica mais adequada para a resolução do problema. Atualmente, também há vários estudos que mostram as drogas mais eficazes para o tratamento da crise aguda.

Geralmente, a frequência da cólica é maior na parte da manhã e durante as estações quentes, por menor débito urinário noturno e situações com maior perda insensível de líquidos, como no caso de sudorese intensa.

Estudos epidemiológicos mostram que homens caucasianos têm maior incidência, seguidos de homens e mulheres americanos negros. Pelo menos 25% dos pacientes com cólica renal recorrente têm história de urolitíase na família.

Fisiopatologia

O aumento súbito da pressão intraluminal em razão da obstrução ureteral aguda deflagra a interpretação nas terminações nervosas, levando a dor renoureteral; além disso, movimentos espasmódicos das paredes do ureter ocorrem como forma de eliminação da obstrução. As dores irradiadas são explicadas pelos metâmeros dos nervos, levando a apresentar os sintomas desde a região lombar até os genitais externos. Outros sintomas viscerais frequentemente associados com a cólica renal (náuseas, vômitos, taquicardia, diminuição do peristaltismo intestinal) são causados por múltiplas conexões entre o plexo renal, o celíaco e o mesentérico.

É importante lembrar que a dor em cólica não é diretamente causada pelas contrações do ureter obstruído e, portanto, o uso de medicamentos antiespasmódicos tem pouco valor no tratamento, além de que pode ser contraproducente, por inibir os movimentos peristálticos ureterais e por dificultar ou retardar a eliminação da causa obstrutiva.

Felizmente, o risco de insuficiência renal definitiva não se estabelece até várias semanas após a ocorrência de uma obstrução completa, a qual gera parada de filtração glomerular.

Etiologia

Na grande maioria dos pacientes (até 90%), a cólica ocorre por causa da obstrução ureteral por litíase aguda. Em 5 a 10%, decorre de obstruções ureterais não litiásicas, como síndrome de junção ureteropiélica, presença e eliminação de coágulos renais, necrose papilo-urotelial ou processos neoplásicos. Há também possibilidade de ocorrer em razão de obstrução ureteral extrínseca, secundária a outros processos abdominais (Tabela 1).

Diagnóstico

A dor da cólica renal geralmente tem início súbito, unilateral, muito intenso e localizado em fossa lombar e ângulo costovertebral na parte inferior da 12ª costela. Pode

Tabela 1. Causas extrínsecas de obstrução renal

Lesões vasculares	Aneurismas aortoilíacos Anomalias arteriais Complicações de próteses vasculares Síndrome da veia ovariana Ureter retrocavo
Processos do aparelho genital feminino	Gravidez uterina e extrauterina Cistos ovarianos Endometrioses Prolapso uterino
Tumores malignos	Vesicoprostáticos no homem Cervicouterino-ovariano na mulher Tumores retroperitoneais
Doenças do trato gastrintestinal	Apendicite Diverticulite Doença de Crohn Lesões pancreáticas
Processos retroperitoneais	Fibrose retroperitoneal Abscessos Lipomatose pélvica

ter irradiação ao longo do caminho do ureter até os genitais externos.

Algumas vezes, pode-se determinar a posição de um cálculo pela área de irradiação da dor: se o cálculo está alojado no ureter superior, a dor irradia para o testículo, pois a inervação desse órgão é semelhante à do rim e porção superior do ureter; quando o cálculo está na porção média do ureter direito, a dor irradia para o ponto de McBurney, podendo mimetizar uma apendicite; no lado esquerdo, pode parecer diverticulite ou outra doença do cólon descendente ou sigmoide; quando o cálculo se aproxima da bexiga, causa inflamação e edema do meato ureteral, aparecendo, então, sintomas de irritabilidade da bexiga (frequência urinária aumentada e urgência miccional).

Na história clínica, deve-se concentrar mais no quadro geral, pesquisar a história pessoal e familiar de cólica renal, hematúria aos esforços, expulsão espontânea de pequenos cálculos, etc. Também pode haver fatores predisponentes para urolitíase, como imobilização prolongada, doença com sintomas ósseos (hipertireoidismo, Paget, sarcoidose, mieloma, etc.).

Além disso, certos tratamentos médicos podem ser responsáveis por cálculos metabólicos, como: quimioterapia, uso de vitamina D e cálcio, e cálculos de cálcio por uso de furosemida, inibidores de anidrase carbônica em cálculos de fosfato de cálcio, ou cálculos induzida por drogas (triantereno, sulfonamidas, nitrofurantoína, indinavir).

Na maioria das cólicas renais há hematúria macro ou microscópicas, mas em 9 a 33% dos casos está ausente. Essa ausência não está relacionada com o grau de obstrução ou o tamanho e a localização dos cálculos, como mostrado por diferentes autores.

Os exames de imagem permitem acelerar o diagnóstico. A radiografia abdominal simples, mais rápida e fácil de fazer, detecta os cálculos com uma sensibilidade variando de 45 a 59%, de modo que sua utilidade é limitada.

A ultrassonografia abdominal é um método não invasivo, rápido, portátil, repetível, relativamente barato e que não utiliza radiação ionizante ou material contraste. Pode fornecer informações sobre o estado do sistema urinário acima da obstrução, mostrando o grau de ectasia da parte pielocalicial do rim.

Há casos de litíase urinária em que é necessário o uso de urografia excretora para análise, apesar de hoje esse exame estar quase em desuso, pela existência de outros exames.

A tomografia computadorizada helicoidal sem contraste tem se mostrado o melhor exame para a avaliação da cólica renal, com uma sensibilidade de até 98% e especificidade de 100%. Com seu uso, podem ser vistos pequenos cálculos, incluindo radiotransparentes, e se o cálculo é pequeno o suficiente para não ser identificado, há muitos sinais indiretos da obstrução que são apresentados pelo exame.

Diagnóstico diferencial

A cólica renal, especialmente em suas formas atípicas, pode mimetizar muitas outras condições clínicas, como: pielonefrite aguda, embolia renal, infarto renal, torção de testículo, gravidez ectópica ovariana, salpingite, apendicite aguda, obstrução intestinal, diverticulite, pancreatite aguda, dissecção ou ruptura do aneurisma de aorta abdominal.

Tratamento

O tratamento conservador é considerado a primeira linha de tratamento, sendo que 2/3 dos cálculos ureterais são expulsos espontaneamente dentro de quatro semanas. Um cálculo ureteral que não foi expulso depois de um a dois meses é improvável ser eliminado por si só.

Os objetivos primordiais do tratamento são: estabelecer um bom controle da dor e manutenção máxima da função renal.

Os anticolinérgicos, como N-butilbrometo de hioscina (Buscopan®), têm sido usados classicamente na cólica renal para induzir o relaxamento muscular liso com a diminuição do espasmo ureteral, o que vai contra os mecanismos da dor, conforme visto anteriormente.

No entanto, seu uso ainda é generalizado como tratamento adjuvante dos anti-inflamatórios não hormonais (AINH) e opioides na crise aguda.

Vários estudos mostram que os AINH proporcionam alívio significativo da dor renal. Além de seu potente efeito analgésico e anti-inflamatório, têm o benefício de agir diretamente sobre a principal causa da dor, inibindo a síntese de prostaglandinas, e, portanto, diminuindo o débito urinário, reduzindo, assim, a pressão intraluminal. Deve ser evitado seu uso em paciente com insuficiência renal.

Há ampla evidência na literatura de que os opiáceos fornecem uma clara diminuição da dor da cólica renal aguda. Eles têm a vantagem de baixo custo, facilidade de ajuste da dose, da alta potência e velocidade de ação, sendo que seu efeito negativo está na dependência à droga que pode causar. Por outro lado, apesar de sua potência analgésica, não agem sobre a origem fisiopatológica da dor.

Em uma crise de cólica renal aguda, são úteis, ainda, os diferentes medicamentos para controlar os sintomas que acompanham a dor. Antieméticos, como a metoclopramida, ajudam no controle de náuseas e vômitos, causados pela irritação local do plexo celíaco e mesentéricos, e agem como um pró-cinético para evitar a diminuição do peristaltismo que pode ocorrer na fase aguda.

Medicamentos alfabloqueadores (tansulosina), usados no controle de hipertrofia benigna da próstata, podem ter bons resultados em cálculos da região distal do ureter, como foi demonstrado em vários trabalhos científicos efetuados.

Atualmente não existem estudos sobre qual é a melhor maneira de desbloqueio para facilitar o tratamento posterior do cálculo; o que der melhor qualidade de vida para o paciente até a resolução das causas obstrutivas deve ser instituído.

Casos especiais

A urolitíase é um problema incomum, mas de grande importância durante a gravidez. Sua incidência é uma em 1.500 gestações, sendo mais comum em multíparas, no segundo e especialmente no terceiro trimestre. Seu diagnóstico nem sempre é fácil e geralmente se manifesta por dor no flanco (90 a 100%) e hematúria.

Por conta de alterações anatômicas ocorridas durante a gravidez, pode se manifestar por dor abdominal (40 a 56%), o que poderia levar ao diagnóstico errôneo de apendicite, diverticulite ou descolamento precoce da placenta.

O tratamento de cólica renal na gravidez é um grande problema, porque pode causar parto prematuro e os procedimentos são potencialmente prejudiciais para o feto. Por isso, costumam-se recomendar tratamentos conservadores temporários.

Analgésicos opiáceos são mais confiáveis que o paracetamol. Os AINH devem ser evitados, em virtude do risco de fechamento prematuro do canal arterial. Em 50 a 80% dos casos, o cálculo é eliminado espontaneamente, mas quando associado com sepse ou cólicas requer tratamento urgente.

Cateterização ureteral, nefrostomia percutânea ou ureteroscopia, em mãos experientes, podem ser boas opções terapêuticas. Deve-se fazer profilaxia antibiótica em pacientes grávidas com cateteres ureterais.

RETENÇÃO URINÁRIA AGUDA

A obstrução do trato urinário é uma alteração bastante comum em urologia. Retenção urinária aguda (RUA) e hematúria são as emergências urológicas mais comuns.

A retenção ocorre como resultado da obstrução uretral que impede o esvaziamento adequado da bexiga. A obstrução pode resultar de um obstáculo mecânico (hipertrofia benigna da próstata, estenose, válvula de uretra posterior, etc.) ou ser resultado de distúrbios funcionais (bexiga neurogênica). É a causa mais comum de insuficiência renal reversível, razão pela qual tem importância especial quanto ao diagnóstico e tratamento.

Etiologia

A hiperplasia prostática benigna (HPB) é a causa de retenção urinária aguda mais comum (53%), seguida de impactação fecal (7,5%). Carcinoma da próstata é o terceiro em frequência, com 7%, seguido pela estenose uretral (3,5%). Bexiga neurogênica, retenção pós-operatória, cálculos e retenção causada por drogas têm incidência de cerca de 2%.

As causas da obstrução podem ser localizadas em diferentes níveis da saída da bexiga urinária:

- Causas vesicais e da uretra posterior:
    - Hiperplasia prostática benigna: é, como já mencionado, a principal causa de retenção urinária. Na sétima década de vida é responsável por 50% dos casos.
    - Neoplasias da bexiga que afetam o colo e a uretra: esses tumores também sangram facilmente e podem causar o bloqueio por coágulos sanguíneos.
    - Cálculos na bexiga: em determinadas posições, podem obstruir o colo da bexiga e até passar à uretra, onde causam a obstrução.
    - Esclerose de colo: na maioria dos casos é uma complicação de cirurgia anterior sobre a próstata.
    - Carcinoma da próstata: cerca de 20% dos casos podem avançar localmente, causando retenção urinária.
    - Prostatite, hipertrofia de *verumontanum* e bexiga neurogênica: são causas menos frequentes de obstrução urinária.
    - Válvula de uretra posterior: é a causa mais frequente de RUA na infância.
- Causas uretrais:
    - Estenose de uretra congênita ou, mais frequentemente, adquirida: é importante notar que as causas mais comuns de estenose uretral são as manipulações sobre a uretra (cateterismo, endoscopia, etc.). A uretrite ocupa o segundo lugar na etiologia desse processo. Estenoses congênitas são raras, mas podem causar grande distensão de todo o sistema urinário.
    - Litíase: normalmente, quando um cálculo passa pela uretra, pode causar lesões importantes que levam à RUA.
    - Neoplasias uretrais: são raras, embora essa possibilidade deva ser considerada em pacientes idosos com estenose de uretra, que não se consegue resolver facilmente.
    - Fimose extrema, principalmente quando secundária à balanite de repetição e que o processo de esclerose também estenosa o meato da uretra. A maioria desses pacientes é diabética e pode não ter seu diagnóstico feito anteriormente.
    - Drogas alfa-adrenérgicas, anticolinérgicas, neurolépticas e antidepressivos tricíclicos podem alterar o controle neurológico da micção. Os antagonistas do cálcio e inibidores de prostaglandinas podem levar à diminuição da capacidade de contração do detrusor, podendo desencadear retenção urinária aguda em pacientes com algumas das condições supradescritas, por desequilibrar o mecanismo de compensação da micção.

– Dor pós-operatória, especialmente quando se trata de cirurgias com incisões abdominais baixas, podem levar à retenção urinária em pacientes com qualquer das condições anteriores.

Patogênese de retenção urinária aguda em HPB

Como observado anteriormente, a HPB é responsável por mais da metade dos casos de retenção urinária aguda. Após a remoção da sonda em casos de RUA, 70% dos pacientes terão novo episódio de retenção aguda de urina, e é altamente provável que requeiram cirurgia para a HPB. De 25 a 30% dos pacientes operados por HPB tiveram um episódio de retenção. Não se demonstrou uma relação direta entre volume prostático e incidência de RUA.

Existem várias causas que desencadeiam a RUA na HPB.

1. Infarto no interior da glândula prostática: causa reação inflamatória, dor e edema, dificultando a micção. Aparecem em mais de 85% dos casos de HPB operados e que tiveram RUA. Há somente essa alteração em cerca de 3% dos casos de cirurgias sem história de RUA antes das cirurgias.
2. Estímulos simpáticos, que podem ser causados pela ingestão de alfa-adrenérgicos, estresse e distensão vesical exagerada, causam a contração das fibras musculares do colo da bexiga e da uretra proximal, dificultando o relaxamento para a micção normal. Seria a dissinergia esfíncter-vesical.
3. Quando a bexiga está muito distendida (ingestão exagerada de líquido, álcool, viagens longas, administração de diuréticos), há um alongamento excessivo das fibras musculares, diminuindo a sua capacidade de contração. Isso pode causar um grau variável de estresse, com a estimulação simpática e, possivelmente, causar a RUA.
4. Uso de medicação anticolinérgica determina uma diminuição da capacidade de contração muscular que por si só não é suficiente para levar o paciente à retenção urinária. No entanto, quando há uma HPB compensada, isso pode causar o desequilíbrio e a consequente RUA.

Clinicamente, pode haver um gotejamento contínuo de urina, chamado de incontinência urinária paradoxal. O paciente refere cada vez mais desejo miccional e incapacidade de iniciar a micção.

O diagnóstico de RUA é muito simples ao exame físico abdominal, seguido de interrogatório de sua história.

A gênese do processo tem importância para a escolha da técnica de resolução do quadro, se por uso de cateter pela uretra ou suprapúbico. A escolha da sonda e de lubrificação adequada é fundamental para o sucesso da sondagem. Não se deve fazer um esvaziamento muito rápido, por conta da probabilidade de se causar uma hematúria *ex vacuo*. O uso de antibióticos, posteriormente, evita quadros infecciosos importantes.

Tabela 2. Causas de retenção urinária aguda
1. Adenoma prostático
2. Carcinoma prostático
3. Prostatite aguda
4. Fármacos
5. RUA pós-operatória
6. Gravidez e pós-parto
7. Neurológica
8. Pós-cirurgia de incontinência urinária
9. Miscelânea:
- Estenose uretral
- Esclerose prepucial completa
- Divertículos vesicais
- Processos intra-abdominais agudos
- Válvulas uretrais posteriores
- Prolapso de ureterocele

PARAFIMOSE

A parafimose é uma situação aguda que surge como complicação de uma fimose, congênita ou adquirida, e que requer um tratamento urgente.

Acontece quando o prepúcio estenótico se retrai para trás da glande e não retorna à sua posição inicial. Por isso, começa a haver um estrangulamento da glande, obstruindo a drenagem venosa e linfática, aumentando o volume da glande em relação ao anel fimótico. O próprio prepúcio tem um edema, o que aumenta ainda mais a desproporção.

Caso não haja tratamento adequado, após algum tempo, começa a haver inflamação e dor local, podendo chegar a um nível intenso, o que normalmente é a queixa do paciente quando da procura por atendimento médico. Pode advir uma alteração na vascularização local e chegar até a um quadro de gangrena da glande.

O quadro clínico é muito claro e, na maioria das vezes, o paciente refere ter havido manipulação, ato sexual ou mesmo ter feito a retração do prepúcio para fins higiênicos, e não conseguiu voltá-lo à posição normal.

Na maioria das vezes, apenas a inspeção é suficiente para o diagnóstico, podendo aparecer áreas ulceradas e até mesmo áreas sangrantes.

O tratamento é a manipulação local, em uma tentativa de voltar o prepúcio à sua posição normal. Se houver essa impossibilidade, pode ser feito tratamento cirúrgico com a incisão do anel, para o retorno do prepúcio. Posteriormente, com a resolução do quadro agudo, é feito o encaminhamento para o tratamento cirúrgico.

ESCROTO AGUDO

O escroto agudo é uma síndrome caracterizada principalmente pela dor escrotal de início abrupto e geralmente acompanhada por outros sintomas e sinais, dependendo de sua etiologia, como vermelhidão escrotal, náuseas, inchaço da região genital, vômitos, sintomas urinários e outros de menor magnitude que auxiliam em direção ao diagnóstico.

É um motivo frequente de consulta em pronto-socorro, sendo que a causa mais comum da síndrome em adultos é a orquiepididimite e a torção testicular, na fase pediátrica.

Esse último quadro representa uma verdadeira emergência, e um erro ou atraso no diagnóstico podem levar à perda do testículo e assim causar impacto na fertilidade e ainda levar a potenciais implicações médico-legais.

O maior problema, portanto, é o diagnóstico. Uma vez estabelecido, não existem dúvidas sobre o tratamento.

Etiologia

As principais causas do escroto agudo são a torção testicular, ou do apêndice testicular, e a orquiepididimite, que em conjunto são responsáveis por 95% dos casos. Outras causas podem ser orquite, epididimite, hidrocele infectada, tumores testiculares acompanhados de complicações, infarto testicular, trombose venosa de cordão espermático, hérnia inguinal encarcerada em escroto, edema escrotal idiopático e gangrena de Fournier.

A torção testicular é considerada uma emergência cirúrgica, pois se o tratamento não for estabelecido nas quatro a seis horas do início do quadro, haverá um infarto testicular. Embora os termos de torção testicular e torção do cordão espermático sejam usados como sinônimos, a torção testicular é na verdade rara, ocorrendo mais a torção do cordão.

Do ponto de vista fisiológico, a torção leva a uma parada no retorno e com consequente congestão venosa, com edema, o que causa maior dificuldade circulatória e obstrução da circulação local, que, por sua vez, motivam a isquemia local, sangramento e, posteriormente, a perda da gônada.

Embora possa aparecer em qualquer idade, a torção é mais comum durante a adolescência, entre 12 e 18 anos. A incidência é estimada em 1 entre 4 mil homens com menos de 25 anos. Um segundo pico de incidência ocorre durante o período neonatal, sendo esta do tipo de torção predominante extravaginal.

Os fatores predisponentes que favorecem o quadro são: gubernáculos longos ou ausentes, mesórquios redundantes ou em falta. A mais comum das anormalidades anatômicas é quando a vaginal circunda completamente o testículo e epidídimo, impedindo a união do epidídimo à parede escrotal, levando à deformidade em "badalo de sino". O início da rotação está associada a exercícios físicos, traumas intensos sobre o escroto ou relações sexuais. Existe ainda um grande número de torções que acometem o indivíduo durante o sono, o que parece estar associado à contração do cremaster.

A dor é o principal sintoma do problema. O início é tipicamente agudo, intenso e geralmente localizada no escroto, mas também pode estar irradiando para a região inguinal, parte inferior do abdome, simulando apendicite aguda, cólica renoureteral ou gastroenterite. A dor pode ser acompanhada de náuseas e vômitos. Geralmente, a febre não aparece antes de haver necrose testicular.

Às vezes, a torção se resolve espontaneamente, o que explica a alta frequência de episódios prévios.

Ao exame físico, o hemiescroto geralmente tem sinais de inflamação, na dependência da evolução do tempo, vermelhidão e edema importante. O testículo apresenta-se mais alto que o contralateral. Após a história clínica e exame físico, há casos em que não há dúvidas sobre o diagnóstico de torção testicular, mas em casos com evolução mais lenta, a exploração física pode ser muito difícil em razão do edema e inchaço locais, sendo necessário o uso de exames subsidiários.

O padrão ultrassonográfico testicular apresentado na torção é variável. A diminuição da ecogenicidade é mais frequentemente encontrada. A ultrassonografia (US) com Doppler permite a visualização intraescrotal da anatomia e vascularização e pode distinguir as áreas normais, aumento ou ausência de fluxo vascular intratesticular. Essa é uma técnica de imagem não invasiva, mais rápida para executar e, para muitos autores, a sensibilidade é de 80 a 90% e a especificidade, de 100%. A ausência de fluxo sanguíneo é típica da torção, enquanto a hipervascularização sugere lesões inflamatórias. Portanto, em casos duvidosos e quando essa técnica está disponível, é o exame de diagnóstico de escolha. No entanto, também pode ter resultados falsos-negativos em pequeno número de casos.

O uso de diagnóstico por medicina nuclear tem altas especificidade (95%) e sensibilidade (80%), no entanto, não está disponível em todos os prontos-socorros ou hospitais.

Pelo descrito, quando há uma suspeita clínica, mesmo com exames duvidosos, a exploração cirúrgica precoce é obrigatória.

Quanto ao tratamento, uma vez estabelecido o diagnóstico, deve ser tentada a redução manual, uma vez que é o modo mais rápido para restaurar o fluxo testicular. O sucesso da tentativa pode ser verificado pelo US-Doppler.

A orquipexia deve ser realizada para evitar novo episódio e deve ser bilateral, já que a anomalia anatômica predisponente à torção é bilateral em mais de 50% dos casos. Cerca de 5 a 30% dos testículos que não são fixados sofrem novo episódio de torção.

Há uma relação clara entre o início do quadro e a necrose do testículo, quando da torção. Além de 24 horas, há necrose ao redor de 100% dos casos. Em resumo, o atraso no diagnóstico é a principal causa dos resultados desfavoráveis no caso de torção testicular, e o clínico deve estar atento nos casos de escroto agudo para confirmar o diagnóstico definitivo o mais breve possível.

Orquiepididimite é a causa mais comum de escroto agudo, principalmente após os 17 anos de idade. Sua patogênese está associada à infecção ascendente após a colonização bacteriana ou infecção da próstata, bexiga ou uretra. A via linfática e hematogênica são menos frequentes. Quanto à etiologia, os organismos prevalentes dependem das faixas etárias. Em homens com menos de 35 anos, dominam as doenças sexualmente transmissíveis (DST), especialmente aquelas causadas por *Chlamydia trachomatis* e *Neisseria gonorrhoeae*. Em homens idosos e crianças, a gênese mais frequente é a *Escherichia coli*. Um pequeno grupo pode ser decorrente de doenças sistêmicas, como tuberculose, brucelose ou *Cryptococcosis*.

Uma causa de epididimite não infecciosa é o tratamento com amiodarona (antiarrítmico). Não responde aos antibióticos, afeta somente a cabeça do epidídimo e muitas vezes melhora com adaptação das doses do medicamento.

PRIAPISMO

O priapismo é uma ereção persistente e dolorosa, sem estímulo sexual e que se prolonga por mais de seis horas.

Tem incidência baixa, ao redor de 1,5 por 100 mil homens. Pode ocorrer em todas as idades, sendo mais comum em adultos. Em virtude da forte dor, o priapismo é uma emergência que, de acordo com sua causa, se não diagnosticado e tratado adequadamente, pode levar à disfunção erétil.

As causas de priapismo podem ser anemia falciforme, leucemia e doença de Fabry's, uso de drogas vasoativas injetadas no pênis para tratamento da disfunção erétil, intoxicações e traumas, quer localmente ou cranianos. Também podem ter relação com tumores cerebrais e quadros neurológicos, como a epilepsia. Também são relatados casos de priapismo pelo uso de drogas orais para tratamento da disfunção erétil.

O trauma local, com lesão em artérias e posterior formação de fístulas, é a causa mais comuns de priapismo arterial. A maioria dos casos é, na realidade, de origem idiopática.

O priapismo pode ser classificado em venoclusivo (isquêmico ou de baixo-fluxo) e arterial (não isquêmico, de alto-fluxo) (Tabela 3).

Tabela 3. Classificação e características do priapismo

	Venoclusivo	Arterial
Fluxo sanguíneo	Baixo (isquêmico)	Alto (não isquêmico)
Causa	Venoclusão	Fístula arterial
Frequência	Alta	Baixa
Etiologia	Drogas vasoativas Outras drogas Doenças hematológicas	Traumatismo perineal ou peniano
Tratamento	Urgente	Eletivo

Priapismo de baixo fluxo

Priapismo de baixo fluxo é a forma mais frequente e tem grande possibilidade de deixar sequelas na função erétil. Após haver o enchimento máximo dos corpos cavernosos, a obstrução à saída do fluxo venoso impede a entrada do sangue arterial, apresentando um estado de isquemia.

No priapismo de baixo fluxo, ocorrem isquemia e acidose no sangue cavernoso; o pO_2 varia entre 20 e 40 mmHg. Esse estado impede a drenagem dos corpos cavernosos, não causando grandes danos, a menos que se prolongue por muito tempo.

O óxido nítrico e a prostaciclina têm efeito antiadesivo plaquetário, porém essas duas substâncias têm sua síntese bloqueada quando o pO_2 cai para menos de 25 mmHg. Por isso, existe a formação de trombos dentro das vênulas e nos espaços trabeculares com isquemia de cerca de 24 horas. Após esse período, também há morte celular e consequente fibrose dos corpos cavernosos.

A principal causa desse tipo de priapismo é o uso de injeções intracavernosas de drogas vasoativas. Além disso, drogas psicotrópicas, anti-hipertensivos e cocaína podem causar esse tipo de priapismo. Outra causa é a anemia falciforme, sendo que a aglutinação de glóbulos falciformes nas vênulas do corpo cavernoso é considerada a causa de obstrução da drenagem venosa.

Algumas neoplasias, principalmente a leucemia e a nutrição parenteral, também podem levar a esse tipo de priapismo.

Priapismo de alto fluxo

Esse tipo de priapismo ocorre em decorrência da alteração do fluxo arterial para os espaços lacunares, causada por uma fístula arteriolacunar ou pseudoaneurisma. O aumento do fluxo e da tensão de oxigênio, com pO_2 entre 80 e 100 mmHg, leva ao aumento da síntese de óxido nítrico, resultando na vasodilatação de todo o corpo cavernoso. Nesse caso, por causa da hiperoxigenação, as alterações estruturais são de pequena monta e o priapismo pode ser tratado de forma eletiva. Existe sempre a história de traumatismo em sua gênese, com lesão da artéria cavernosa ou de seus ramos.

Diagnóstico e tratamento

O diagnóstico do priapismo é clínico, com o interesse maior em fazer a distinção entre priapismo de alto ou baixo fluxo, porque o tratamento de ambos é completamente diferente. Por isso, a obtenção de uma "gasometria" dos corpos cavernosos é fundamental.

O tratamento do priapismo de baixo fluxo pode ser feito com drenagem por agulha grossa do corpo cavernoso. Após a drenagem é feita a lavagem dos corpos cavernosos com soro fisiológico e, a seguir, uma nova drenagem é feita. Se o pênis ficar flácido, nada mais se faz; caso haja ereção, utiliza-se fenilefrina, 1 mg para cada mL de soro, para novas drenagens repetidas várias vezes. Se não houver sucesso com esse tipo de tratamento, o paciente deve ser encaminhado à cirurgia para realização de *shunt* entre a glande e a porção distal dos corpos cavernosos, usando-se uma das várias técnicas descritas.

Caso mesmo assim não haja resolução do quadro, deve ser feita uma fístula entre os corpos cavernosos e até mesmo realizada uma fístula entre o corpo cavernoso e a veia safena.

No priapismo de alto fluxo, há sempre um trauma relacionado, e graças à ausência de isquemia e de comprometimento do músculo cavernoso, o tratamento não é urgente. Pode-se aguardar de sete a dez dias pela resolução espontânea do priapismo. Quando isso não ocorre, ou quando o paciente não aceita permanecer com o priapismo, o que é bastante comum, a embolização seletiva da artéria cavernosa ou de seus ramos comprometidos deve ser realizada.

HEMATÚRIA

A hematúria é a presença de sangue na urina que pode ser macroscópica ou microscópica. A hematúria é uma das causas de consultas de urgência em urologia. Obriga o médico a fazer uma pesquisa total com o paciente, pois ela tem origem das mais variadas. Em homens acima de 50 anos, a hematúria é sinal de lesões graves. Os tipos de hematúria não estão relacionados ao tipo de lesão que a causam, podendo a mesma doença causar um ou outro tipo.

A presença de urina vermelha nem sempre traduz a presença de sangue. Alguns alimentos podem levar à coloração vermelha, como beterraba, drogas (rifampicina, por exemplo) e algumas outras substâncias (Tabela 4).

Tabela 4. Causas de urina escura ou falsa hematúria

Sangramento vaginal
Primaquina
Bilirrubina
Porfirinas
Mioglobina
Alimentos: beterraba, amora silvestre
Drogas: fenolftaleína, nitrofurantoína, fenotiacina, fenacetina, analgésicos, fenitoína, sulfamidas, nitrofurantoína, levodopa

Etiologia

Embora na maioria dos casos a micro-hematúria e a hematúria macroscópica tenham origem no sistema geniturinário, existem outras fontes de sangramento que devem ser lembradas. Pode haver uma doença sistêmica, como discrasia sanguínea ou coagulopatia responsável pela presença de sangue na urina.

Em pacientes submetidos à anticoagulação, sua facilidade de sangramento e hematúria não deve ser ignorada e atribuída a um mau controle dos tempos de coagulação. Entre 60 e 80% dos pacientes com hematúria macroscópica que usam anticoagulantes podem ter lesões urológicas significativas.

Há também causas nefrológicas de hematúria: alguma forma de nefrite e glomerulonefrite pós-estreptocócica, e doença de Berger. Também deve ser lembrado que hemácias dismórficas são vistas nas doenças glomerulares (Tabela 5).

Quase todas as doenças urológicas podem produzir hematúria em estágios mais ou menos avançado de sua evolução. As mais comuns são relacionadas com cálculos urinários que respondem por aproximadamente 20% das hematúrias. Nesse caso, há uma história típica de dor aguda no flanco ou na fossa ilíaca, que pode irradiar ao longo da rota do trato urinário, produzida pela passagem do cálculo através dele, e que, quando é acompanhada por hematúria, é um quadro típico (Tabela 6).

Tabela 5. Causas de hematúria nefrológica

Primária	Nefropatia mesangial por IgA (doença de Berger)
	Glomerulonefrite proliferativa difusa pós-estreptocócica
	Glomerulonefrite rapidamente progressiva
	Glomerulonefrite membranoproliferativa
	Glomerulonefrite proliferativa mesangial
	Glomerulonefrite focal e segmentária
Secundária	Lúpus eritematoso sistêmico
	Púrpura de Henoch-Schönlein
	Síndrome de Goodpasture
	Vasculites
	Microangiopatia trombótica
	Endocardite e sepse
	Amiloidose

Tabela 6. Hematúria de causa urológica

Origem renal	Tumores (carcinoma renal, tumor de Wilms, angiomiolipoma, etc.)
	Litíase
	Rim policístico
	Pielonefrite bacteriana aguda
	Tuberculose e outras infecções crônicas
Origem ureteral	Litíase
	Tumores
	Uretrites
Origem vesical	Câncer de bexiga
	Cistite infecciosa
	Cistite por irradiação
	Cistite por quimioterapia
	Schistosoma haematobium
	Litíase
	Hematúria *ex vacuo*
	Endometriose
	Corpos estranhos
	Traumatismos (hematúria *del jogging*)
Origem prostática	Hiperplasia benigna de próstata
	Carcinoma de próstata
	Prostatite aguda e crônica
Origem uretral	Carúncula uretral
	Uretrite aguda ou crônica
	Corpos estranhos
	Condiloma acuminado

Às vezes, a presença de um cálculo na urina pode causar hematúria indolor. Nesses casos, a radiografia simples de abdome pode revelar a existência de cálculos, embora uma avaliação adicional deva ser feita com outros exames, como já visto.

As neoplasias do trato urinário são responsáveis por cerca de 15% das hematúrias, sendo a queixa de aproximadamente 30% dos tumores renais, 60% dos tumores uroteliais do trato superior e 84% dos tumores da bexiga. Tipicamente, os tumores da bexiga apresentam hematúria mesmo se o tumor envolve o trígono, podendo ser visto como um dos sintomas urinários irritativos.

Quando o tumor corresponde a um carcinoma de células renais, além de hematúria, pode ocorrer dor surda, contínua, no flanco, e outros sintomas gerais.

O carcinoma da próstata e da uretra também pode causar hematúria e ser acompanhado de síndrome obstrutiva urinária. Os tumores da uretra podem causar hematúria inicial, antes da micção.

Cistite hemorrágica pode ser considerada causa de sangramento difuso do urotélio e pode ter múltiplas causas, aparecendo em 25% dos casos. Pode estar relacionada com alguma forma de quimioterapia sistêmica ou radioterapia pélvica. No entanto, na maioria das vezes, é decorrente de infecções virais, bacterianas ou fúngicas da bexiga.

Na HBP, podem aparecer 10% dos casos de hematúria, na maioria das vezes acompanhados de sintomas obstrutivos. Devem-se ter precauções ao atribuir apenas à hiperplasia uma hematúria sem ter em mente outras causas. Cerca de 1% dos pacientes submetidos a litotripsia por ondas de choque pode apresentar complicações hemorrágicas. Em geral, ela é autolimitada e deve ser explicada ao paciente.

Os pseudoaneurismas e fístulas arteriovenosas podem ser causa de hematúria e podem ser diagnosticadas com uso de Doppler, arteriografia ou angiorressonância, podendo ser feita a embolização do vaso sangrante como terapêutica.

Na maioria dos estudos realizados sobre hematúria, em 20% dos pacientes não foi encontrada a causa. A hematúria benigna idiopática é uma doença hereditária autossômica dominante, não se encontrando causas de hematúria e podendo ser recidivante, embora geralmente com pouca importância.

Avaliação da hematúria

O primeiro passo para avaliar a importância da hematúria é determinar a gravidade do quadro. Em casos graves, encontra-se o paciente pálido, com sudorese, queixando-se de dor hipogástrica e com dificuldades à micção. É uma prioridade, nesses casos, determinar o estado hemodinâmico. Em fístulas arteriovenosas ou arteriocaliceal, o sangramento pode levar o paciente a um estado de choque hipovolêmico e resultar em risco de vida. Nesses casos, assegurar a estabilidade hemodinâmica é fundamental.

Diagnóstico

A prioridade é estabelecer o diagnóstico da hematúria antes de tomar qualquer atitude curativa. Pode ser fácil quando o sangramento é claro e há coágulos.

Ela tem sido tradicionalmente definida como hematúria inicial, total ou terminal. Claramente, essa distinção só tem maior interesse se for uma hematúria macroscópica, e muitas vezes não se aplica à mulher. O sangue na hematúria inicial ocorre no estágio inicial da micção, após o qual o fluxo de urina aparece claro e recupera sua cor normal.

Na hematúria total, o sangue aparece em toda a micção, e a causa do sangramento é geralmente acima do colo da bexiga, como na cistite hemorrágica ou sangramento das vias urinárias superiores. Na hematúria terminal, o fluxo de urina é claro até o final da micção, quando então a urina hematúrica é expelida. Nesses casos, o origem é geralmente no colo da bexiga ou na uretra prostática.

O exame físico deve incluir inspeção da genitália externa, para verificar se há condilomas, corpos estranhos ou cálculos na uretra, carúncula ou presença de sangramento vaginal. A palpação da bolsa escrotal e seu conteúdo com presença de uma epididimite pode ser direcionada para o diagnóstico de uma infecção urinária, como causa do sangramento.

Também é importante a palpação abdominal para procura de nódulos ou massas (hidronefrose, rins policísticos, pionefrose, carcinoma renal) e para a verificação da presença de um bexigoma no hipogastro. Um toque retal deve ser feito para análise da próstata e da região prostática.

A comprovação da presença de sangue será feita pelo exame de urina, com o tipo e a sua quantificação. Caso seja encontrada piúria isolada com culturas persistentemente negativas, a tuberculose do sistema urinário deve ser considerada.

A presença de cilindros no sedimento e proteinúria sugerem doença renal de origem parenquimática. Proteinúria em um baixo grau é sempre possível em hematúria, mas quando é desproporcional, ou seja, mais de 2 a 3 g de proteinúria, deve-se pensar em um sangramento glomerular.

O achado de mais de 80% dos eritrócitos dismórficos (vários tamanhos, formas e conteúdos de hemoglobina) no sedimento urinário indica a presença de um processo glomerular como causa de hematúria.

Radiografia ou ultrassonografia de abdome é provavelmente mais útil do ponto de vista do diagnóstico no pronto-socorro.

Junto com a história clínica, exame físico, exames de urina e sangue, a radiografia abdominal simples pode ser o que se chama de um estudo básico de hematúria. Os dados obtidos com esses exames podem elucidar uma elevada porcentagem de casos, suspeitar a localização da hematúria e a origem da doença urológica responsável.

A ultrassonografia também tem proporcionado grande chance de diagnóstico, com ausência de efeitos colaterais e desconforto para o paciente. Outras técnicas de imagem, como urografia intravenosa e tomografia computadorizada, podem fornecer informações valiosas tanto do ponto de vista morfológico como funcional, mas as indicações no contexto de urgência são limitadas.

A endoscopia da bexiga, embora possa ser de grande ajuda para o diagnóstico final da hematúria, não é um método de exploração inicial, especialmente por ser invasiva. Finalmente, há a angiografia renal, que é mais terapêutica do que diagnóstica e é limitada à hematúria pós-traumática renal ou de origem vascular.

Tratamento

O tratamento da hematúria será etiológico na medida do possível. No entanto, antes de qualquer diagnóstico ou terapêutica serem necessários, como afirmado anteriormente, deve-se avaliar o seu impacto na hemodinâmica do paciente. Geralmente, uma hematúria que não causa anemia não tem, *a priori*, necessidade de internação e tratamento hospitalar, podendo receber tratamento ambulatorial.

Deve-se lembrar, também, que, mesmo que a hematúria tenha cessado, isso não significa que o paciente está curado ou que houve o desaparecimento do processo, sendo necessárias maiores pesquisas.

Caso haja necessidade de maiores cuidados, uma irrigação vesical deve ser instalada para lavagem contínua da bexiga e retirada de coágulos que possam levar à retenção urinária e à piora do quadro.

CONCLUSÕES

- As doenças urológicas, em razão de seu comprometimento de órgãos importantes, devem ter um tratamento o mais rápido possível, sendo que se deve ter em mente a possibilidade de lançar mão de cirurgias para o complemento do tratamento clínico.

BIBLIOGRAFIA CONSULTADA

1. Abuelo jg. The diagnosis of hematuria. Arch Intern Med. 1983;143:967-70.
2. Andersson KE, Wagner G. Physiology of penile erection. Physiol Rev. 1995;75:191.
3. Barada JH, Weingorten JL, Cromje WJ. Testicular salvage and age-related delay in the presentation of testicular torsion. J Urol. 1989;142:746.
4. Berenguer A, Mendez S. Anuria. In: Jiménez Cruz JF, Rioja Sanz LA. Tratado de urología. Barcelona: Prous Editores Jr.; 1993. p. 397-415.
5. Britton JP. Efectiveness of haematuria clinics. Br J Urol. 1993;71:247-52.
6. Burgos RR, Chicharro Molero JA. Hiperplasia benigna de próstata. In: Jiménez Cruz JF, Rioja Sanz LA. Tratado de urología. Barcelona: Prous Editores Jr.; 1993. p. 1035-50.
7. Campbell-Walsh Urology. 10th ed. Philadelphia: Saunders Elsevier; 2011
8. Darnell A. Exploración y orientación diagnóstica del enfermo renal. In: Farreras R. Medicina interna. 12. ed. Barcelona: Doyma; 1992. p. 850-9.
9. Diez cordero JM, Hernández C, Herranz F, et al. Torsión testicular: a propósito de 21 casos. Cir Urg. 1987;7:95-8.
10. Eland IA, Van der Lei J, Stricker BH, Sturkenboom MJ. Incidence of priapism in the general population. Urology. 2001;57(5):970-2.
11. Espino M. Hematuria y pigmenturia. Medicine. 1993;6(73):669-76.
12. Extramiana J, Polo E, Gandía V, et al. Torsión de testículo: a propósito de 78 casos. Act Urol Esp. 1984;3(3):159-66.
13. Gomara JM, Orfila J, Riera V. Microhematuria asintomática en el adulto. An Med Intern. 1993;10:403-8.
14. Hauri D, Spycher M, Bruehlmann W. Erection and priapism: a new physiopathological concept. Urol Int. 1983;38:138.
15. King WW, Cox CE. Bacterial inhibition of ureteral smooth muscle contractility. I. The effect of common urinary pathogens and endotoxin in an in vitro system. J Urol. 1972;108(5):700-5.
16. Kober A, Scheck T, Fulesdi B, Lieba F, Vlach W, Friedman A, et al. Effectiveness of resistive heating compared with passive warming in treating hypothermia associated with minor trauma: a randomized trial. Mayo Clin Proc. 2001;76(4):369-75.
17. Kulmala RV, Lehtonen TA, Tammela TL. Preservation of potency after treatment for priapism. Scand J Urol Nephrol. 1996;30:313.
18. López AL. Fisiopatología de la obstrucción urinaria inferior. In: Jiménez Cruz JF, Rioja Sanz LA. Tratado de urología. Barcelona: Prous Editores Jr.; 1993. p. 385-96.
19. Lue TF, Hellstrom WJG, McAninch JW. Priapism: a refined approach to diagnosis and treatment. J Urol. 1986;136:104-8.
20. Mariani AJ, Mariani MC, Macchioni C, Stams UK, Harariharan A, Moriera A. The significance of adult hematuria: 1000 hematuria evaluations including a risk-benefit and cost-effectiveness analysis. J Urol. 1989; 141:350-5.
21. Mcaninch JW. Disorders of the testis, scrotum and spermatic cord. In: Tanagho E, McAninch JW. General urology. 13. ed. Connecticut: Appleton & Lange; 1992. p. 621-3.
22. Mest WK, Holtgrewe HL, Cockett ATK, Peters PC. And writing committee: transurethral prostatectomy immediate and postoperative complications. A cooperative study of 13 participating institutions evaluating 3885 patients. J Urol. 1989;141:243.
23. Montague DK, Jarow J, Broderick GA, Dmochowski RR, Heaton JP, Lue TF, et al. Members of the erectile dysfunction guideline update panel: american urological association guideline on the management of priapism. J Urol. 2003;170:1318-24.
24. Nuhr M, Hoerauf K, Bertalanffy A, Bertalanffy P, Frickey N, Gore C, et al. Active warming during emergency transport relieves acute low back pain. Spine. 2004;15(14):1499-503.
25. Physicians' Desk Reference. 57. ed. Montvale: Medical Economics Co.; 2003. p. 1039-41.
26. Rasfer J. Congenital anomalies of the testis. In: Walsh, Retik, Stamey, Vaughan. Campbell's urology. 6. ed. Philadelphia: WB Saunders; 1992. p. 1556-7.
27. Shokeir AA, Mahran MR, Abdulmaaboud M. Renal colic in pregnant women: role of renal resistive index. Urology. 2000;55(3):344-7.
28. Skouglund RW, Mcroberts JW, Radhe H. Torsion of the spermatic cord: a review of the literature and an analysis of 70 new cases. J Urol. 1970; 104:604-7.
29. Sole B. Pauta exploratoria de las hematurias. Actas Urol Esp. 1987;32:32-5.
30. Sutton JM. Evaluation of hematuria in adults. JAMA. 1990;263:2475-80.
31. Torres C, Zuluaga A, López M, Espejo E. Torsión testicular bilateral simultánea. Act Urol Esp. 1982;6(2):121-4.
32. Tripp BM, Homsy YL. Prenatal diagnosis of bilateral neonatal torsion: a case report. J Urol. 1995;153:1990-1.
33. Volkmer BG, Nesslauer T, Kraemer SC, Goerich J, Basche S, Gottfried H. Prepubertal high flow priapism: Incidence, diagnosis and treatment. J Urol. 2001;166:1018-23.
34. Witherington R, Jarrell TS. Torsion of the spermatic cord in adults. J Urol. 1990;143:62-3.

Atendimento Inicial ao Queimado

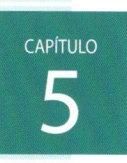

CAPÍTULO 5

Lívia Ribeiro Fernandes

OBJETIVOS

- Diagnosticar a extensão, profundidade e complexidade das lesões.
- Determinar a presença de lesões associadas.
- Determinar as medidas de estabilização e tratamento inicial dos doentes.
- Especificar os critérios de internação e transferência para Unidades de Queimados.

QUEIMADURAS

Definição

São lesões resultantes da ação do calor, como energia isolada ou associada a outra forma energética sobre os tecidos orgânicos, resultante da exposição a chamas, líquidos quentes, superfícies quentes, frio, substâncias químicas, radiação, atrito ou fricção.

As lesões são frequentes e, na maioria das vezes, pequenas e superficiais, não causando problemas mais graves; porém, é significativo o número de pacientes que sofrem queimaduras sérias com potencial de provocar deformidades graves, déficit funcional e morte.

As lesões térmicas são as mais frequentes. Queimaduras por causa elétrica correspondem de 5 a 10% dos atendimentos hospitalares, e geralmente são os casos mais graves.

DIAGNÓSTICO ETIOLÓGICO E FISIOPATOLOGIA

Agentes:

- Térmicos.
- Químicos.
- Elétricos.
- Radioativos.
- Atritos.

FLASH BURN

São queimaduras resultantes da produção de calor após explosão de rede elétrica ou exposição a arco voltaico de alta tensão, acometendo áreas expostas de forma superficial.

Lesões por passagem de corrente são graves e resultam em dano celular pela passagem de corrente e pelo calor gerado pela resistência dos tecidos. Redes de baixa voltagem geram lesões menores e menos profundas, mas sua natureza alternada apresenta maior risco de arritmias (fibrilação ventricular e assistolia). Redes de alta voltagem causam extensas áreas de necrose tissular por coagulação proteica e lesão endotelial vascular, e evoluem para uma intensa rabdomiólise.

Agentes de origem álcali são mais agressivos que os ácidos, em razão de sua ação na membrana celular, o que facilita a penetração, aprofundando a lesão.

CLASSIFICAÇÃO

Profundidade: quantidade de tecido atingido

Queimadura superficial ou de 1º grau

São queimaduras mais superficiais, acometendo apenas a epiderme (p.ex., queimadura solar) e apresentando hiperemia e dor local. A epitelização ocorre após uma semana da injúria e geralmente não deixa cicatriz.

Queimadura parcial de 2º grau

Parcial superficial

Atinge toda a epiderme e parte da derme superficialmente. É dolorosa, por causa da exposição das terminações nervosas. A presença de bolhas é comum. A reepitelização ocorre em 2 semanas.

Parcial profunda

Atinge a epiderme e a derme profunda. Essas queimaduras assemelham-se às de 3º grau, porém, não são dolorosas e curam-se após várias semanas; as cicatrizes podem ser do tipo hipertrófica. O tempo de cicatrização da ferida é particularmente importante. Há correlação entre o tempo da cicatrização e a qualidade das cicatrizes. Se houver cicatrização dentro de 14 dias após a queimadura, pequena ou nenhuma cicatriz pode ser esperada; caso a cicatrização ultrapasse 21 dias, as chances de desenvolver cicatriz hipertrófica são elevadas.

Queimaduras de espessura total ou de 3º grau

As queimaduras comprometem toda a espessura da pele, podendo atingir tecidos mais profundos. Geralmente, são indolores, apresentando aspecto nacarado. Não se curam espontaneamente e muitos cirurgiões consideram que devem ser tratadas por desbridamento cirúrgico. Uma das principais funções da pele é agir como barreira imunológica e física para as infecções; porém, quando essa barreira é perdida, ocasionando a morte celular e a ausência de suprimento sanguíneo, torna-se o meio de cultura ideal para a proliferação bacteriana.

AVALIAÇÃO DAS EXTENSÕES DAS QUEIMADURAS

As queimaduras são classificadas de acordo com a extensão e a profundidade da lesão. A gravidade depende mais da extensão que da profundidade. A classificação da queimadura é importante para a efetividade do tratamento. O tamanho da lesão é descrito como a porcentagem do total da superfície corpórea queimada (SCQ).

Várias fórmulas podem ser utilizadas para o cálculo da SCQ, sendo a regra dos nove a mais simples e útil. O corpo é dividido em regiões anatômicas que representam 9%, ou múltiplos de 9%, da superfície corporal total. A área de superfície corporal da criança é diferente da do adulto, pois a cabeça corresponde a um percentual maior, e os membros inferiores, a um menor. A porcentagem da superfície corporal total que corresponde à cabeça da criança é 2 vezes maior que a do adulto normal. A palma da mão do doente, incluindo os dedos, representa, aproximadamente, 1% da sua superfície corporal. Dessa forma, pode-se avaliar a extensão das queimaduras com distribuição irregular.

Diagnóstico da superfície corporal queimada e complexidade das queimaduras

Pequeno queimado ou queimado de pequena gravidade

- Queimaduras de 1º grau em qualquer extensão ou idade.
- Queimaduras de 2º grau com área corporal atingida de até 5% em vítimas com menos de 12 anos de idade ou queimaduras de 2º grau com área corporal atingida de até 10% naquelas com mais de 12 anos.

Médio queimado ou queimado de média gravidade

- Queimaduras de 2º grau com área corporal atingida entre 5 e 15% em crianças abaixo de 12 anos de idade.
- Queimaduras de 2º grau com área corporal atingida entre 10 e 20% em crianças com idade acima de 12 anos.
- Qualquer queimadura de 2º grau envolvendo mão, pé, face, pescoço, axila ou grandes articulações (cotovelo, punho, coxofemoral, joelho ou tornozelo) em qualquer idade.

Grande queimado ou queimado de grande gravidade

- Queimaduras de 2º grau com área corporal atingida maior que 15% em crianças com menos de 12 anos de idade.
- Queimaduras de 2º grau com área atingida maior que 20% em vítimas acima de 12 anos de idade.
- Queimaduras de 3º grau com área atingida maior que 5% em crianças com idade inferior a 12 anos.
- Queimaduras de 3º grau com área corporal atingida maior que 10% em vítimas com mais de 12 anos de idade.
- Queimaduras de 2º ou 3º grau atingindo o períneo, em qualquer idade.
- Queimaduras por corrente elétrica.

É considerado grande queimado o paciente vítima de queimadura de qualquer extensão que tenha associado uma ou mais das seguintes situações:

- Lesão inalatória.
- Queimaduras de 2º grau (espessura parcial) com área atingida superior a 10% da superfície corporal, em qualquer idade.
- Queimaduras que envolvam face, mão, pé, genitália, períneo, pescoço ou grandes articulações (axila, cotovelo, punho, coxofemoral, joelho ou tornozelo) em qualquer idade.
- Queimaduras de 3º grau em qualquer idade.
- Queimaduras causadas por eletricidade, inclusive por raios, em qualquer idade.
- Queimaduras químicas em qualquer idade.
- Queimaduras em pacientes de qualquer idade com problemas médicos, preexistentes ou não, que poderiam complicar os cuidados, prolongar o tempo de recuperação ou influenciar a mortalidade.

CRITÉRIOS DE INTERNAÇÃO

- Lesão de 3º grau atingindo mais de 2% da superfície corporal em vítimas com menos de 12 anos de idade e mais de 5% da superfície corporal naquelas acima de 12 anos.
- Lesão de 2º grau atingindo área superior a 10% em vítimas com menos de 12 anos de idade e superior a 15% naquelas com mais de 12 anos.
- Queimaduras de face, pé, mão ou pescoço.
- Queimaduras da região perineal ou genitália.
- Queimaduras circunferenciais de extremidade ou do tórax.
- Queimaduras por descarga elétrica.
- Inalação de fumaça ou lesões das vias aéreas.
- Queimaduras menores concomitantes a outros importantes traumas ou a doenças preexistentes que possam vir a agravar o quadro.
- Pacientes com necrólise epidérmica tóxica.

Tratamento das queimaduras

Avaliação inicial:

- A: via aérea pérvia.
- B: padrão respiratório: suplementação de O_2.

- C: acesso venoso, reanimação volêmica.
- D: descartar lesões associadas/disfunção.
- E: expor: visualizar o doente como um todo.

Cuidados iniciais:

- Cinemática do trauma: condições gerais, agente causador e horário do paciente.
- Remoção das vestimentas queimadas, joias e adereços antes da reanimação volêmica.
- História médica pregressa (alergias ou doenças prévias).
- Determinar lesões associadas: pesquisar história de queda ou trauma associado.
- Verificar situação vacinal antitetânica.
- Pesquisar maus-tratos nas crianças.
- Providenciar acesso venoso calibroso.

Cuidados locais:

- Remoção de contaminantes ou medicamentos caseiros.
- Limpeza local de corpos estranhos e de tecidos desvitalizados: se necessário, com sabão neutro ou glicerinado, sabão de coco ou líquido e lavagem abundante com água corrente.
- Verificar lesões de córnea com colírio de fluoresceína.
- Resfriar agentes aderentes com água corrente, não tentar a remoção imediata em queimaduras químicas e irrigar abundantemente com água corrente de baixo fluxo por pelo menos 30 minutos.
- Não aplicar agentes neutralizantes.
- Cobertura com antibiótico tópico após a limpeza das lesões, seguida de curativo estéril, de acordo com a rotina do serviço.
- Analgesia.
- Antibióticos sistêmicos não estão indicados no tratamento agudo do queimado agudo.
- Utilizar, preferencialmente, curativos oclusivos, exceto nas lesões em orelhas ou períneo.

Via aérea pérvia

A inalação de gases aquecidos pode resultar em queimadura das vias aéreas, nem sempre reconhecida imediatamente. Deve-se realizar a avaliação por visão direta sempre que o paciente não souber informar as condições da queimadura ou quando houver alguns sinais indiretos, como tosse com odor carbonáceo, fuligem na orofaringe, queimadura dos vestíbulos nasais ou das vibrissas, ou alterações no timbre da voz.

Quando existir suspeita clínica ou sinais para a inspeção das vias aéreas (eritema e/ou edema de laringe e cordas vocais), a intubação deve ser realizada precocemente, já que, após o início da ressuscitação volêmica, o edema evolui rapidamente, dificultando a permeabilidade da via aérea. A reavaliação deve ser frequente nas primeiras 48 horas até o pico do edema.

Respiração

A respiração pode ser comprometida por:

- Restrição mecânica: lesões que acometem o tronco circunferencialmente em espessura total, podendo limitar a incursão respiratória. A escarotomia deve ser reavaliada imediatamente.
- Contusão pulmonar: explosão ou traumatismo torácico direto, podendo resultar em pneumotórax por ruptura alveolar e/ou aberto.
- Inalação por fumaça: os gases aquecidos podem causar lesão direta também no endotélio pulmonar dos alvéolos. O produto da combustão age como irritante direto, causando broncoespasmo, broncorreia e exsudato inflamatório.
- Intoxicação por carboxiemoglobina: o monóxido de carbono (CO), gás inodoro e incolor, tem afinidade pela hemoglobina 200 vezes maior que o oxigênio, resultando em hipoxemia celular com oximetria periférica inalterada; portanto, o oxímetro de pulso não diferencia a oxiemoglobina da carboxiemoglobina. Somente a análise laboratorial pode revelar o nível de intoxicação por CO. Ligações de 20% ou menos demonstram poucos sinais e sequelas, enquanto maiores de 50% podem causar neurotoxicidade e morte. O tratamento deve ser iniciado no pré-atendimento hospitalar, com oferta de oxigênio a 100% mantida até a reversão da acidose metabólica. Nos casos mais graves, intubação e ventilação mecânica auxiliar podem ser necessárias.

Circulação

Estabelecimento de dois acessos periféricos calibrosos e infusão de soluções fisiológicas, coleta de exames gerais e amostra sanguínea devem ser obedecidos. A monitoração horária do débito urinário é uma forma confiável de avaliação do volume sanguíneo circulante, na ausência de diurese osmótica. Deve ser infundido volume suficiente para manter uma diurese horária de 1 mL/kg para crianças com até 30 kg e de 0,5 a 1 mL/kg para adultos.

Parkland propôs uma fórmula para o cálculo de volume a ser infundido nas primeiras 24 horas: volume total (Ringer lactato) 4 mL/kg/%SCQ. A primeira metade deve ser administrada até as primeiras 8 horas que se seguem à queimadura; a segunda metade deve ser infundida nas próximas 16 horas.

Se houver hematúria ou hemoglobinúria, deve-se estimular a diurese para grandes volumes (2 mL/kg/h em pacientes com menos de 12 anos de idade e 70 mL/h a 120 mL/h naqueles com mais de 12 anos), inclusive com o uso de diuréticos osmóticos. Nos casos de queimaduras elétricas, infundir 12,5 g de manitol para cada litro de Ringer com lactato infundido. Não usar coloides nas primeiras 24 horas após queimadura.

Transferência de doentes

São tipos de queimadura que geralmente requerem transferência para o centro de queimados:

- Queimaduras de espessura parcial e total comprometendo mais de 10% da superfície corporal total (SCT) em vítimas com menos de 10 anos ou mais de 50 anos de idade.
- Queimaduras de espessura parcial e total comprometendo mais de 20% da SCT nas outras faixas etárias.
- Queimaduras de espessura parcial ou total envolvendo a face, os olhos, os ouvidos, as mãos, os pés, a genitália, o períneo ou comprometendo a pele sobre as principais articulações.
- Queimaduras de espessura total de mais de 5% da SCT, em qualquer faixa etária.
- Queimaduras elétricas mais graves, incluindo lesões por raios.
- Queimaduras químicas importantes.
- Lesões por inalação.
- Queimaduras em pacientes com doenças prévias que podem complicar o atendimento, prolongar o tempo para a recuperação ou elevar a mortalidade.
- Qualquer vítima queimada cujo trauma concomitante aumente o risco de morbidade ou mortalidade pode ser tratada inicialmente em centro de trauma, até que esteja estável, antes de ser transferida para o centro de queimados.

CONCLUSÕES

- Dependendo do grau e da extensão da queimadura, recomendam-se cuidados iniciais para afastar o agente causador, bem como tratamento local, avaliando vias aéreas, respiração e circulação. Nos casos mais graves, o paciente deve ser encaminhado para centro especializado em queimaduras.

BIBLIOGRAFIA CONSULTADA

1. American Burn Association. Advanced Burn Life Support Course Provider's Manual. Illinois: American Burn Association; 2000.
2. Associação Médica Brasileira e Conselho Federal de Medicina. Projeto Diretrizes [abril, 2008]. Disponível em: http://www.projetodiretrizes.org.br/novas_diretrizes_sociedades.php
3. Atiyeb BS. State of the art in burn treatment. World J Surg. 2005;29:131.
4. ATLS. Manual do Curso para aluno. Suporte avançado de vida no trauma para médicos. Colégio Americano de Cirurgiões – Comitê do Trauma; 8. ed. 2008. p. 213-9.
5. Cavalcanti EFA, Martins HS. Clínica médica dos sinais e sintomas ao diagnóstico e tratamento. In: Goldenberg DC, Silva ICE. Queimaduras. Barueri: Manole; 2007. p. 1777-83.
6. Cohen R, Moelleken BRW. Disorders due to physical agents. In: Tierney Jr. LM, McPhee Sj, Papakakis MA, et al. Current medical diagnosis and treatment. 45. ed. New York: McGraw Hill; 2006. p. 1589-606.
7. Goldenberg DC, Silva JCF. Queimaduras. In: Martins HS, Damasceno MCT, Awada SB. Pronto-socorro: condutas do HCFMUSP. 1.ed. Barueri: Manole; 2007. p. 1553-8.
8. Jeffery SLA. Current burn wound management. Trauma 2009;11(4):241.
9. Knobel E. Condutas no paciente grave. In: Gemperli R, Diamant J, Almeida MF. O grande queimado. São Paulo: Atheneu; 1998. p. 937-49.
10. Miller SF, Richard RL, Staley MJ. Triage and resuscitation of the burn patient. In: Richard RL, Stanley MJ (eds.). Burn care and rehabilitation: principles and practice. Philadelphia: F.A. Davies; 1994. p. 105-18.

Traumatismo dos Membros

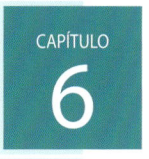

CAPÍTULO 6

Antonio Carlos da Costa
Lúcio Nuno Favaro Lourenço Francisco

OBJETIVOS

- Orientar o médico do pronto atendimento.
- Abordar o paciente com traumatismo nas extremidades e realizar a reanimação necessária, segundo o método ATLS®.
- Identificar e quantificar a gravidade das lesões traumáticas nas extremidades.
- Identificar os limites de atuação e as formas de facilitar o tratamento.
- Realizar o correto manuseio das extremidades traumatizadas no pré e transoperatório.

MEMBROS SUPERIORES

Introdução

As lesões dos membros superiores são muito comuns e podem representar um grande desafio ao médico socorrista. A gama de lesões varia de simples contusões e escoriações a ferimentos extremamente graves, como esmagamentos, avulsões e amputações. Apesar dessas lesões raramente serem fatais, a complexidade da região pode representar muitos dilemas para o diagnóstico e o tratamento.[1,2] A anatomia do membro superior é extremamente complexa e composta por nervos, artérias e veias que interagem com músculos, tendões, ossos, ligamentos e articulações. Essa interação é diretamente responsável pela destreza, força, sensibilidade e capacidade funcional do membro superior.

As lesões dos membros superiores podem ser causadas por acidentes de trabalho, domésticos, esportivos, etc. O fato de as mãos serem a principal ferramenta de trabalho e de proteção, por ação do reflexo durante quedas ou em tentativas de agressão e defesa, as torna suscetíveis às lesões.

O primeiro atendimento é muito importante para o prognóstico da lesão e, muitas vezes, determina o resultado final. Dependendo da gravidade, por melhor que seja o tratamento, as consequências podem ser seríssimas, acarretando grande prejuízo à função do membro, bem como dor persistente.[1,2]

Anatomia do membro superior

O membro superior é, didaticamente, dividido em ombro, braço, cotovelo, antebraço, punho e mão.

O ombro é composto por clavícula, escápula e úmero proximal. A clavícula articula-se com a escápula, na articulação acromioclavicular, que não permite muito movimento, mas pode ser lesada, resultando em luxação. A cabeça do úmero é mantida dentro da cavidade glenoide (escápula) por forças passivas e ativas, por meio da contração muscular. O desequilíbrio dessas forças pode levar a luxação glenoumeral. O úmero é um osso longo que se articula distalmente com o rádio e a ulna do cotovelo e pode se fraturar em qualquer segmento, principalmente as articulações.

O rádio e a ulna são ossos do antebraço e articulam-se com os ossos do carpo no punho. A disposição do rádio ao redor da ulna permite os movimentos rotacionais do antebraço, isto é, a pronação e a supinação. O carpo é composto por duas fileiras de ossos: escafoide, semilunar, piramidal e pisiforme na fileira proximal; e trapézio, trapezoide, capitato e hamato na fileira distal, de radial para ulnar. A mão é composta por cinco ossos metacárpicos com três falanges em cada dedo, exceto o polegar, que apresenta somente duas falanges.

O suprimento arterial para o membro superior é dado pela artéria axilar. Depois da passagem pela axila, é chamada de artéria braquial. A artéria braquial tem diversas ramificações no nível do braço, dividindo-se, próximo ao cotovelo, em artérias radial e ulnar. A lesão de qualquer segmento arterial pode comprometer a viabilidade da mão.

O suprimento nervoso para o membro superior é complexo, surgindo a partir do plexo braquial, que é uma rede de nervos na região cervicotorácica. No braço e antebraço, há três nervos principais: ulnar, mediano e radial, que controlam a mão e o punho, e lesões no braço e antebraço podem, facilmente, acometer esses nervos, provocando déficit significativo.

Avaliação inicial

A avaliação das lesões dos membros superiores deve ser feita de maneira direta, do sentido proximal para distal. Inicialmente, devem ser observadas áreas de laceração, hematoma, abrasão e deformidades. Deve-se apalpar todo o membro, incluindo a clavícula e o ombro. Para investigar lesão arterial, observam-se a coloração da pele, o enchimento capilar e os pulsos arteriais distais à área da lesão. Na avaliação neurológica, observam-se a sensibilidade, a motricidade e a textura da pele, que devem ser documentadas e comparadas com os achados subsequentes. A sensibilidade pode ser avaliada, grosseiramente, pelo simples questionamento ao paciente sobre estar ou não sentindo o toque. Embora não seja um exame definitivo para a sensibilidade, permite ao médico ter uma ideia sobre o comprometimento do nervo periférico. Também é possível avaliar a função motora pedindo para o paciente realizar a elevação do ombro, a flexão e a extensão do cotovelo, do punho e dos dedos; para avaliar os músculos intrínsecos da mão, deve-se pedir ao paciente para afastar e aproximar os dedos (como o movimento de corte da tesoura), flexionar as metacarpofalângicas com as interfalângicas estendidas e realizar o movimento de pinça com o polegar e depois com os demais dedos. Obviamente, o exame neurológico deve ser feito antes do bloqueio anestésico.

É importante lembrar que a lesão do membro superior pode ser resultado de queda após causa extrínseca ou intrínseca, como tontura ou síncope, causadas por alterações cardiovasculares ou neurológicas. Apesar de a lesão do membro superior muitas vezes ocorrer isoladamente, outras lesões também podem ocorrer, como na coluna cervical. Salienta-se que é fundamental sempre orientar a avaliação inicial pela história, pelo exame clínico e pelas lesões associadas.

Lesões osteoarticulares

Lesões no ombro

As lesões traumáticas mais comuns no ombro são: fratura da clavícula, subluxação ou luxação acromioclavicular, luxação glenoumeral e fratura da extremidade proximal do úmero. A clavícula é um local comum de fratura, especialmente em jovens. Essas fraturas geralmente se consolidam sem a necessidade de cirurgia. Entretanto, deve-se prestar atenção nas lesões neurovasculares associadas que, embora sejam pouco frequentes, são incapacitantes. Outra complicação, também pouco frequente, mas preocupante, é o pneumotórax, em razão da proximidade da clavícula com a cúpula pulmonar. No primeiro atendimento, deve-se imobilizar o membro superior com tipoia ou com imobilização em "8".

A luxação do ombro é uma das mais comuns no corpo humano. Uma vez que um indivíduo tem um ombro luxado, a recorrência torna-se facilitada, graças à frouxidão dos ligamentos. As luxações do ombro são de três tipos: anterior, posterior e inferior. As luxações anteriores são as mais comuns, ocorrendo em mais de 95% das vezes. As luxações posteriores são menos frequentes e, de modo geral, ocorrem após convulsões ou choques elétricos. As luxações inferiores são raras e os pacientes chegam segurando o braço acima da cabeça. Eventualmente, a cabeça do úmero luxada provoca lesão do nervo axilar por compressão, que é responsável por proporcionar sensibilidade à face lateral do braço e inervar o músculo deltoide. No exame físico, nota-se, na luxação anterior do ombro, palpação de sulco sobre a cabeça do úmero luxada.

A luxação deve ser reduzida, se possível, na sala de emergência; contudo, recomendam-se realizar radiografias antes para descartar fraturas. Na impossibilidade de redução, submete-se o paciente à anestesia, para relaxar a musculatura e facilitar a entrada da cabeça do úmero na cavidade glenoide. As manobras de redução da articulação glenoumeral baseiam-se em tração, abdução e rotação lateral, seguidas de rotação medial e adução após o procedimento.

Lesões do úmero

Geralmente, as fraturas do úmero ocorrem por causa de quedas, podendo estar localizadas na cabeça, na diáfise ou distalmente próximas ao cotovelo. As fraturas da cabeça do úmero são mais comuns na população idosa. As fraturas diafisárias podem acometer o nervo radial durante a fratura ou durante a redução da fratura (lesão de Holstein-Lewis) – nesta última, o tratamento deve ser cirúrgico. As fraturas do úmero distal muitas vezes são tratadas cirurgicamente. No primeiro atendimento, é necessário imobilizar o membro acometido, incluindo o ombro e o cotovelo, até que o tratamento definitivo seja realizado pelo especialista.

Lesões do cotovelo

As lesões do cotovelo incluem fraturas, lesões ligamentares e luxações.[3] Em geral, ocorrem na região supracondiliana, na cabeça do rádio ou no olécrano. As fraturas supracondilianas podem, muitas vezes, comprometer os nervos ulnar e o mediano, e são mais comuns nas crianças com idade inferior a 12 anos; acima dessa idade, as mais frequentes são as fraturas da cabeça do rádio. A cabeça radial se apoia na extremidade distal do úmero e realiza o movimento de rotação no cotovelo; quando fraturada, provoca dor significativa e perda de função.

As luxações do cotovelo são comumente posteriores, já que o olécrano (a porção proximal da ulna) desvia-se na direção posterior à porção distal do úmero. Eventualmente, as luxações do cotovelo podem ser muito difíceis de reduzir, e não se recomenda a insistência das manobras por médico não especialista.

Lesões do antebraço

As fraturas dos ossos do antebraço podem ocorrer na ulna, no rádio ou em ambos os ossos, o que é mais frequente. Em geral, são causadas por queda ou por acidentes de maior energia, como os acidentes automobilísticos. Já a fratura isolada da ulna ocorre quando o paciente assume postura defensiva perante um ataque e protege o rosto com a face ulnar do antebraço. Quanto menor a idade, melhor o prognóstico, pois os ossos dos jovens têm maior capacidade de modelação. Por haver edema significativamente grande, não é incomum a compressão de nervos periféricos, que se manifesta com quadro de parestesia.

Lesões de punho

As fraturas da extremidade distal do rádio são as mais frequentes no corpo humano, sendo que ocasionalmente também acometem a extremidade distal da ulna. Nas fraturas sem desvio, orienta-se realizar a imobilização (goteira gessada) desde o terço proximal do braço até a articulação metacarpofalângica. Entretanto, muitas vezes ocorre desvio das fraturas, que podem ser redutíveis estáveis, redutíveis instáveis ou irredutíveis: as redutíveis estáveis são tratadas com redução fechada e imobilização gessada; as redutíveis instáveis, dependendo da instabilidade dos fragmentos, são tratadas com redução fechada ou aberta e fixação por meio dos fios de Kirschner, das placas ou dos fixadores externos, e as irredutíveis são tratadas com redução aberta e fixação. Devem-se avaliar sempre a vascularização e a sensibilidade da extremidade. As fraturas do terço distal do rádio com desvio dorsal podem comprimir o nervo mediano e provocar sintomas neurológicos na mão.

No carpo, qualquer osso pode sofrer fratura, mas o mais frequentemente acometido é o escafoide, que, em virtude das características da irrigação óssea, apresenta dificuldade em consolidar-se e, consequentemente, tem alto índice de pseudartrose. O escafoide serve de conexão para as duas fileiras do carpo e, portanto, está mais suscetível a fratura que os outros ossos do carpo. O mecanismo de trauma geralmente é a queda com apoio no punho em extensão. Diante de um paciente com história de trauma e dor à palpação na tabaqueira anatômica e/ou dor à compressão do polegar, deve-se suspeitar de fratura do escafoide.[1] As radiografias devem ser realizadas em quatro incidências: frente com o punho em 30° de extensão; perfil com os metacarpais alinhados ao antebraço; oblíqua com o antebraço pronado 70°, punho estendido 30° e desvio ulnar; e oblíqua com o punho supinado 20°. Solicita-se exame comparativo do punho contralateral para estabelecer o padrão de normalidade. Se a radiografia não mostrar lesão, deve-se imobilizar com tala gessada axilopalmar e repete-se o exame duas a três semanas depois. O uso rotineiro da tomografia computadorizada (TC) e da ressonância magnética (RM) pode mostrar fraturas não aparentes nas radiografias simples e possíveis lesões associadas (em ligamentos, na cartilagem, etc.).

É possível classificar essas fraturas de acordo com a localização em:

- Fratura do polo distal: representa 10% de todas as fraturas do escafoide. São fraturas de bom prognóstico. Mantém-se a imobilização antebraquiopalmar, incluindo a falange proximal do polegar, por 4 a 6 semanas. Raramente evoluem para pseudartrose.
- Fratura do terço médio: é a localização mais comum das fraturas do escafoide (70%). Imobiliza-se com gesso longo por 3 semanas e mais 3 a 5 semanas com gesso curto.
- Fratura do polo proximal: tem o pior prognóstico entre as fraturas do escafoide, já que a irrigação é retrógrada, entrando pelo polo distal. Trata-se com gesso longo por 3 semanas e mais 7 a 9 semanas com gesso curto.

As fraturas sem desvio devem ser tratadas conservadoramente; quando houver desvio ou instabilidade associada, indica-se o tratamento cirúrgico. O tratamento com gesso é prolongado, podendo variar de 8 a 12 semanas, e isso pode levar à indicação de cirurgia em pacientes selecionados com fratura sem desvio que não toleram imobilização. Em geral, o tratamento cirúrgico envolve a redução fechada com auxílio de radioscopia e fixação percutânea (fios Kirschner, parafusos canulados de compressão, etc.) e permite a mobilização precoce do punho, facilitando a reabilitação.

As lesões ligamentares são frequentes após quedas com a mão espalmada. Nos traumas de maior energia, devem-se investigar as luxações ou as fraturas-luxações perilunares, em que o osso semilunar migra para dentro do túnel do carpo, pois todas as luxações são consideradas emergências.

Lesões da mão

A mão, por ser a principal ferramenta de trabalho e de defesa, é facilmente traumatizada. As lesões variam desde pequenas contusões ou escoriações até grandes esmagamentos ou amputações, sendo as fraturas dos ossos metacarpais e das falanges extremamente comuns. A mão e os dedos apresentam estrutura anatômica complexa, com ossos, tendões, nervos e vasos em contato íntimo; por isso, diante de lesão na mão, é preciso pesquisar, além da movimentação, a perfusão e a sensibilidade de todos os dedos.[2]

As luxações são emergências ortopédicas e devem ser reduzidas o mais rápido possível. Recomenda-se radiografia prévia para descartar fraturas, já que as manobras de redução podem afastar os fragmentos, piorando, assim, a situação do segmento traumatizado.

Em virtude da frequente exposição da mão, a incidência de fraturas que acometem os ossos metacarpais e as falanges atinge 10% de todas as fraturas atendidas no pronto-socorro. Dentre os fatores etiológicos, estão acidentes de trabalho, traumas desportivos, acidentes automobilísticos e acidentes domésticos.

O desvio rotacional nunca é aceito. Para avaliar esse desvio, há dois métodos: alinhamento das unhas, sempre comparando-as com o lado são e solicitando para o paciente fletir os dedos, para que as suas polpas "mirem" o tubérculo do escafoide, representado pela maior saliência na base da eminência tênar (Figura 1). Quando ocorre o desvio rotacional, os dedos se sobrepõem durante o ato de fechar a mão.

As fraturas podem ser classificadas de diferentes formas:

- Quanto ao comprometimento articular, em intra-articular e extra-articular.
- Quanto ao traço de fratura, em transversa, oblíqua, espiral e cominutiva.
- Quanto à comunicação com o meio externo, em fechadas e expostas.
- Quanto à localização anatômica.

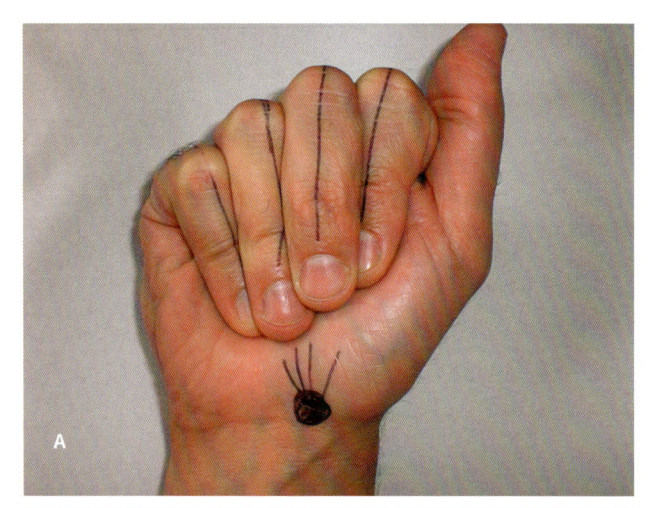

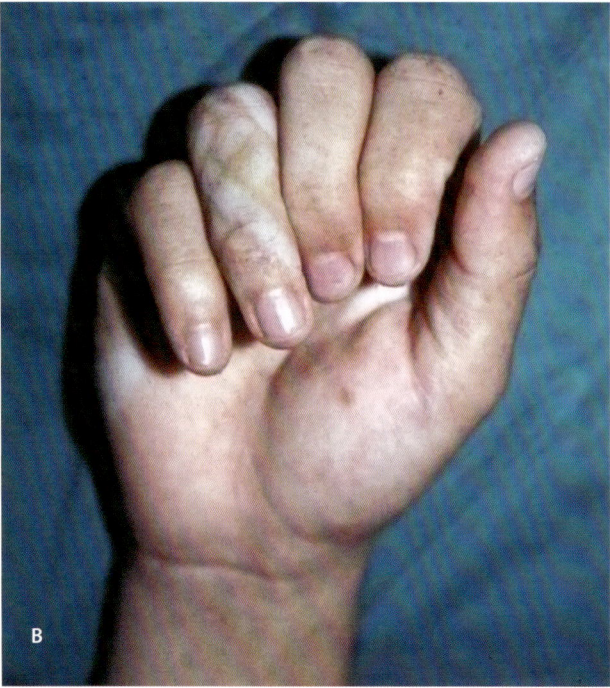

Figura 1 – (A) Alinhamento normal dos dedos com as extremidades em direção ao tubérculo do escafoide. (B) Desvio rotacional do dedo anelar.

As fraturas que acometem o 1º osso metacarpal (fratura de Bennett, de Rolando ou extra-articular) merecem especial atenção, em razão da importância do polegar para a função da mão e das forças especiais que levam ao desvio da fratura.

A radiografia deve ser realizada com incidências de frente, perfil, duas oblíquas e incidências especiais para visualização de estruturas ósseas que podem aparecer sobrepostas nas quatro iniciais.

Como princípios do tratamento, devem-se almejar a redução anatômica, a consolidação óssea e a recuperação funcional. A obtenção destas dependerá diretamente da habilidade e experiência do profissional, do tipo de fratura e do paciente.

O tratamento conservador é indicado na grande maioria das fraturas, podendo ser realizado com imobilização gessada com flexão da articulação metacarpofalângica em 70 a 90° e extensão das interfalângicas (Figura 2).

O tempo médio de consolidação é de 4 semanas para os ossos metacarpais e 3 semanas para as falanges. Já o tratamento cirúrgico é preconizado nas fraturas intra-articulares, por avulsão ligamentar ou tendínea, na interposição de estruturas no foco fraturário e nas fraturas múltiplas ou expostas com lesão de outros tecidos. Existem diferentes métodos de fixação, cada qual com suas indicações, vantagens e desvantagens para as diferentes fraturas.

Lesões tendíneas, neurais e neurotendíneas

Os tendões são fundamentais na função da mão, pois são responsáveis pela sua movimentação ativa. Dessa forma, nas lesões tendíneas do membro superior, devem-se considerar diversos tópicos para o diagnóstico e o tratamento ideais.

A lesão pode ser fechada ou aberta, de acordo com a ausência ou presença de lesão da pele. As feridas abertas ainda podem ser subdividas pelo tipo de ferimento ou pelo grau de contaminação.

Lesão dos tendões flexores

O conhecimento da anatomia dos tendões flexores e do seu relacionamento com as estruturas osteoarticulares e o sistema contensor é muito importante para a compreensão das particularidades da sua lesão. O diagnóstico geralmente é fácil, uma vez que durante a inspeção pode-se constatar o seguimento atingido em extensão, quebrando a har-

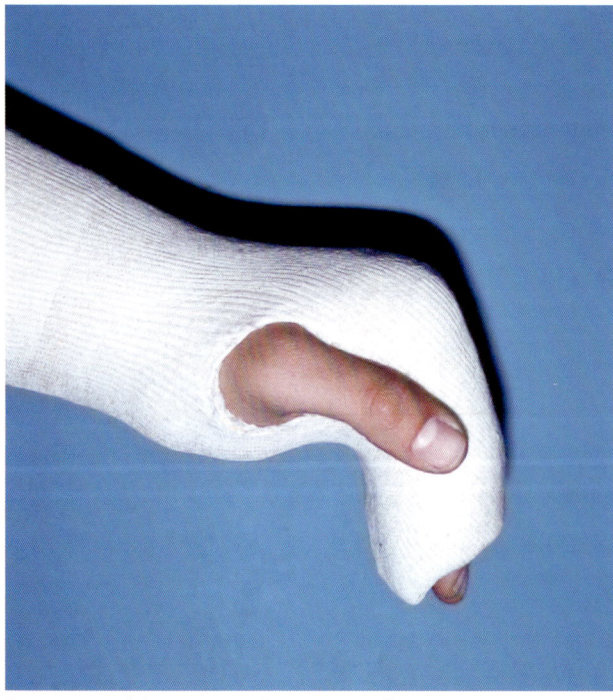

Figura 2 – Imobilização gessada na posição de segurança com as articulações metacarpofalângicas em 70º de flexão, interfalângicas proximais e distais em extensão.

monia da posição indiferente da mão. Para avaliação de lesão dos flexores superficiais, deve-se solicitar que o paciente realize a flexão dos dedos, mantendo o dedo a ser examinado livre e bloqueando os outros em extensão, a fim de observar a falta de flexão completa da articulação interfalângica proximal. Para o flexor profundo, solicita-se a flexão da articulação interfalângica distal. Salienta-se a importância da pesquisa de lesão de nervo periférico concomitante.

O tratamento dessas lesões varia de acordo com as diversas características do trauma. A reparação da estrutura osteoarticular e da cobertura cutânea são primordiais à reparação do tendão, visto que sua função depende de um bom alinhamento e deslizamento.[4]

A sutura tendínea deve ser realizada com técnica apropriada, a qual deve permitir uma movimentação precoce, com reabilitação no início do pós-operatório para que ocorra a perfeita cicatrização e recuperação da função.

Lesão dos tendões extensores

A anatomia dos tendões extensores é bastante complexa; divididos em extrínsecos, os tendões extensores propriamente ditos, e intrínsecos, a musculatura intrínseca da mão, formam um complexo extensor na região dorsal dos dedos.

Existem algumas deformidades características da lesão tendínea, dependendo da região em que o trauma se encontra. Assim, as lesões na altura da interfalângica distal manifestam-se com deformidade no martelo, caracterizada por flexão da articulação; nas lesões no nível da interfalângica proximal, a deformidade em botoeira caracteriza-se por flexão da articulação interfalângica proximal em hiperextensão da articulação interfalângica distal. Lesões na altura da articulação metacarpofalângica são frequentemente causadas por trauma direto contra o dente, sendo denominadas feridas por dente humano, e, caracteristicamente, apresentam alto risco de infecção. Já na região do punho, existe alta frequência de lesões causadas por artrite reumatoide, que associam alterações degenerativas no tendão ao atrito em proeminências ósseas, secundárias às alterações articulares. O reconhecimento dessas lesões geralmente é fácil, observando-se os dados da história clínica e solicitando-se que o paciente faça o movimento específico de cada tendão. O tratamento depende diretamente do fator etiológico e objetiva o restabelecimento da integridade tendínea e a mobilidade articular completa, sendo fundamental a participação de profissionais da reabilitação.[5]

Lesões do nervo periférico

Frequentes nos membros superiores, vão desde lesões de nervo digital até lesões totais por avulsão do plexo braquial, comuns nos acidentes de motocicleta.

De acordo com Seddon[6], as lesões dos nervos periféricos podem ser classificadas em neuropraxia, axonotmese e neurotmese. Na neuropraxia, não há lesão anatômica e a função é recuperada em até 3 meses. Na axonotmese, o epineuro apresenta-se íntegro, com lesão das estruturas internas. Já na neurotmese, todas as camadas do nervo estão seccionadas.

O exame neurológico deve ser realizado corretamente, porque as lesões não diagnosticadas e, consequentemente, não reparadas na fase aguda, podem evoluir com sequelas sensitivas e, em especial, motoras irreparáveis. Os principais nervos do membro superior são o axilar, o musculocutâneo, o radial, o mediano e o ulnar (Tabela 1).

Nas lesões da mão, é muito comum a associação das lesões tendíneas e dos nervos periféricos, em virtude da íntima relação que possuem (Figura 3).

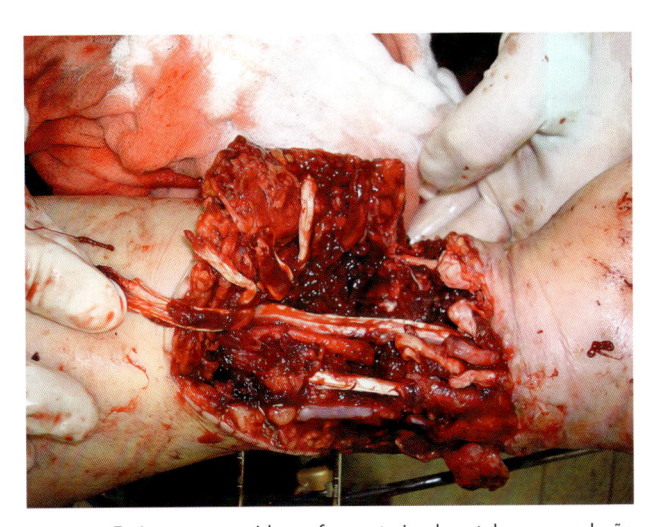

Figura 3 – Ferimento com vidro na face anterior do antebraço, com lesão neurotendínea extensa.

Tabela 1. Principais nervos dos membros superiores com suas respectivas funções motoras e sensitivas		
Nervo	Função motora	Função sensitiva
Axilar	Abdução do braço	Sobre o músculo deltoide
Musculocutâneo	Flexão do cotovelo	Face medial do antebraço
Radial	Extensão do cotovelo, do punho e dos dedos	Metade radial da face dorsal da mão
Mediano	Oponência do polegar e flexão das interfalângicas dos dedos indicador e médio	Metade radial da face volar da mão
Ulnar	Adução e abdução dos dedos	Face ulnar da mão

Nessas situações, orientam-se apenas a limpeza e a sutura da pele caso o plantonista não seja especializado em suturas tendíneas e nervosas. Infelizmente, é muito comum o especialista receber o paciente com sutura cruzada, isto é, sutura do coto tendíneo com coto nervoso.

Também não é indicado o pinçamento dos cotos dos vasos na extremidade dos membros. Em condições normais, qualquer sangramento pode ser controlado com enfaixamento e elevação do membro; as exceções são as lesões proximais e as vasculopatias.

Lesões cutâneas

As lesões de pele variam de pequenas perdas cutâneas na polpa digital a grandes desluvamentos. Podem ser tratadas com cicatrização por segunda intenção, enxerto de pele (parcial ou pele total) ou retalhos. A área mais comum de perda cutânea é a extremidade distal do dedo. Quando não há exposição óssea, opta-se pela cicatrização por segunda intenção, ou, eventualmente, por enxerto de pele. Em perdas maiores e com exposição de osso, tendão, nervo ou vasos, opta-se por retalhos (Figuras 4 e 5).

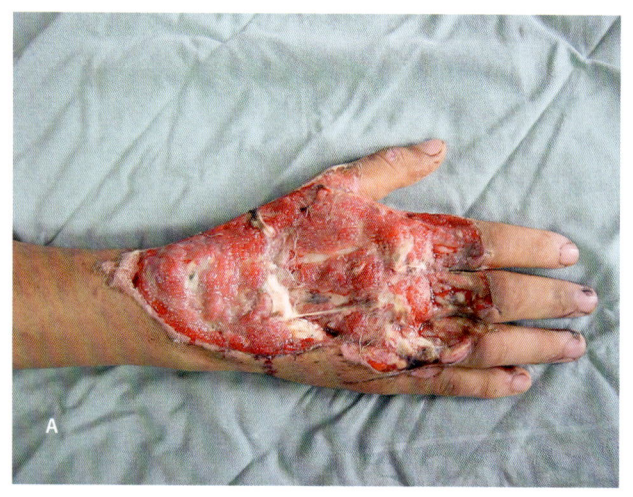

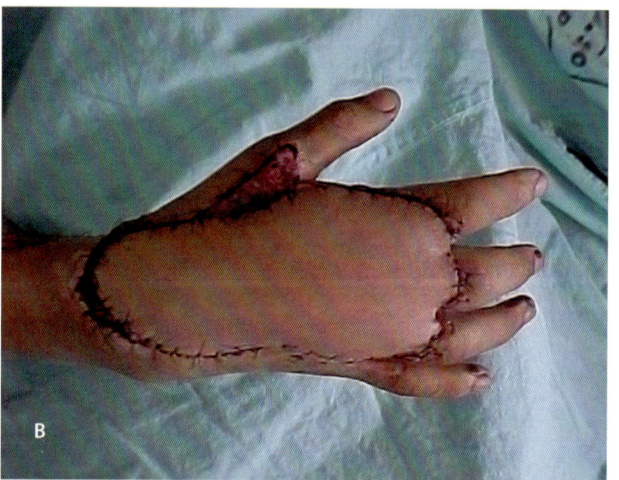

Figura 4 – (A) Vítima de acidente de motocicleta com perda cutânea na face dorsal da mão e do punho. (B) Cobertura cutânea com retalho antebraquial radial anterógrado (retalho chinês).

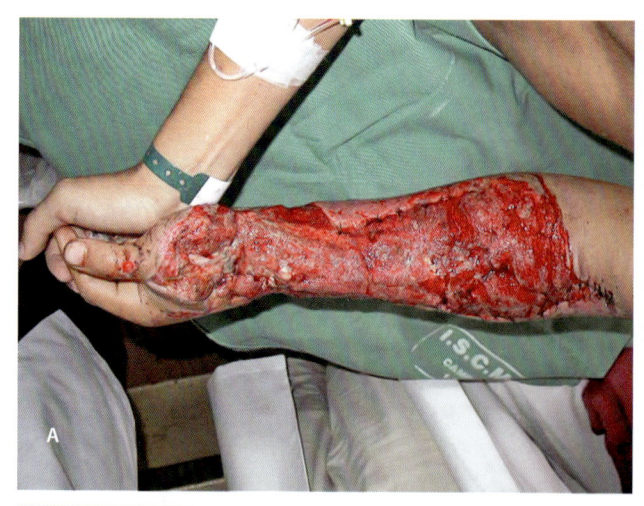

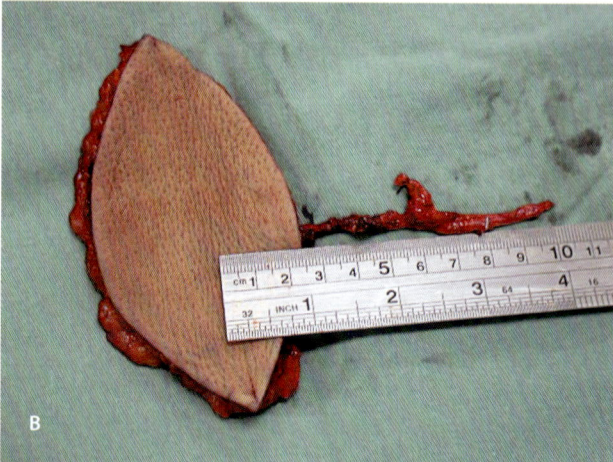

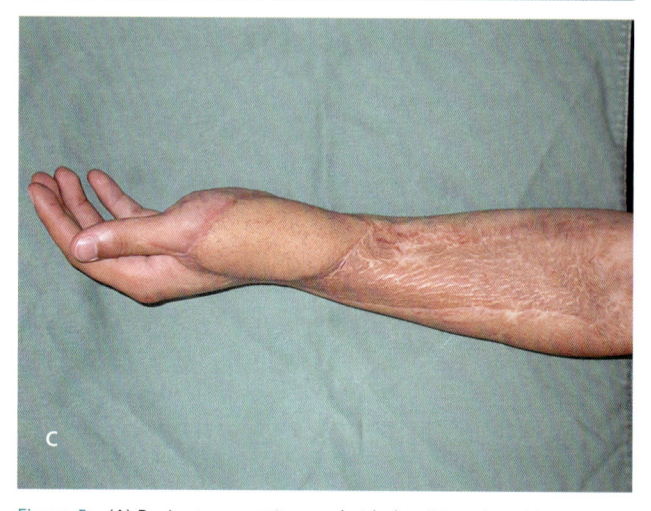

Figura 5 – (A) Paciente com 19 anos de idade, vítima de acidente automobilístico, com perda cutânea extensa. (B) Retalho microcirúrgico anterolateral da coxa. (C) Pós-operatório.

Lesões complexas

Prioridades para reconstrução

O avanço dos métodos de fixação interna dos ossos, combinado com o desenvolvimento de técnicas microvasculares de reparação de vasos, nervos, tendões e pele, permite aos cirurgiões a reparação e/ou a reconstrução em um único estágio. Embora cada paciente apresente um problema único e a reconstrução seja planejada para atender determinado indivíduo, em geral, as prioridades da reconstrução são:

- Óssea e articular.
- Da cobertura cutânea.
- Dos ligamentos nervosos.
- Tendínea.

Na maioria dos casos, a prioridade é estabilizar o osso e a articulação, mesmo que de maneira provisória.[7] Depois, o leito para os demais tecidos também deve ser estabilizado e o risco de infecção torna-se menor. A cobertura cutânea é crucial na reconstrução, não apenas para minimizar a probabilidade de infecção, mas também para proteger os tecidos que são extremamente prejudicados quando expostos, como os vasos, os nervos, os tendões, os ligamentos e os ossos. A reparação ou a reconstrução precoce dos nervos é essencial para devolver, de forma rápida, a sensibilidade e a reinervação dos músculos específicos. Já a fase final da reconstrução costuma ser destinada à restauração dos movimentos. Para isso, o reparo ou a reconstrução dos músculos e tendões deve ser realizado o mais breve possível, de preferência no primeiro atendimento, para evitar retração da musculatura e rigidez das articulações.

Amputações e reimplantes

A amputação dos dedos é frequente, principalmente, nos grandes centros urbanos. Causada por diversos tipos de trauma, geralmente no ambiente de trabalho ou doméstico. Nos adultos, as lesões ocorrem por acidentes com serra, facas e grande variedade de máquinas industriais, como tornos, prensas e guilhotinas. Já nas crianças, as amputações ocorrem por acidentes nas portas de carros, casas e em alguns tipos de brinquedo. É importante diferenciar a revascularização do reimplante. A revascularização é a reconstrução das estruturas lesadas, inclusive dos vasos, em um segmento que foi amputado parcialmente. Nesses casos, o segmento traumatizado permanece unido ao membro por algum tecido, como pele ou tendão. O reimplante, por sua vez, é a reconstrução de todas as estruturas de um segmento amputado completamente.

A meta do reimplante e da revascularização é a restauração da função. O simples retorno da vascularização não pode ser definido como sucesso do procedimento.[8] Em muitas situações, um dedo rígido e sem sensibilidade prejudica a função dos demais, e o resultado seria melhor com a sua amputação. O tempo-limite para a reperfusão depende do nível da lesão e da temperatura de armazenamento do membro amputado. A estrutura mais sensível à isquemia é o músculo, que suporta, no máximo, 6 a 8 horas em temperatura ambiente ou 8 a 12 horas, se estiver resfriado. Entretanto, os dedos não apresentam tecido muscular e suportam até 12 horas em temperatura ambiente e até 24 horas quando resfriados.

O diagnóstico da amputação completa é óbvio. Contudo, nas situações em que o coto distal está conectado ao coto proximal por algum segmento de pele ou outro tecido, o diagnóstico de sofrimento arterial ou venoso não é tão fácil. As alterações da coloração e da temperatura são sinais importantes de possíveis lesões arteriais ou venosas, devendo ser cuidadosamente avaliadas. Nem todas as amputações são passíveis de reimplante; por isso, cada caso deve ser avaliado individualmente. Para isso, é necessário avaliar a estrutura médico-hospitalar, a idade, o sexo, a profissão, o lado dominante do trauma, a motivação e o estado geral do paciente, o dedo amputado, o mecanismo de trauma, o número de dedos lesionados, o aspecto dos cotos proximal e distal, o nível da lesão, o tempo de isquemia, o grau de contaminação, os cuidados iniciais com o segmento amputado e a presença de lesões concomitantes. Nenhum dos fatores isolados é indicação absoluta de reimplante. Também devem ser considerados os aspectos culturais e psicológicos e o desejo do paciente, que podem influenciar na decisão final.

Uma consideração anatômica importante é o calibre do vaso. Nas crianças com menos de 2 anos de idade, os vasos da falange média apresentam diâmetro menor que 0,4 mm, assim como nas amputações da extremidade distal do dedo em adultos, o que torna o procedimento microcirúrgico mais difícil. Entre as situações desfavoráveis para o reimplante, pode-se citar a amputação digital única proximal à inserção tendínea do músculo flexor superficial dos dedos, já que o resultado funcional tende a ser ruim e as amputações dos vasos são gravemente arterioscleróticas. São considerados contraindicações absolutas grandes esmagamentos, grandes avulsões, lesões segmentares, lesões concomitantes graves e isquemia prolongada.

Alguns cuidados pré-hospitalares são recomendados[8]:

- No local do acidente, devem-se coletar e preservar todas as partes amputadas, mesmo os segmentos mais comprometidos, que podem servir de "banco de tecidos" para os outros dedos.
- Manter os membros amputados em aproximadamente 4°C.
- Envolver o membro amputado em gaze com solução salina, se disponível, e colocá-lo em saco plástico, dentro de uma caixa de isopor com gelo.
- Estimar a perda sanguínea no local do acidente e controlar o sangramento no coto.

Cabe ressaltar que nas amputações parciais, o correto acondicionamento da parte amputada pode ser dificultado pelo fato de esta ainda estar conectada ao membro.

No ambiente hospitalar, enquanto se colhe a história e se realiza o exame físico, alguns cuidados com o paciente e com o segmento amputado devem ser tomados. Nas amputações proximais, diferentemente das amputações digitais, o paciente apresenta grande perda sanguínea e precisa ser compensado. Eventualmente, pode chegar ao pronto-socorro com sangramento no coto proximal, que costuma cessar com o curativo compressivo e elevação do membro. Deve-se evitar o clampeamento dos vasos, pois o procedimento dificulta sua reconstrução e, consequentemente, o reimplante do membro. Administra-se soro fisiológico (SF) e iniciam-se a antibioticoterapia adequada e a profilaxia do tétano o mais breve possível. Obviamente, o paciente deve ser mantido em jejum e não pode fumar, para evitar vasoespasmo.

No pronto-socorro, a limpeza dos cotos é realizada de maneira superficial, para não agredir física ou quimicamente as estruturas vitais para o procedimento, principalmente o endotélio vascular. Orienta-se lavar os segmentos com água corrente ou SF e, depois, cobrir a face cruenta com compressas, lavando a pele com solução de polivinilpirrolidona-iodo (PVPi) ou clorexidina.

O segmento amputado deve ser mantido em ambiente frio (4ºC). Para isso, o membro deve ser colocado em um recipiente plástico estéril contendo SF. Posteriormente, deve ser colocado dentro de uma caixa de isopor com gelo, de forma cuidadosa, para que o segmento não entre em contato direto com o gelo, o que provocaria queimadura térmica.

No caso de paciente com segmento amputado, o plantonista deve entrar em contato com a equipe de reimplante e comunicar as características do paciente e da lesão. É importante lembrar que, nessas situações, o tempo é precioso. Nas amputações de dedos, ainda é possível reimplantá-los após aproximadamente 10 horas de isquemia. Já nas amputações mais proximais, após 6 horas. Quando o membro for mantido em ambiente hipotérmico, esse tempo é duplicado.

Seguindo as orientações corretamente, o trabalho do microcirurgião é facilitado, possibilitando o reimplante do segmento amputado (Figura 6).

Síndrome compartimental

A síndrome compartimental aguda é a condição em que a pressão dentro de um compartimento musculofascial fechado está elevada e reduz a perfusão sanguínea a níveis abaixo do necessário para manutenção da viabilidade tecidual. Se não tratada, gera danos irreversíveis aos músculos e nervos. O tecido muscular isquêmico sofre processo de necrose, fibrose e contratura.[9] Concomitantemente, a lesão do nervo periférico resulta em maior déficit motor e sensitivo e, eventualmente, em dor crônica. O resultado é um membro deformado, com perda funcional em graus variáveis, conhecido como contratura isquêmica de Volkmann. Existem muitas causas para a síndrome compartimental, divididas em dois grandes grupos: as que reduzem ou restringem o tamanho do compartimento e aquelas que aumentam o volume dentro do compartimento. A fisiopatologia está resumida no Algoritmo 1.

O diagnóstico da síndrome compartimental é feito clinicamente, sendo confirmado em seguida pela mensuração da pressão intracompartimental. Os achados clínicos incluem edema, tensão aumentada no compartimento, dor desproporcional à esperada pelo trauma, déficit sensitivo e fraqueza muscular ou paralisia. De modo geral, a dor é acentuada pelo alongamento do grupo muscular acometido, pela manipulação passiva das articulações adjacentes, e representa o principal sinal no diagnóstico da síndrome compartimental. Entretanto, nem sempre é possível realizar essa manobra, em razão do trauma inicial.

Embora o pulso permaneça palpável na síndrome compartimental, já que os capilares são os mais acometidos, a manobra de palpação é mais difícil em virtude do edema das partes moles ao redor do vaso. A coloração, a temperatura, o

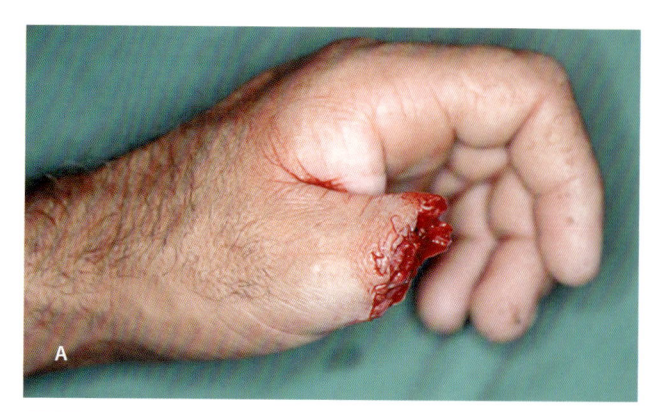

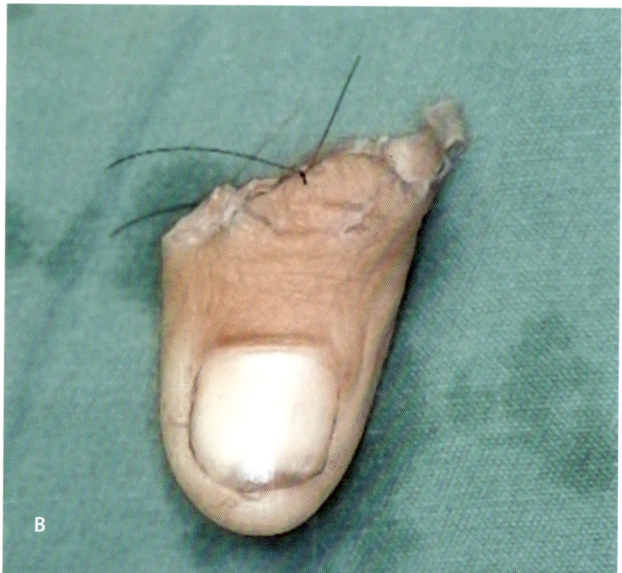

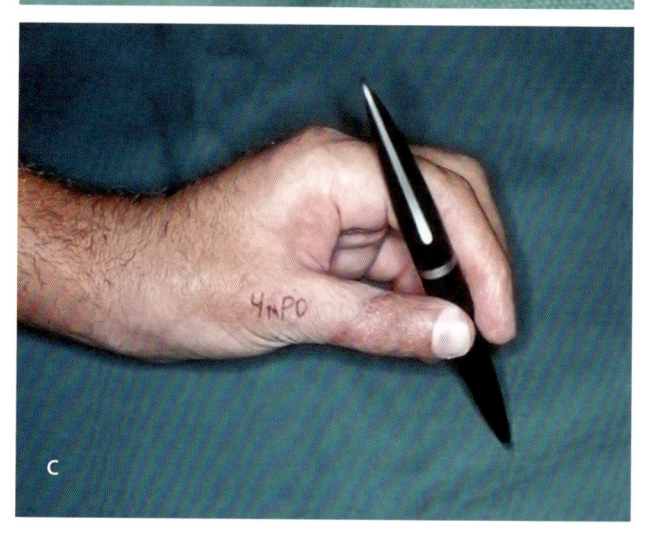

Figura 6 – Paciente de 24 anos de idade, sexo masculino, teve o polegar amputado por serra. (A) Coto proximal. (B) Coto distal. (C) Mão após quatro meses do reimplante.

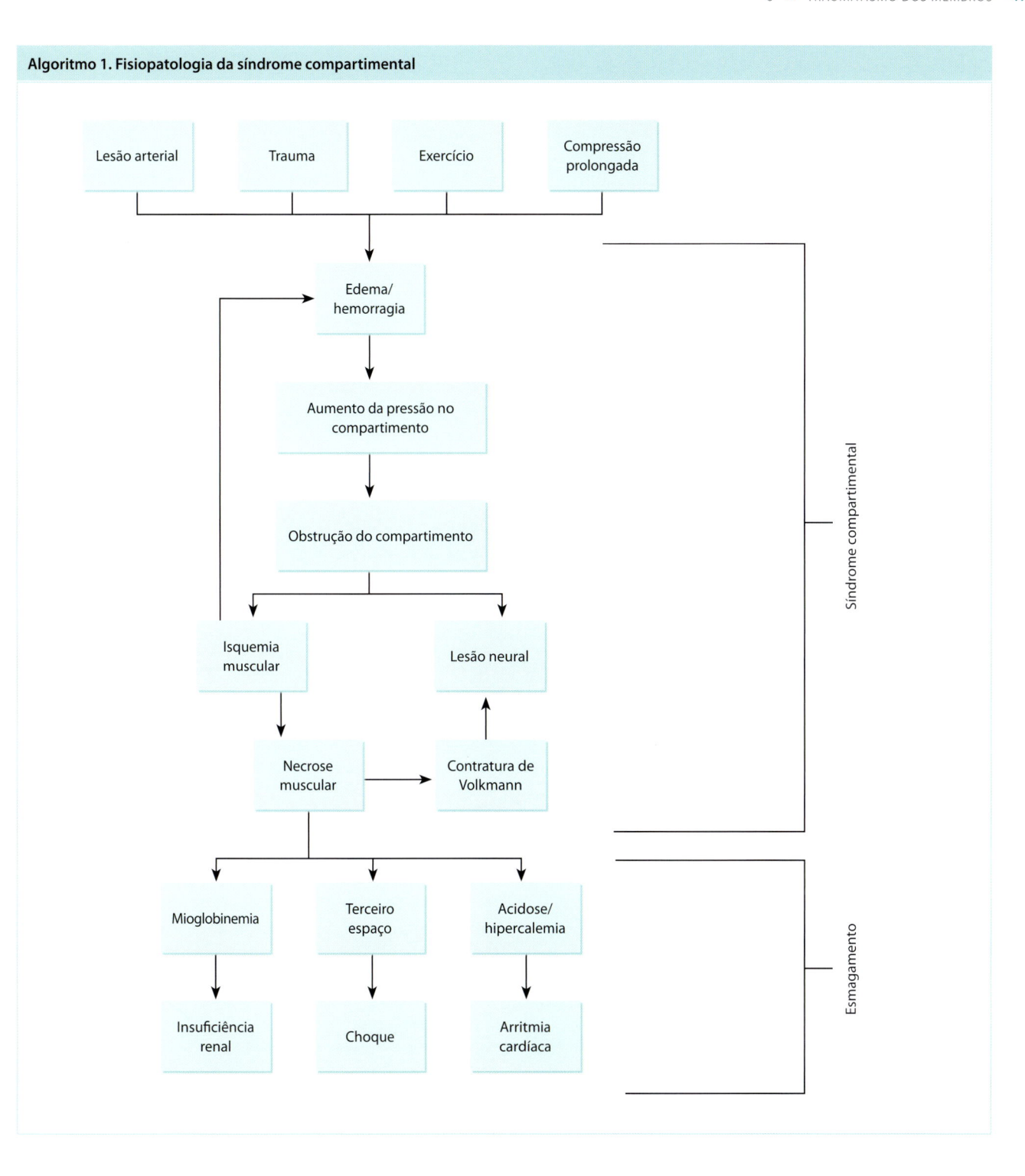

Algoritmo 1. Fisiopatologia da síndrome compartimental

```
Lesão arterial    Trauma    Exercício    Compressão prolongada
       │            │           │                │
       └────────────┴─────┬─────┴────────────────┘
                          ▼
                    Edema/hemorragia ◄─────────┐
                          │                    │
                          ▼                    │
              Aumento da pressão no            │
                  compartimento                │
                          │                    │
                          ▼                    │
              Obstrução do compartimento       │  Síndrome compartimental
                     │         │               │
                     ▼         ▼               │
                Isquemia    Lesão neural       │
                muscular         ▲             │
                     │           │             │
                     ▼           │             │
                 Necrose ──► Contratura de     │
                 muscular     Volkmann         │
                     │                         │
           ┌─────────┼─────────┐               │
           ▼         ▼         ▼               ┘
      Mioglobi-  Terceiro   Acidose/
       nemia     espaço    hipercalemia        ┐
           │         │         │               │
           ▼         ▼         ▼               │  Esmagamento
      Insuficiência Choque  Arritmia           │
          renal             cardíaca           ┘
```

enchimento capilar dos dedos e o turgor podem estar normais. Se houver palidez, diminuição da temperatura, ausência de pulsos e do enchimento capilar, provavelmente a artéria está ocluída ou seccionada.

Por causa da gravidade das sequelas e da rápida instalação do quadro, o tratamento deve ser instituído o mais rápido possível. A principal meta é restaurar a microcirculação dos músculos e nervos, para minimizar as lesões permanentes e, consequentemente, evitar a contratura isquêmica de Volkmann. A primeira medida deve ser a retirada de toda a pressão externa existente. Quando houver fratura associada, é necessário reduzir a fratura, elevar o membro e aliviar o enfaixamento ou o aparelho gessado. As articulações adjacentes devem ficar em posição na qual não ocorra obstrução dos vasos. Eventualmente, pode-se recorrer à fixação externa ou, até mesmo, à tração esquelética. Quando essas medidas não interrompem o curso da síndrome compartimental, o tratamento deve ser cirúrgico, realizando a descompressão do compartimento por meio da fasciotomia. Em caso de dúvida, deve-se realizar a intervenção. O procedimento cirúrgico é feito em regime de urgência. Se o paciente tiver ingerido alimentos, preconiza-se a cirurgia sob anestesia regional, já que a isquemia por 12 horas causa lesões irreversíveis. Em geral, a cirurgia é realizada sem torniquete, para não aumentar a isquemia e permitir que a perfusão tecidual seja monitorada.

A incisão da pele deve ser ampla, incluindo todo o seguimento do compartimento acometido. Em seguida, devem-se abrir toda a fáscia e o epimísio dos compartimentos superficiais e profundos.

Se a circulação não for restabelecida, deve-se suspeitar de lesão vascular e explorar os vasos. Eventualmente, a artéria braquial pode estar comprimida abaixo do *lacertus fibrosus* e toda a região anterior do cotovelo deve ser explorada, com o intuito de descomprimir os vasos. Se houver necessidade, ainda é possível estender distalmente para explorar o túnel do carpo. Em situações graves, mas pouco frequentes, o compartimento extensor também necessita de fasciotomia. Da mesma forma, a fasciotomia está indicada nas revascularizações e nos reimplantes ou transplantes dos membros, de maneira profilática, mesmo antes da instalação da síndrome compartimental, principalmente quando o membro ficou isquêmico por mais de 4 ou 6 horas (Figura 7).

Quando a mão está comprometida, devem-se descomprimir os compartimentos interósseos dorsais, medial palmar, tenar e hipotenar e o túnel do carpo por meio de duas incisões dorsais e três volares. A descompressão dos dedos, quando necessária, deve ser feita por incisão lateral, tomando como marca a transição entre a pele palmar e a pele dorsal.

Após a liberação, todo o tecido muscular necrosado deve ser retirado, para diminuir a incidência de infecção e fibrose. A fáscia não deve ser fechada. A pele pode ser aproximada, desde que não haja tensão. Eventualmente, com muito critério, pode-se suturar a pele com sutura elástica, aproximando diariamente as bordas da ferida à medida que o edema regride e o volume do músculo diminui. Após esse procedimento, o membro deve ser mantido elevado, com enfaixamento não compressivo, incentivando-se a movimentação ativa e passiva. Para prevenir a deformidade, pode-se confeccionar uma órtese apropriada, desde que não cause compressão no membro.

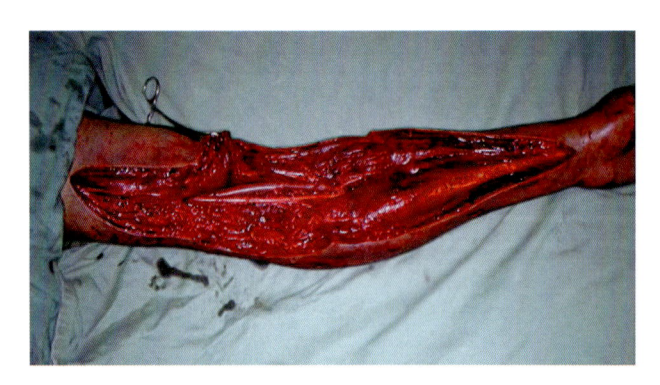

Figura 7 – Fasciotomia ampla após revascularização do antebraço com utilização de enxerto de veia safena.

Nas situações de maior gravidade, realiza-se o controle da mioglobinúria e das provas de função renal, já que a incidência de insuficiência renal não é rara. O paciente deve ser mantido adequadamente hidratado, e é importante a administração de antibióticos. As vítimas de acidentes ofídicos requerem tratamento específico, que incluem soro, antibiótico e profilaxia do tétano.

MEMBROS INFERIORES

Em pacientes traumatizados e politraumatizados, as extremidades inferiores estão particularmente suscetíveis a lesões traumáticas graves. Mecanismos de ação causadores de extensas lesões ósseas e de partes moles incluem queimaduras, esmagamentos, avulsões, explosões e desenluvamentos. No meio urbano, acidentes automobilísticos, atropelamentos, quedas de altura considerável e ferimentos por armas de fogo são os principais agentes causadores. O aumento da velocidade dos veículos e a ampliação do uso de motocicletas nas grandes cidades provocou alta na incidência de lesões dessa natureza nas últimas décadas. Além do mais, a disseminação do emprego de equipamentos de segurança, como capacete e cinto de segurança, associada a um eficiente sistema de resgate e atendimento pré-hospitalar, possibilitaram que muitos pacientes com graves traumas musculoesqueléticos, que dificilmente sobreviveriam ao acidente, passassem a ser atendidos rotineiramente no setor de emergência.[10-12]

A padronização da avaliação e do tratamento do politraumatizado pelos protocolos do *Advanced Trauma Life Support*® (ATLS®) causou incremento na sobrevida e na incidência de graves lesões nos membros, promovendo intenso desenvolvimento da traumatologia ortopédica.[11]

Atendimentos pré-hospitalar e hospitalar

As equipes de resgate especializadas têm como prioridades afastar o paciente do fator desencadeante do trauma, abordar lesões que causem a morte e conduzi-lo para o hospital adequado mais próximo. Em relação às lesões musculoesqueléticas, a contenção de sangramentos externos e a imobilização dos membros acometidos são realizadas nessa fase.

No hospital, o atendimento baseado no ATLS® é realizado priorizando as lesões que potencialmente levam ao óbito. Após a avaliação e o tratamento iniciais, têm início o exame físico completo e a abordagem das lesões musculoesqueléticas.

As informações fornecidas pela equipe de resgate são fundamentais no que diz respeito aos mecanismos do acidente e às características das extremidades traumatizadas.

O esqueleto apendicular é minuciosamente examinado à procura de deformidades, aumento de volume, sangramentos externos, contusões, ferimentos e áreas dolorosas ou sensíveis. Os pulsos e a perfusão distal são cuidadosamente avaliados, bem como o estado neurológico do paciente, se o nível de consciência o permitir.

Exames complementares

Uma vez estabilizado o quadro e identificadas as localizações das lesões, devem-se realizar os exames complementares e o exame secundário, necessários para o diagnóstico. O exame padrão mais útil para a abordagem das extremidades traumatizadas é a radiografia simples. É extremamente importante frisar que, muitas vezes, a lesão, no caso de uma fratura, é óbvia e pode ser diagnosticada clinicamente. As radiografias têm como objetivo auxiliar na correta abordagem e no planejamento do tratamento.

Assim, as radiografias devem ser feitas de forma correta e ter boa qualidade. O segmento a ser examinado, como tíbia ou coxa, deve estar totalmente representado na radiografia. O filme deve ser grande o suficiente para mostrar a articulação proximal e distal do osso, sem perder nenhum segmento. É importante frisar que a radiografia é uma representação em duas dimensões de uma estrutura tridimensional. Dessa forma, devem ser feitas, no mínimo, duas incidências ortogonais das radiografias que, por convenção, são as posições anteroposterior e em perfil.

A radiografia deve estar livre de qualquer estrutura radiopaca que atrapalhe a visualização do osso e das partes moles. As roupas do paciente devem ser retiradas, para evitar o aparecimento de objetos metálicos, como adereços, zíperes ou chaves. Imobilizadores com partes metálicas, como Talafix®, também devem ser removidos, procedimento que não é realizado pelo técnico em radiologia, mas, sim, pelo médico, que deve fazê-lo com cautela, para não causar traumatismo adicional.

Um aspecto importante na radiografia é manter o alinhamento do membro e, se possível, realizar pequena tração para que os fragmentos ósseos tendam a retornar para seus locais originais. A participação do médico é direta na realização desse exame, sendo necessário o uso de protetores de chumbo. Esses procedimentos são importantes para a correta identificação das lesões e o planejamento adequado do tratamento, evitando-se diagnosticar traços de fratura apenas no ato cirúrgico, o que impossibilitaria a realização do tratamento correto por falta de material de osteossíntese adequado.

Fraturas expostas

Fraturas expostas são fraturas que têm contato com o meio externo. Em muitos casos, esse contato é óbvio, com o fragmento ósseo extruído através da pele. Em outros casos, a determinação da exposição é mais difícil, podendo existir apenas uma escoriação a distância, que não aparenta ter relação com a fratura. Todavia, pode haver contato entre essa pequena lesão de pele e o foco da fratura de forma subcutânea. Na dúvida, a fratura deve ser considerada exposta.

Na presença de fratura exposta, esta é classificada segundo o preconizado por Gustilo et al. Apesar de a classificação definitiva ser possível somente após o desbridamento cirúrgico, preliminarmente, a gravidade é estimada de acordo com o tamanho do ferimento: grau I são fraturas com exposição de 1 cm ou menos; grau II, exposição entre 1 e 10 cm; e grau III, feridas maiores que 10 cm. O grau III é subdividido em IIIA, quando é possível a cobertura do osso pelas partes moles ao término do tratamento operatório; grau IIIB, quando não há cobertura adequada de partes moles; e grau IIIC, quando há lesão vascular que necessita de reparo. A classificação de Gustilo et al. possui boa correlação com a energia do trauma sofrido pela extremidade e as lesões das partes moles, a intensidade da contaminação e o risco de infecção (Tabela 2).[13]

Tabela 2. Classificação das fraturas expostas, segundo Gustilo et al.[13]

Tipo	Definição
I	Ferimento menor que 1 cm; mínimas contaminação, cominuição e lesões de partes moles
II	Ferimento entre 1 e 10 cm; lesões de partes moles moderadas, mínima desperiostização
IIIA	Ferimento maior que 10 cm; lesões de partes moles graves e contaminação substancial; cobertura óssea por partes moles é possível
IIIB	Ferimento maior que 10 cm; lesões de partes moles graves e contaminação substancial; não se consegue obter cobertura óssea por partes moles
IIIC	Ferimento maior que 10 cm; lesões de partes moles graves; lesão arterial com necessidade de reparo

As fraturas expostas e as lesões complexas de partes moles, devidamente identificadas pelos socorristas e cobertas com curativos estéreis no local do acidente, podem ter a abordagem postergada e ser inspecionadas nas condições ideais do centro cirúrgico. Quando há informações imprecisas, realiza-se o inventário dos ferimentos na sala de emergência, seguido do tamponamento estéril das feridas, que deve permanecer ocluído até a exploração e o tratamento no centro cirúrgico (Figura 8).

A abordagem das partes moles é ponto fundamental no tratamento das lesões musculoesqueléticas. O correto manejo da lesão de partes moles, associado ao tratamento adequado da fratura, é determinante no prognóstico para restauração da função da extremidade traumatizada. Dessa

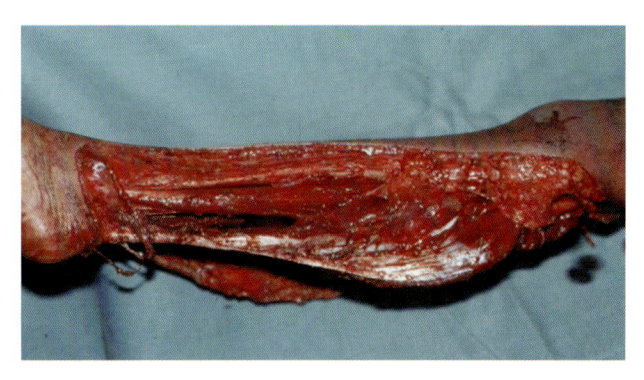

Figura 8 – Fratura de perna exposta com extensa lesão de partes moles, classificação Gustilo IIIB. Paciente no centro cirúrgico para exploração e tratamento.

forma, a avaliação e o tratamento da lesão óssea e de partes moles devem ser integrados, em abordagem única, que pode ser chamada "osteoplástica". Busca-se o tratamento precoce de ambos os aspectos da lesão.[10]

Na presença de luxação articular ou de fragmentos ósseos provocando pressão e isquemia nas partes moles ou em estruturas neurovasculares, deve-se realizar redução ou alinhamento do membro na sala de emergência, examinando-se o pulso antes e após o procedimento. Os benefícios da restauração do fluxo arterial adequado e da eliminação da pressão sobre as partes moles sobrepõem-se ao prejuízo da contaminação da ferida pelo fragmento reduzido; assim, as lesões são abordadas para o adequado tratamento no centro cirúrgico.[12]

A utilidade das amostras colhidas para cultura, visando a identificar os micro-organismos, não é recomendada nessa fase. Germes saprófitas preexistentes podem ser isolados e bactérias recém-inoculadas podem não estar presentes nas amostras.[13-15]

A identificação de lesão vascular com necessidade de reparo corresponde ao encaminhamento imediato ao centro cirúrgico, para reparo por equipe multidisciplinar, visando à estabilização e à reconstrução das lesões.[12,14]

Antibioticoterapia

A antibioticoterapia sistêmica usualmente deve ser iniciada na admissão no hospital do paciente com extensa lesão das partes moles. A presença de contaminação da lesão nessas ocasiões é evidente. A administração intravenosa precoce de antibióticos reduz a frequência da infecção em até 60% e deve ser instalada o quanto antes, de preferência nas três horas iniciais após o trauma.[13,15,16]

A classificação de Gustilo et al. pode ser empregada na escolha dos antibióticos. Lesões com menor intensidade de danos e menor contaminação (graus I e II) costumam receber cefalosporinas de primeira geração, as quais são eficientes contra os organismos Gram-positivos. A cefazolina é boa opção como a primeira escolha para esses pacientes, administrando-se 2 g como dose de ataque, seguida por 1 g a cada 8 horas. A eleição da droga deve ser racionalmente estabelecida pelas equipes ortopédica e de controle de infecção hospitalar de cada instituição, pois os resultados variam significativamente de local para local.[12,14]

Na presença de lesões mais extensas e intensamente contaminadas, adiciona-se um aminoglicosídeo com o objetivo de combater os patógenos Gram-negativos – usualmente, a gentamicina, com dose de ataque de 1,5 a 2 mg/kg, seguida de 1 mg/kg a cada 8 horas. Em caso de contaminação maciça, com terra ou ocorrida no ambiente rural, associa-se cobertura antibiótica para organismos anaeróbios (penicilina G, 2 a 4 milhões de unidades a cada 4 horas).[14]

Nos casos de alergia a cefalosporinas e penicilinas, o uso de clindamicina é uma boa alternativa. Quinolonas, como a ciprofloxacina, também têm se mostrado eficientes no tratamento de infecções.

A duração do tratamento na literatura é controversa, sendo em média de 3 dias, seguidos de mais 3 dias após os procedimentos cirúrgicos, porque o uso prolongado pode levar à resistência bacteriana.[15]

Não é consenso a utilidade da cultura para identificar as bactérias na fase inicial do atendimento, pois há chance de crescimento de germes que não são necessariamente os causadores de infecção. Caso isso ocorra, a cultura e o antibiograma para indicação do antibiótico mais adequado para o combate ao patógeno são fundamentais.[13-15]

A profilaxia antitetânica é mandatória. Emprega-se o toxoide quando a imunização é conhecida e, se não atualizada, é necessário prescrever três doses em meses subsequentes. Nos casos de imunização incompleta ou desconhecida associada à grande contaminação, administra-se a imunoglobulina antitetânica (soro antitetânico).[15]

Desbridamento e irrigação cirúrgicos

Uma vez no centro cirúrgico, inicialmente são tratadas as lesões potencialmente causadoras de óbito. Após a estabilização do paciente, as partes moles devem ser minuciosamente examinadas. O mecanismo de lesão, o grau de energia do trauma e a contaminação são indicativos da viabilidade de partes moles. As lesões por desenluvamento, aparentemente, podem apresentar pele com bom aspecto inicial; são causadas por desaceleração e, muitas vezes, destroem os vasos perfurantes, sendo possível comprovar a extensão definitiva da necrose das partes moles por eles irrigadas apenas de modo tardio.[12,16,17]

Ferimentos externos de pequena extensão podem esconder grandes lesões internas. O trauma em um membro geralmente funciona como ondas de choque; assim, com frequência, é necessário ampliar o ferimento para melhor abordar a lesão. O procedimento deve ser planejado, considerando as incisões futuras para o tratamento definitivo da fratura, permitindo a colocação de implantes e facilitando o máximo possível as cirurgias para correção das falhas de cobertura cutânea (Figura 9).[13]

A técnica de desbridamento deve ser criteriosa e radical, incluindo todo o tecido desvitalizado. É realizado partindo da superfície para a profundidade até o plano ósseo. O tecido marginal deixado, viável no momento da cirurgia, tem possibilidade de dissecar, necrosar e infectar. A situação faz com que inventários sucessivos do ferimento, com

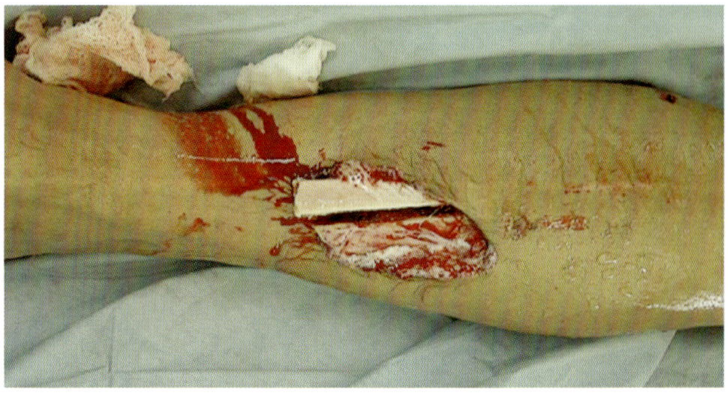

Figura 9 – Fratura exposta de perna, classificação Gustilo IIIB, após antissepsia inicial no centro cirúrgico.

procedimentos cirúrgicos maiores ou menores, sejam executados (Figura 10).[16-18]

Tecido celular subcutâneo, fáscia, tendões e músculos necróticos ou de aspecto duvidoso devem ser ressecados. Na prática clínica, a viabilidade do tecido muscular pode ser aferida pelos quatro "Cs": cor, contratilidade, consistência e capacidade de sangrar. A musculatura de coloração pálida ou violácea, que não se contrai, desintegra ao toque e/ou não sangra, deve ser ressecada. A contratilidade deve ser testada pela apreensão com pinça, e não por eletrocautério, pois causa lesão adicional ao tecido.[12,17]

Todo osso de aspecto necrótico ou ebúrneo, isto é, com aspecto de marfim, com lesão extensa do periósteo e que não sangra, deve ser ressecado. O osso perfundido sangra em pequenos pontos (sinal da "páprica"), enquanto o osso desvitalizado não sangra e tem consistência mais endurecida ao ser ressecado com "saca-bocados". Todo fragmento ósseo que não possui inserção de partes moles, seja músculo, fáscia ou ligamentos, deve ser ressecado. Acredita-se na conveniência de uma conduta com ressecção mais extensa depois da experiência com os métodos de reconstrução das falhas ósseas, seja com o método de osteogênese por distração de Ilizarov ou com os procedimentos microcirúrgicos. Essa opção tem se demonstrado mais eficiente do que aguardar a delimitação do sequestro na evolução do tempo, como ocorria anteriormente a essas técnicas.[13]

Terminado o desbridamento cirúrgico da lesão, completa-se o procedimento com limpeza mecânica copiosa, realizada com solução salina, usualmente SF 0,9%. Existe uma definição, repetida com frequência, de que a quantidade de soro a ser utilizada é de 10 L. Como os ferimentos são diversos e a contaminação é distinta, a associação ao volume de 10 L só pode ser justificada em razão da preocupação com o leitor visando à busca das melhores condições possíveis para a evolução da lesão biológica.[14] Durante esse tempo do tratamento cirúrgico inicial, faz-se a remoção de coágulos e material estranho ao organismo que ainda não tenham sido removidos. Há diminuição da carga bacteriana e eliminação dos mediadores inflamatórios presentes na lesão. Lavagem pulsátil, com pressão positiva, é advogada por alguns. Todavia, esse procedimento, especialmente com a irrigação sob alta pressão, pode causar lesão adicional às partes moles e determinar a formação de fundos de saco nas partes moles descoladas pelo soro em alta pressão sobre os tecidos.[15,16]

As lesões traumáticas das extremidades, muitas vezes, advêm de mecanismos de alta energia, que podem gerar aumento da pressão nos compartimentos delimitados pelas fáscias musculares, determinando síndrome compartimental, cuja evolução leva à necrose tecidual isquêmica. Após 6 horas de pressão aumentada, em média, ocorre necrose muscular irreversível.[15]

O diagnóstico da síndrome compartimental é complexo. Não existe muita dificuldade para firmar a hipótese, mas, sim, para comprová-la com exames complementares. Há vários métodos descritos para a mensuração da pressão intracompartimental, porém, há discordância em relação aos métodos e valores que caracterizam a síndrome compartimental.[12] Um problema adicional é que não existem manômetros de mercúrio nas enfermarias, o que inviabiliza o método de Whitesides, e o custo unitário dos testes descartáveis torna sua prática impossível pelos próximos anos. Portanto, em membro traumatizado grave (p.ex., em esmagamentos), dor extrema, aumento do tônus muscular de determinado compartimento e dor aumentada à distensão desses músculos, o melhor método diagnóstico é a suspeição clínica da síndrome compartimental em instalação. A liberação, realizada por dermofasciotomia, deve ser feita em toda a extensão longitudinal dos compartimentos comprometidos, incluindo a liberação das estruturas do epimúsculo, sendo deixadas abertas as incisões cirúrgicas. Vale lembrar que é melhor realizar fasciotomia em caso de suspeita de síndrome compartimental não confirmada do que não realizar o tratamento.[15]

Estabilização óssea

Estabilizar os fragmentos ósseos de uma fratura também significa estabilizar as partes moles, protegendo-as de lesões adicionais, causadas por fragmentos ósseos, já que isso melhora a ação dos antibióticos mesmo com a presença de implantes, possibilita os cuidados com as feridas e viabiliza os movimentos das articulações adjacentes e a mobilização do paciente.[13,14,17]

A estabilização das fraturas pode ser temporária ou definitiva, sendo realizada por hastes intramedulares, placas ou fixadores externos. A escolha do método de fixação depende da localização da lesão, do padrão da fratura, do comprometimento das partes moles e do grau de contaminação das feridas. Sempre que possível, deve-se optar pela fixação definitiva a fim de reduzir a necessidade de outros procedimentos cirúrgicos.[13,14]

Nas fraturas diafisárias de ossos longos dos membros inferiores (fêmur e tíbia), as hastes intramedulares bloqueadas são o método de escolha e podem ser empregadas como tratamento definitivo no primeiro atendimento das lesões

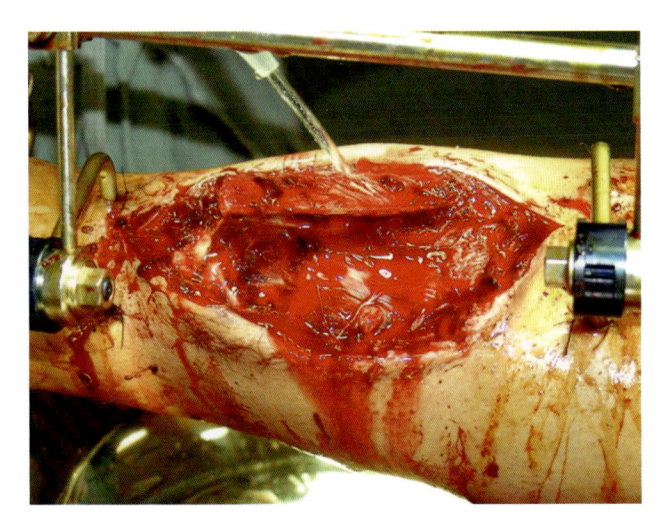

Figura 10 – Aspecto clínico após o desbridamento e a irrigação, com ressecção de pele, fáscia, músculo e osso necróticos (mesmo paciente da Figura 9).

de baixa energia, correspondendo ao grau IIIA da classificação de Gustilo et al.; o procedimento tem como vantagem apresentar estabilidade biomecânica, permitindo apoio precoce, e pode ser utilizado mesmo em lesões extensas das partes moles.[15,16]

As placas são o método preferido em fraturas articulares, nas quais é imperativa a redução anatômica e a osteossíntese com estabilidade absoluta. Pela natureza da fixação, a abordagem necessária para a sua aplicação depende das condições preexistente nas partes moles.[13,15,19]

A fixação externa está indicada nos casos de fraturas multifragmentárias, lesões extensas de partes moles e contaminação maciça, pois causam mínima agressão adicional às partes moles enquanto promovem a estabilidade necessária à cura dos tecidos moles. Os fixadores externos unilaterais, geralmente, não possuem estabilidade suficiente para o tratamento definitivo das fraturas mais graves.[19] A insistência no tratamento com estabilizações insuficientes determina, com frequência, retardo de consolidação, pseudartrose e consolidação viciosa. Se as condições das partes moles permitirem, a fixação interna pode ser indicada, devendo ocorrer em até 14 dias após a aplicação da fixação externa – quando os pinos passam a ser contaminados e a chance de infecção aumenta consideravelmente. Em fraturas articulares, como planalto e pilão tibiais (extremidade proximal e distal da tíbia, respectivamente), as fixações internas são particularmente úteis na fixação transarticular. Ademais, esses locais, em especial o pilão tibial, frequentemente apresentam lesões de partes moles graves com vascularização deficiente, cujo tratamento definitivo deve ser postergado, para evitar a ocorrência de infecção (Figura 11).[13]

Fixadores externos com estabilidade multiplanar, como o fixador circular de Ilizarov, apresentam vantagens sobre os fixadores externos uniplanares. Essa opção de tratamento é de extrema utilidade até mesmo nas lesões mais graves, com perda óssea, quando é possível realizar o transporte ósseo para a cura dessas lesões.[17,18]

Cobertura de partes moles

Após o desbridamento cirúrgico, todas as estruturas nobres (ossos, tendões, nervos e vasos sanguíneos) necessitam ter cobertura adequada de partes moles, em razão da necessidade de proteção do osso e das demais estruturas lesionadas, permitindo que haja suficiente irrigação vascular e evitando dissecação, infecção e consequente pseudartrose, a qual ocorre em decorrência de isquemia óssea persistente.[13,17]

O método de cobertura empregado depende da origem do defeito, da localização, do tamanho e da profundidade da lesão, do grau de contaminação, da qualidade biológica dos tecidos circundantes e do estado geral do paciente. Levin propôs um modelo chamado de "escada reconstrutiva", que estratifica os métodos de cobertura de partes moles desde a forma mais simples (fechamento por segunda intenção) até a mais complexa (retalhos microcirúrgicos), passando por fechamento primário, fechamento primário postergado, enxertos de pele, expansão tecidual e rotação de retalhos regionais (Figura 12).[17,20]

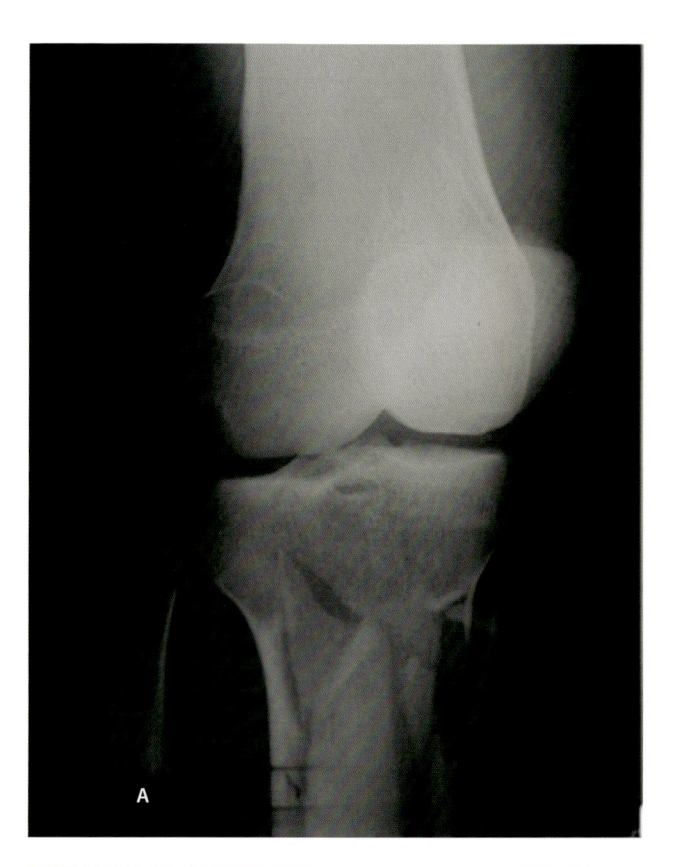

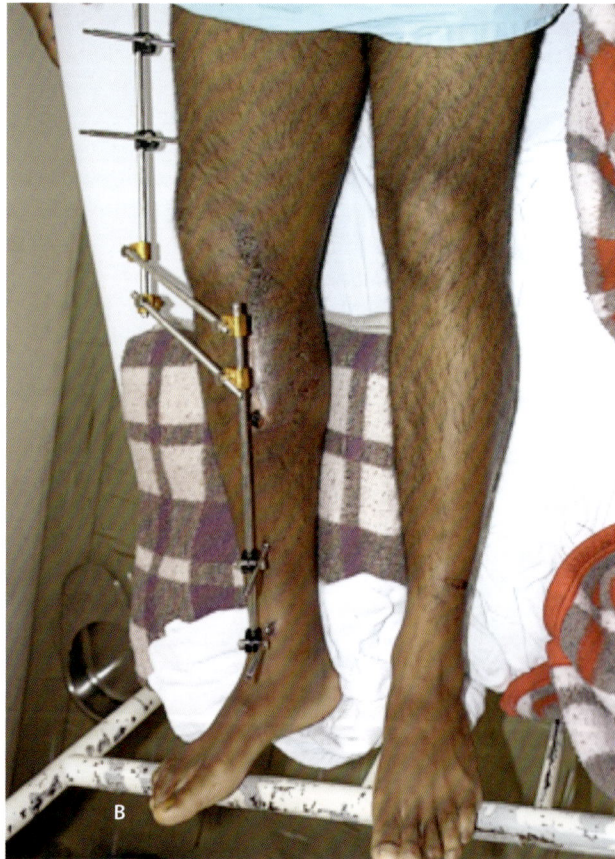

Figura 11 – (A) Radiografia do joelho em incidência anteroposterior demonstrando fratura do planalto tibial com disjunção metáfiso-diafisária. (B) Aspecto clínico após fixação externa temporária transarticular, com condições de pele desfavoráveis para o tratamento cirúrgico definitivo.

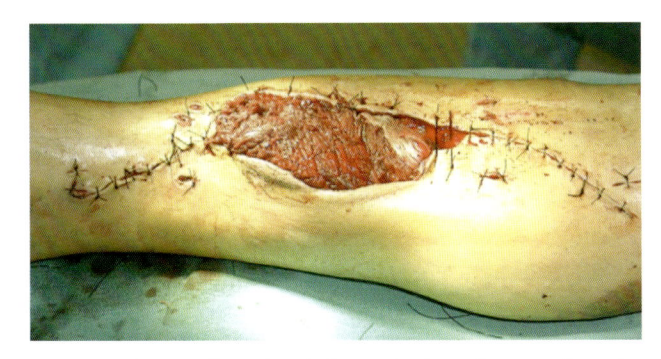

Figura 12 – Aspecto clínico depois da rotação de retalho muscular regional em exposição óssea, após desbridamento de tecido necrótico (mesmo paciente das Figuras 9 e 10).

Em casos em que não há comprometimento significativo das partes moles ou contaminação exuberante, pode ser realizado o fechamento primário das feridas, desde que não ocorra tensão nas bordas suturadas ao final do procedimento.[13,17]

Em muitas lesões, não é possível o fechamento primário. Nessas ocasiões, é necessário o emprego de retalhos cutâneos, fasciocutâneos ou musculocutâneos, que podem ser regionais, como rotação do retalho do músculo sóleo no tratamento das fraturas do terço médio da tíbia com comprometimento de partes moles, ou retalhos microcirúrgicos a distância, como o grande dorsal ou o reto abdominal. Godina propõe a cobertura precoce da lesão das partes moles associada à estabilização da fratura, método conhecido por *fix and flap*.[18] Nessa situação, a necessidade da presença de microcirurgião ou cirurgião plástico no serviço de emergência pode dificultar o procedimento. Os retalhos regionais são tecnicamente mais simples de serem realizados, mas têm a desvantagem de necessitarem de boas condições dos tecidos adjacentes à lesão para o seu sucesso, os quais, muitas vezes, são cicatriciais e comprometidos pelo trauma.[10,12,17] Embora os retalhos microcirúrgicos sejam menos dependentes da condição dos tecidos adjacentes à lesão, são tecnicamente mais complicados, com a desvantagem da morbidade na área doadora. Ressalta-se que os retalhos são substitutos estruturais, mas não funcionais, pois a musculatura transplantada cobre apenas estruturas nobres, não substituindo o movimento dos músculos originais do membro.[17,20]

A aplicação do método proposto por Ilizarov permite a reconstrução óssea promovida pela osteogênese por distração, ao provocar o transporte de um fragmento ósseo viável. Além da osteogênese por distração, a tensão progressiva e permanente do transporte ósseo sobre o regenerado provoca o aumento da vascularização na região, com neoformação de todos os tecidos: pele, músculo, fáscia, nervo, vasos e tecido conjuntivo.[17,18]

Mais recentemente, o uso de curativo vedado com material reticular (esponja) sob pressão negativa promoveu importante evolução no tratamento das graves lesões musculoesqueléticas, apresentando as vantagens de isolar a lesão do meio externo e promover tecido de granulação sobre estruturas profundas, como tendões, ossos e material de síntese, bem como diminuir o potencial de contaminação pelo ambiente hospitalar e reduzir a taxa de infecção.[10,12,15] O curativo sob pressão positiva também diminui a necessidade do emprego de retalhos para a cobertura de partes moles (Figura 13). Podem-se associar esferas de cimento ósseo (polimetilmetacrilato) misturadas a antibióticos termoestáveis (vancomicina e/ou tobramicina), que, além de promover liberação do antibiótico localmente, preenchem espaços mortos com potencial para abrigar infecções.[13,15]

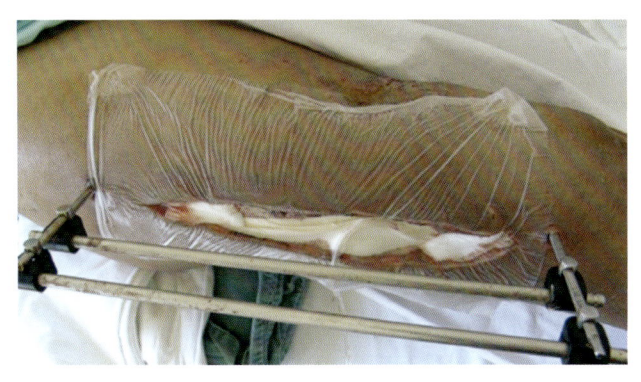

Figura 13 – Curativo com material reticular (esponja) sob pressão negativa na coxa. Sequela de fratura exposta de fêmur, evoluindo para osteomielite crônica e exposição óssea.

Amputação

Em traumas graves de alta energia, o comprometimento ósseo e de partes moles pode ser de tal magnitude que os procedimentos de salvação do membro tornam-se difíceis ou com resultados funcionais muito ruins. Pacientes com lesões do nervo tibial, trauma grave e extenso, com comprometimento grave do tornozelo e joelho, esmagamentos, contaminação excessiva ou isquemia prolongada podem beneficiar-se de amputação primária, com reabilitação imediata para o retorno precoce às suas atividades diárias. Vários escores foram criados para auxiliar a decisão por amputar ou não o membro acometido, como o Mangled Extremity Severity Score (MESS) e o Mangled Extremity Severity Index (MESI). Contudo, a decisão final é difícil e cada caso deve ser analisado por vários cirurgiões; a decisão também deve ser tomada em conjunto com o paciente e sua família, levando em conta o melhor resultado possível.[21]

CONCLUSÕES

O manejo das lesões de partes moles nos traumatismos musculoesqueléticos consiste nos seguintes fatores:
- O paciente politraumatizado deve ser tratado de acordo com o ATLS®, a fim de evitar o óbito.
- O membro acometido deve ser examinado para identificar a gravidade das lesões.
- Antibióticos sistêmicos devem ser administrados precocemente.
- Os procedimentos de desbridamento e irrigação das lesões devem ser realizados o quanto antes, no centro cirúrgico.
- A estabilidade óssea e a cobertura cutânea devem ser realizadas o mais rápido possível.
- A amputação deve ser considerada uma forma de tratamento, e não a falha deste.

REFERÊNCIAS BIBLIOGRÁFICAS

1. Abraham II MK, Scott S. The emergent evaluation and treatment of hand and wrist injuries. Emerg Med Clin North Am. 2010;28(4): 789-809.
2. Daniels JM, Zook EG, Lynch JM. Hand and wrist injuries: Part II. Emergent evaluation. Am Fam Physician. 2004;69(8):1949-56.
3. Falcon-Chevere JL, Mathew D, Cabanas JG, Labat E. Management and treatment of elbow and forearm injuries. Emerg Med Clin North Am. 2010;28(4):765-87.
4. Pike JM, Gelberman RH. Zone II combined flexor digitorum superficialis and flexor digitorum profundus repair distal to the A2 pulley. J Hand Surg Am. 2010;35(9):1523-7.
5. Matzon JL, Bozentka DJ. Extensor tendon injuries. J Hand Surg Am. 2010;35(5):854-61.
6. Seddon Classification of Nerve Injuries [dez 20, 2012]. Disponível em: http://www.gpnotebook.co.uk/simplepage.cfm?ID=x20091231010118724280&linkID=72782&cook=no&mentor=1
7. Bakri K, Moran SL. Initial assessment and management of complex forearm defects. Hand Clin. 2007;23(2):255-68.
8. Davis Sears E, Chung KC. Replantation of finger avulsion injuries: a systematic review of survival and functional outcomes. J Hand Surg Am. 2011;36(4):686-94.
9. Leversedge FJ, Moore TJ, Peterson BC, Seiler III JG. Compartment syndrome of the upper extremity. J Hand Surg Am 2011; 36(3):544-59.
10. Pape H, Webb LX. History of open wounds and fractures treatment. J Orthop Trauma. 2008;22(10):S133-4.
11. American College of Surgeons. Avaliação e atendimento iniciais. In: American College of Surgeons (ed.). Suporte avançado de vida no trauma para médicos (trad. Capítulo Brasileiro do Colégio Americano de Cirurgiões). Chicago: American College of Surgeons; 1997.
12. Dedmond BT, Kortesis B, Punger K, Simpson J, Argenta J, Kulp B, et al. The use of negative-pressure wound therapy (NPWT) in the temporary treatment of soft-tissue injuries associated with high-energy open tibial shaft fractures. J Orthop Trauma. 2007;21(1):11-7.
13. Zalavras CG, Marcus RE, Levin LS, Patzakis MJ. Management of open fractures and subsequent complications. J Bone Joint Surg Am. 2007;89(4):883-95.
14. Eier KA, Infante AF, Walling AK, Sanders RW. Open fracture of the calcaneus: soft-tissue injury determines outcome. J Bone Joint Surg Am. 2008;85(12):2276-82.
15. Stewart Jr. DJ, Kay RM, Skaggs DL. Current concepts review: open fractures in children: principles of evaluation and management. J Bone Joint Surg Am. 2005;87(12):2784-87.
16. Okike K, Bhattacharyya T. Current concepts review: trends in the managenent of open fractures: a critical analysis. J Bone Joint Surg Am. 2006;88(12):2739-48.
17. Levin LS, Condit DP. Combined injuries – soft tissue management. Clin Orthop. 1996;327:172-81.
18. Gardner M.J, Mehta S, Barei DP, Nork SE. Treatment protocol for open AO/OTA type C3 pilon fractures with segmental bone loss. J Orthop Trauma. 2008;22(7):451-7.
19. Anglen JO, Aleto T. Temporary transarticular external fixation of the knee and ankle. J Orthop Trauma. 1998;12(6):431-4.
20. Levin LS. Principles of definitive soft tissue coverage with flaps. J Orthop Trauma. 2008;22(10):S161-6.
21. Georgiadis GM, Behrens FF, Joyce MJ, Earle AS, Simmons AL. Open tibial fractures with severe soft-tissue loss – limb salvage compared with bellow-the-knee amputation. J Bone Joint Surg Am. 1993;75(10): 1431-41.

Traumas na Face

CAPÍTULO 7

Leonardo da Cruz Caetano
Roger Moreira

OBJETIVOS

- Identificar lesões no trauma de face.
- Tratar lesões superficiais.
- Encaminhar lesões ósseas.
- Prevenção de sequelas estéticas e funcionais.

INTRODUÇÃO

A face representa uma das principais fontes de interação entre os homens. O primeiro contato, a primeira impressão e a atração, na maioria das vezes, baseiam-se em uma leitura de formas, medidas, traços e expressões faciais. A face é, na maioria das culturas, a característica física mais exposta e mais individual. Como função, além de possibilitar a passagem de ar e a ingestão de água e alimentos, é porta de entrada essencial de 4 dos 5 sentidos, representando uma das maiores fontes de interação com o ambiente. Dessa forma, o tratamento de lesões na face deve ser avaliado com especial atenção, objetivando não apenas a restauração ou manutenção funcional das estruturas, mas a preservação da função estética e social.

O trauma de face representa uma ocorrência comum nos dias atuais, tendo maior incidência em adultos jovens do sexo masculino. O aumento da fiscalização do uso de cinto de segurança e capacete e o advento do *airbag* têm diminuído de maneira significativa a incidência de traumas de face decorrentes de acidentes de trânsito. Atualmente, a violência interpessoal tornou-se a responsável pela maioria dos traumas de face.[1-4]

É importante lembrar que a avaliação inicial do politraumatizado deve ser sempre sistematizada, para a melhor abordagem da vítima. As orientações do Colégio Americano de Cirurgiões, abordadas nas diretrizes do Advanced Trauma Life Support® (ATLS®), são um exemplo de sistematização a ser seguido. Nesse protocolo, as lesões de face que não causam obstrução de vias aéreas devem ser avaliadas após exclusão de patologias com potencial risco à vida.[5]

TRATAMENTO DE LESÕES DE PARTES MOLES NA FACE

Feridas por laceração

A maioria das lesões de partes moles na face pode ser tratada com anestesia local em unidades de saúde, sem necessidade de recursos avançados. Para garantir bom fechamento das lesões e evolução favorável da ferida, é necessário conhecer e respeitar alguns princípios, conforme demonstrado na Tabela 1.

Tabela 1. Princípios do fechamento de feridas

Hemostasia adequada	Evita a formação de hematoma a partir de sangramento tecidual excessivo, além de evitar a formação de seroma ou isquemia tecidual a partir de hemostasia excessiva
Remoção de corpos estranhos	A permanência de corpos estranhos aumenta a possibilidade de infecção, além de agravar o aspecto cicatricial, principalmente em tecidos pigmentados
Ressecção de tecidos desvitalizados	Pode retardar o fechamento de tecidos desvitalizados da lesão
Reposicionamento anatômico de todos os tecidos moles	Oblitera espaços mortos, respeitando a anatomia da face e, quando possível, as linhas de tensão da pele
Pontos sem tensão	Aproximam a pele sem gerar isquemia nos tecidos, permitindo a regeneração com efeito benéfico sobre a cicatriz

A abordagem das lesões superficiais da face deve ser realizada tão logo quanto possível. Mesmo em casos com contaminação excessiva da ferida, a abordagem em até seis horas e o fechamento primário são preferíveis ao fechamento secundário (Figuras 1 a 3).

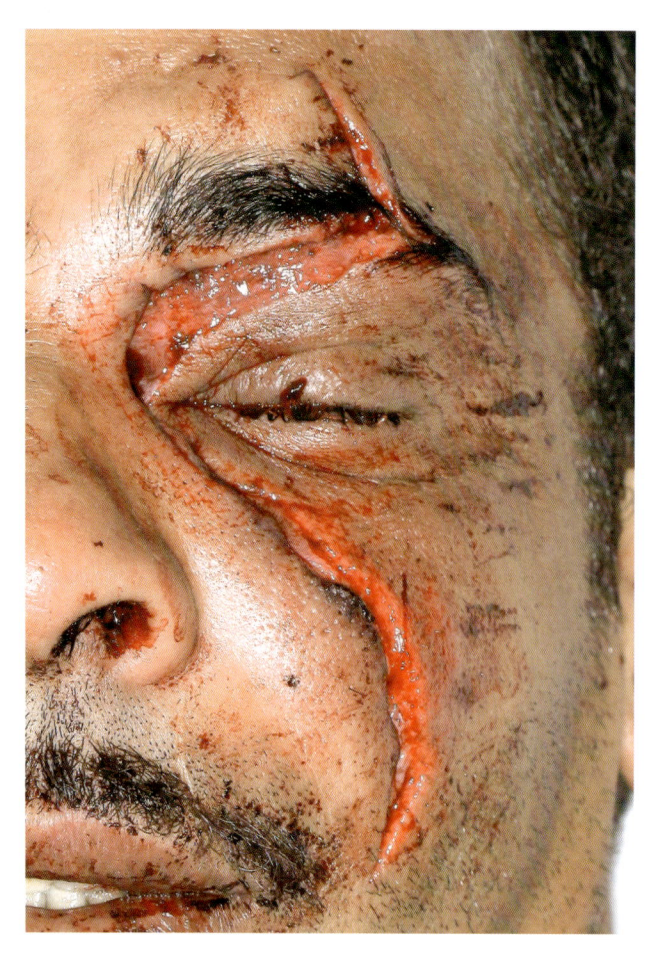

Figura 1 – Vítima de trauma de face por arma branca.

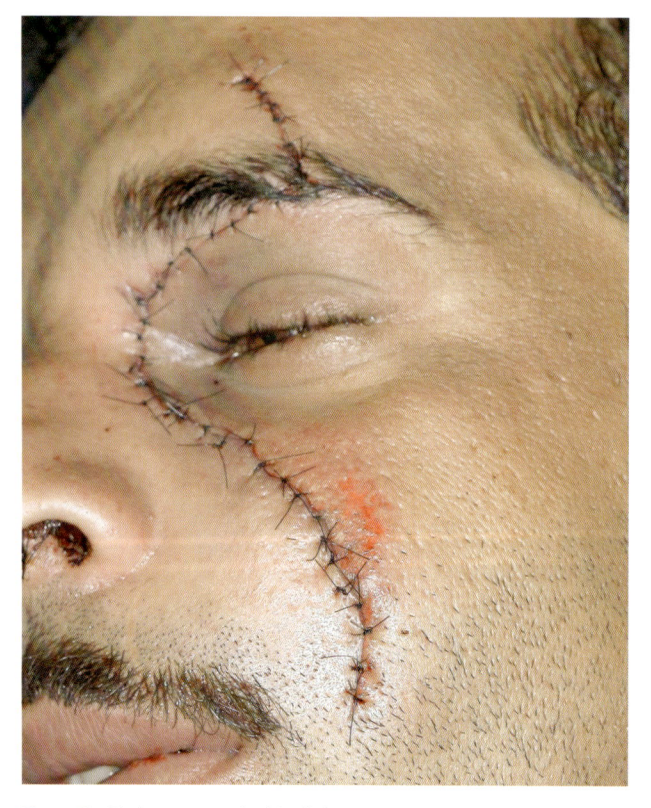

Figura 2 – Fechamento primário da laceração.

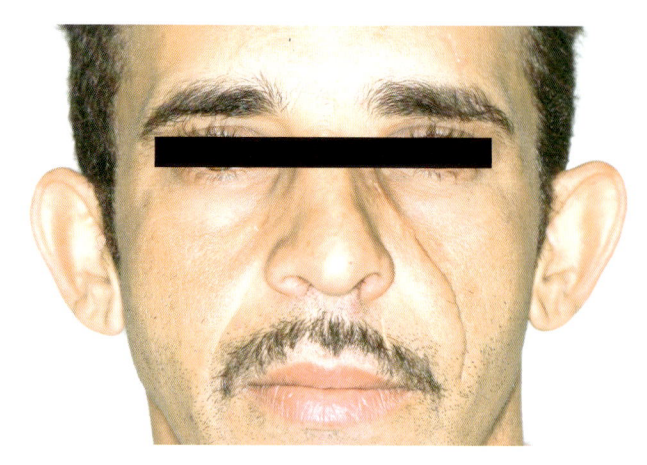

Figura 3 – Pós-operatório de 6 meses.

Após a administração de anestésico local na periferia da ferida, de preferência contendo vasoconstritor como meio auxiliar de hemostasia, segue-se com irrigação abundante com solução salina. A tricotomia deve ser realizada nas regiões com pelos ou cabelos, evitando-se locais de referência como as sobrancelhas, em que é contraindicada pelo risco de alopecia e defeitos inestéticos. A ressecção ou o debridamento dos tecidos devem ser realizados na presença de tecido necrótico e, quando necessários, não devem preferencialmente ultrapassar mais do que 2 mm das margens da ferida para evitar tensão tecidual.

As lesões de intrabucais são suturadas com fio absorvível, como o fio catgut cromado 3-0, enquanto lesões nos lábios e mucosa nasal são suturadas com fio inabsorvível, como o fio de nylon monofilamentado 5-0 ou 6-0. Pequenas lesões em lábios e língua podem cicatrizar bem sem necessidade de sutura.[6]

As feridas transfixantes necessitam da aproximação dos tecidos musculares e subcutâneos, com pontos simples absorvíveis, na tentativa de reduzir o espaço morto e consequente formação de hematoma, além de reduzir a tensão sobre as margens da ferida (Figura 4). Grandes lesões podem necessitar inicialmente de aproximação das margens por meio de pontos de reparo.

Após a sutura, os curativos devem ser realizados com gaze e/ou fita para curativo hipoalergênico. Lesões maiores podem necessitar de compressão para evitar acúmulo de seroma ou formação de hematoma. Devem ser trocados a cada 12 horas e a sutura removida em 7 dias. Cuidados adicionais, como evitar exposição da ferida ao sol e realizar corretamente a limpeza da área para evitar a formação de crostas, possibilitam melhora no aspecto da cicatriz.

A antibioticoterapia deve ser realizada em lesões de grande dano tecidual, contaminação maciça e fraturas abertas. As drogas mais utilizadas são as cefalosporinas de primeira geração, como a cefalotina, em ambiente hospitalar, e a cefalexina, em ambiente domiciliar, por um período de 7 dias. Em relação à profilaxia antitetânica, esta deve ser realizada quando a última dose distar mais de 5 anos, ou 2 anos em caso de feridas com contaminação extensa. Em pacientes sem imunização, recomenda-se a utilização de gamaglobulina ou adequação vacinal.[6,7]

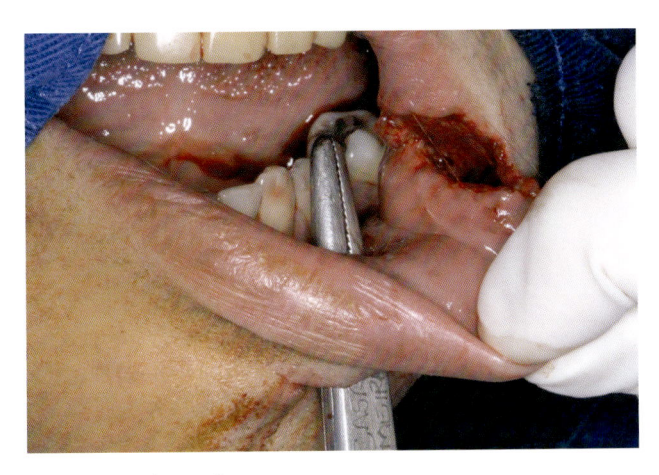

Figura 4 – Ferida transfixante.

Traumas contusos

São traumas produzidos por impacto direto de objeto contra a face, sem comprometimento da integridade da pele. Pode acometer a pele e os tecidos subcutâneo, muscular e ósseo, sendo na maioria dos casos autolimitados. Geralmente não há comprometimento da vitalidade dos tecidos, e se não houver solução de continuidade, não ocorre contaminação e infecção local (Figura 5). O tratamento, na maioria dos casos (quando não há fratura), é expectante, só estando indicada intervenção quando há necessidade de hemostasia ou drenagem do hematoma. A utilização de compressas de gelo nas primeiras 24 horas minimiza a formação do edema, ao passo que o emprego de compressas de água morna a partir do terceiro dia acelera a reabsorção de edema e hematoma, quando presentes.

A drenagem de urgência de hematomas na face está indicada em casos de hematoma em septo nasal, visto que há possibilidade de dano à cartilagem septal durante a reabsorção do hematoma (condrólise), podendo causar necrose e consequente perfuração da cartilagem, resultando em deformidade do septo nasal.

Feridas por abrasão

São feridas provocadas pelo desgaste da pele em razão do atrito contra uma superfície. Geralmente, são superficiais, dolorosas e sangrantes, comumente conhecidas como escoriação (Figura 6). O tratamento é realizado com lavagem local com soro fisiológico para retirada de corpos estranhos, além de debridamento para remoção de tecido necrosado. O uso tópico de pomadas cicatrizantes à base de colagenase acelera o reparo tecidual e permite a formação de uma cicatriz menos evidente, uma vez que atuam como agentes debridantes, promovendo a limpeza enzimática das áreas lesadas e removendo áreas de necrose e crostas. Após a remoção do tecido necrosado e lavagem abundante com solução salina, a pomada deve ser aplicada sobre a ferida, 2 vezes ao dia, à qual não deve ser seca totalmente, já que a ação enzimática da pomada é aumentada na presença de umidade.

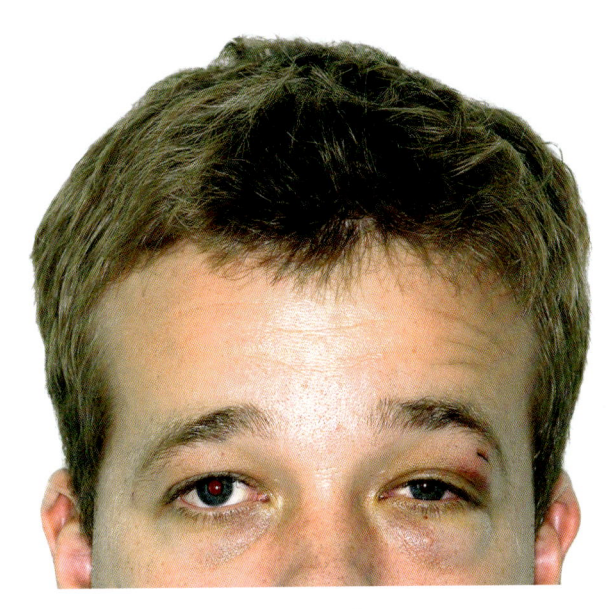

Figura 5 – Edema supraorbitário esquerdo por trauma contuso.

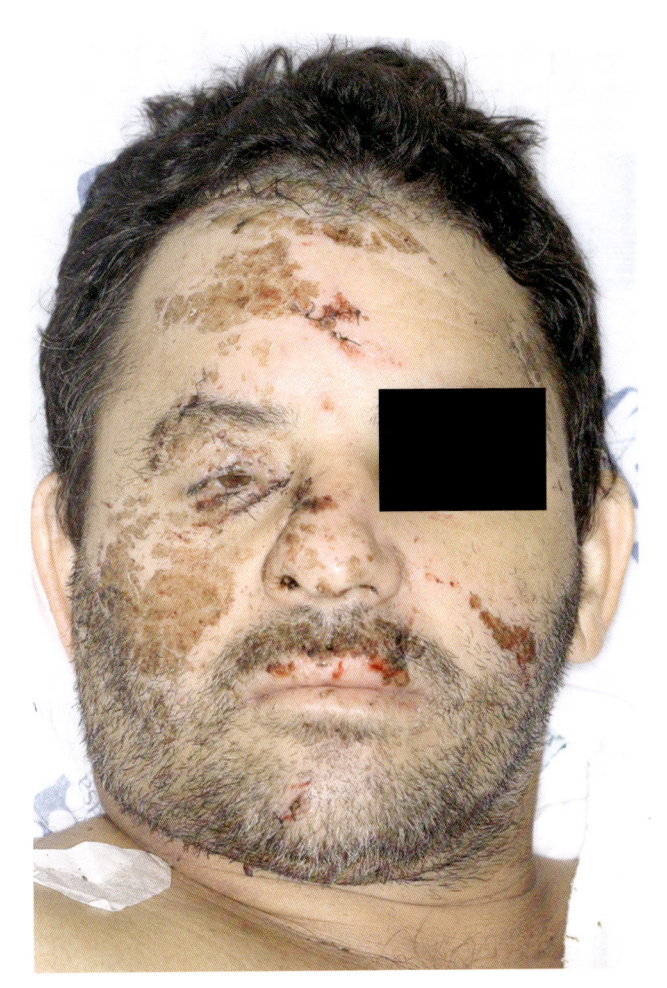

Figura 6 – Feridas por abrasão – escoriações.

Mordedura de animais

O atendimento de pacientes portadores de feridas por mordeduras de animais é comum em unidades de pronto atendimento, sendo os cães responsáveis por 80 a 90% dos casos, e os humanos por menos de 5% dos casos. Em virtude da grande quantidade de bactérias contidas na cavidade oral desses animais, é comum ocorrer infecção da ferida após a mordida (Figuras 7 a 10).[7,8]

Nas lesões causadas por animais, os principais agentes responsáveis pela infecção são *Streptococcus* spp, *Staphylococcus aureus* e bactérias anaeróbias. Na mordida humana, os agentes geralmente são anaeróbios, além de *Staphylococcus aureus*, *Haemophilus influenzae*, *Streptococcus* spp e *Bacteroides fragiles*.[7,9]

O risco de infecção varia de acordo com o local da lesão e o estado imunológico do hospedeiro, sendo o uso de antibióticos sempre indicado em lesões na face. O tratamento recomendado é amoxicilina, na dosagem de 500 mg, associada ao clavulanato de potássio, na dose de 125 mg, a cada 8 horas, por um período de 7 dias.

Em relação à profilaxia antirrábica, as recomendações são demonstradas nas Tabelas 2 e 3.[10]

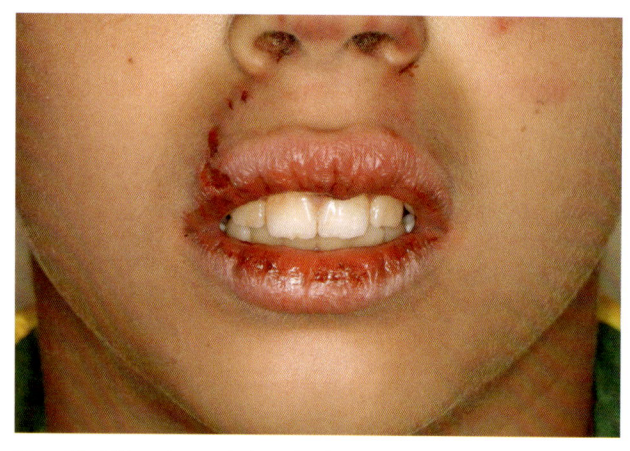

Figura 7 – Vítima de mordedura de cão.

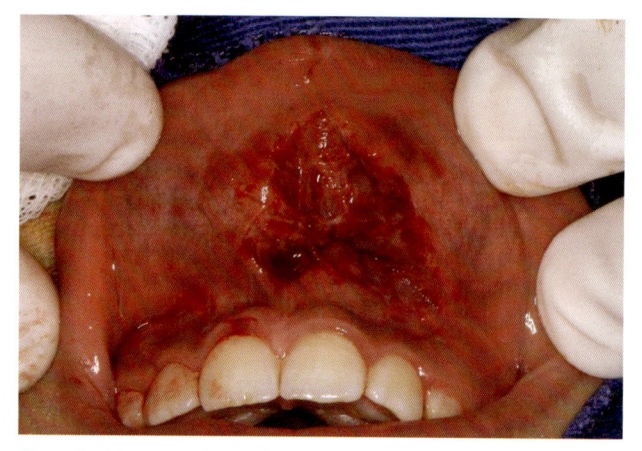

Figura 8 – Mesmo paciente vítima de mordedura de cão.

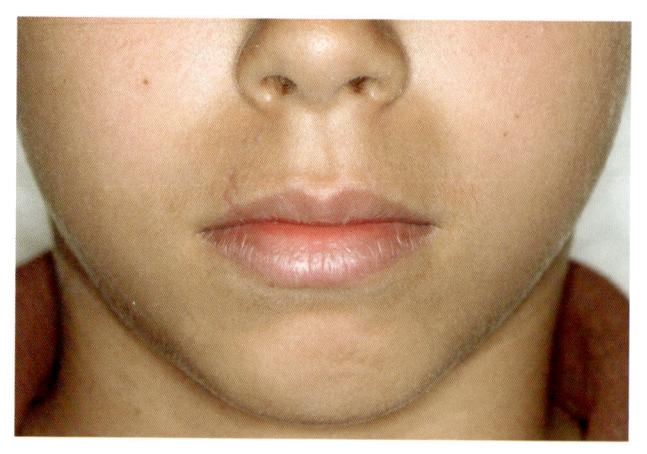

Figura 9 – Pós-operatório de 21 dias – aspecto facial.

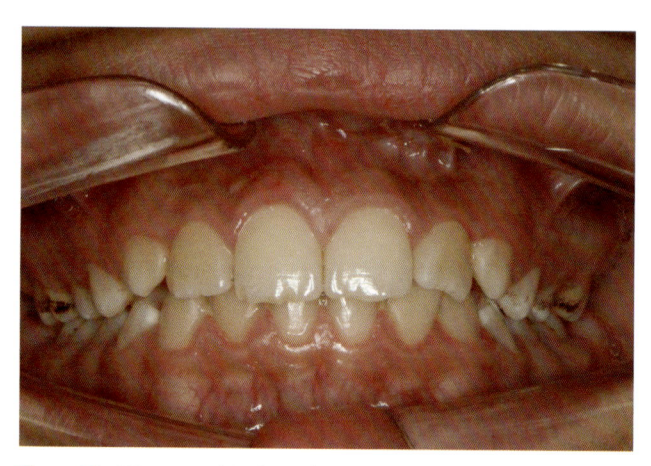

Figura 10 – Pós-operatório de 21 dias – aspecto intrabucal.

Tabela 2. Orientação sobre profilaxia antirrábica – Ministério da Saúde	
Acidente leve	Acidente grave
Ferimentos superficiais, pouco extensos, geralmente únicos, em tronco e membros (exceto mãos e polpas digitais e planta dos pés); podem decorrer de mordeduras ou arranhaduras, causadas por unhas ou dentes	Ferimentos na cabeça, na face, no pescoço, nas mãos, nas polpas digitais e/ou planta dos pés
Lambedura de pele com lesões superficiais	Ferimentos profundos, múltiplos ou extensos em qualquer região do corpo
	Lambedura de mucosas
	Lambedura de pele em que já existe lesão grave
	Ferimento profundo causado por unha de animal

Tabela 3. Orientação sobre profilaxia antirrábica – Ministério da Saúde		
	Cão ou gato sem suspeita de raiva	**Cão ou gato clinicamente suspeito**
Acidente leve	Observar o animal durante 10 dias após a exposição	Iniciar esquema profilático com 2 doses nos dias 0 e 3
	Se o animal permanecer sadio no período de observação, encerrar o caso	Observar o animal durante 10 dias após a exposição
	Se o animal morrer, desaparecer ou se tornar raivoso, administrar 5 doses de vacina nos dias 0, 3, 7, 14 e 28	Se a suspeita de raiva for descartada após o 10º dia de observação, suspender o esquema profilático e encerrar o caso
		Se o animal morrer, desaparecer ou se tornar raivoso, completar o tratamento de até 5 doses. Aplicar uma dose entre o 7º e o 10º dia e uma dose nos dias 14 e 28
Acidente grave	Observar o animal durante 10 dias após a exposição	Iniciar o esquema profilático com soro e 5 doses de vacina nos dias 0, 3, 7, 14 e 28
	Iniciar esquema profilático com 2 doses nos dias 0 e 3	Observar o animal durante 10 dias após a exposição
	Se o animal permanecer sadio no período de observação, encerrar o caso	Se a suspeita de raiva for descartada após o 10º dia de observação, suspender o esquema profilático e encerrar o caso
	Se o animal morrer, desaparecer ou se tornar raivoso, dar continuidade ao esquema profilático, administrando soro e completando o esquema de até 5 doses. Aplicar uma dose entre o 7º e o 10º dia e outra dose nos dias 14 e 28	
Cão ou gato raivoso, desaparecido ou morto e animais silvestres	Iniciar imediatamente o esquema profilático com 5 doses de vacina, administradas nos dias 0, 3, 7, 14 e 28. Quando o acidente for grave, acrescenta-se o soro no dia 0	

FRATURA DE OSSOS DA FACE

A fratura dos ossos da face é uma ocorrência comum em pacientes politraumatizados, observando-se redução na incidência em razão da maior utilização de dispositivos de segurança, além da maior utilização de *airbags*.

O diagnóstico é geralmente realizado na avaliação inicial do politraumatizado, devendo-se atentar à presença de sangue, dentes, próteses ou corpos estranhos na orofaringe, pelo risco de obstrução respiratória ou broncoaspiração.[1]

A localização das fraturas varia muito, possuindo relação direta entre tipo, localização, direção e energia do impacto e as características da estrutura óssea atingida.

Os ossos da face possuem linhas de resistência – vigas, arcos e pilares – que absorvem e transmitem as forças do impacto para a base do crânio, o que influencia na fisiopatologia das fraturas.

Didaticamente, é possível dividir os ossos da região craniofacial em três regiões, conforme demonstrado na Tabela 4.

Tabela 4. Divisão anatômica dos ossos da face	
Terço superior	Região frontal, órbitas, região nasoetmoido-orbitária superior
Terço médio	Complexo zigomático-maxilar, região nasoetmoidal inferior e nariz
Terço inferior	Mandíbula

Fratura do osso frontal

O trauma que causa fratura do osso frontal geralmente está associado ao traumatismo craniano. Em crianças, em virtude da ausência de aeração do seio frontal, a fratura atinge facilmente o crânio e, nos adultos, traumatismo craniano é considerado apenas se a parede posterior do seio frontal for atingida.

O diagnóstico é preferencialmente realizado por tomografia computadorizada do terço superior da face, em cortes coronais e axiais finos (1 mm de espessura), com cortes para tecido ósseo e tecido mole, investigando-se, além da presença de fratura, a ocorrência de traumatismo craniano associado (Figura 11).

Fraturas ocorrendo somente na parede anterior do osso frontal acarretam apenas consequências estéticas. Quando apresentam afundamento, são tratadas com redução dos fragmentos e fixação com miniplacas e miniparafusos de titânio do sistema de 1,5 mm. Já as lesões de lâmina posterior necessitam de tratamento neurocirúrgico.

Fraturas de órbita

A órbita óssea é constituída por sete ossos: maxilar, zigomático, frontal, palatino, lacrimal, etmoide e esfenoide, os quais formam quatro paredes: a parede superior ou teto orbitário, parede inferior ou assoalho, paredes lateral e me-

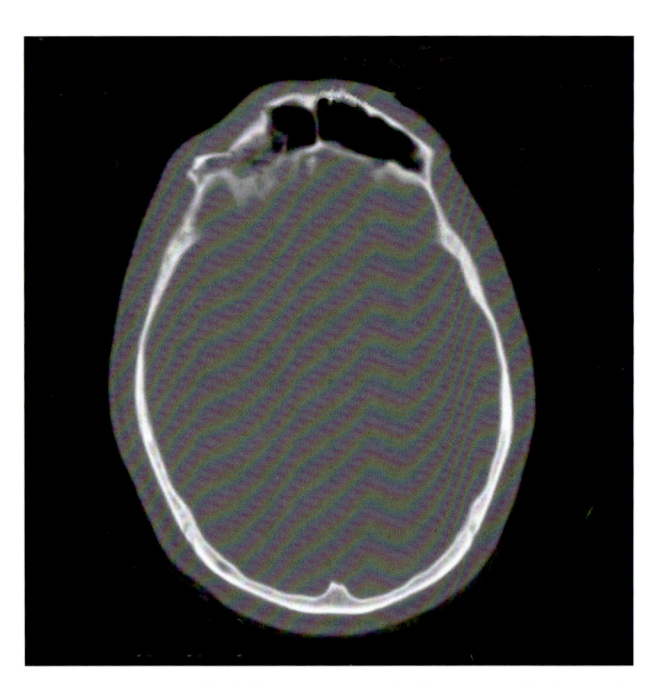

Figura 11 – Tomografia de face – corte axial – demonstrando fratura do osso frontal.

dial. Anteriormente, existe o rebordo supra e infraorbitário e, posteriormente, o ápice orbital. As fraturas orbitárias representam cerca de 10% das fraturas de ossos da face, ocorrendo por impacto direto ou transmissão da energia do impacto pelo globo ocular.[7,8,11]

Clinicamente, observam-se edema e equimose periorbitária, além de equimose subconjuntival. A fratura do assoalho pode causar herniação da gordura orbitária para o interior do seio maxilar e consequente aprisionamento da musculatura extrínseca ocular (músculos reto inferior e oblíquo inferior), ocasionando limitação da movimentação extrínseca ocular que, por consequência, pode acarretar diplopia binocular, a qual é definida pelo paciente como visão dupla. Além disso, a diplopia pode ser causada por lesão neurológica (nervo oftálmico, oculomotor, abducente, troclear), além de edema e hematoma intraorbitário. Outra condição normalmente encontrada é a alteração na projeção anteroposterior do globo ocular, conhecida por enoftalmo, na qual o olho afetado é deslocado posteriormente, além de alteração na posição vertical do olho afetado, que se localiza mais inferiormente em relação ao olho normal. Ambas as condições ocorrem quando há fratura principalmente do assoalho da órbita e também podem causar diplopia.

O diagnóstico é confirmado pela tomografia computadorizada (TC) de terço médio da face, com cortes axiais e coronais, com espessura de 1 mm. O assoalho orbital só pode ser avaliado por meio dos cortes coronais. O tratamento envolve a redução e a fixação das fraturas com miniplacas e miniparafusos do sistema de 1,5 mm, podendo ser necessária a reconstrução das paredes orbitárias com a utilização de enxertos ósseos autógenos ou aloplásticos, ou malhas de titânio ou material absorvível.

Fraturas nasais e naso-órbito-etmoidais (NOE)

A fratura do osso nasal sofre influência direta das características do paciente, do mecanismo e da direção das forças aplicadas sobre o nariz. O tamanho relativamente pequeno e a relativa plasticidade dos ossos nasais em crianças torna mais rara a incidência de fraturas nessa faixa etária.

Os traumatismos causados por impactos laterais geralmente causam lesão de apenas um dos ossos nasais e do processo frontal da maxila ipsilateral, causando deslocamento lateral com possibilidade de desvio septal.

O impacto anteroposterior normalmente causa fratura dos dois ossos nasais, na região da sutura internasal e nasomaxilar, gerando deslocamento posterior e desvio lateral ou medial dos ossos. No impacto de grande intensidade, pode ocorrer impactação de todo o arcabouço ósseo-cartilaginoso nasal em direção à base do crânio, podendo causar fraturas de órbita, lesão da lâmina crivosa do etmoide e, eventualmente, até fratura da base do crânio. Na maioria dos casos, ocorre depressão do dorso nasal e alargamento da base.

Clinicamente, observam-se desvio nasal, edema e equimose infraorbitária, crepitação óssea à palpação, além de desvio de ponta e septo nasal. A presença de epistaxe ou hematoma de septo nasal podem estar presentes, devendo o hematoma ser drenado para evitar condrólise da cartilagem do septal, com consequente necrose e perfuração septal. A análise radiográfica dos ossos próprios do nariz em norma lateral é suficiente para avaliar a fratura nasal, ao passo que o grau de deslocamento e cominuição da fratura, assim como o desvio do septo nasal, só pode ser avaliado a partir da TC de terço médio da face, com cortes axiais e coronais.

As fraturas de ossos nasais devem ser corrigidas preferencialmente nos primeiros 7 dias após o trauma, geralmente, optando-se por correção após o terceiro dia em razão da redução do edema local que pode distorcer características anatômicas. A maioria das fraturas nasais pode ser corrigida de forma incruenta com auxílio de instrumentação endonasal, devendo sempre ser realizada com o paciente sobre anestesia geral ou local com sedação venosa. Após a redução da fratura, associa-se tamponamen-to nasal, o qual deve ser mantido por 48 horas, e curativo de gaze gessada por 7 dias. Como a região nasal não é submetida a forças musculares que possam deslocar a fratura reduzida, o curativo de gaze gessada é mantido por apenas 1 semana.

Nas fraturas NOE, além dos ossos nasais, a lâmina perpendicular do etmoide e as paredes mediais das órbitas também estão envolvidas, podendo-se observar, além de equimose periorbitária bilateral (sinal de guaxinim) e afundamento do dorso nasal, todos os sinais já descritos para a fratura de órbita. Outra característica que pode estar presente é denominada de telecanto traumático, que se caracteriza por aumento da distância intercantal (superior a 33 mm), causado pela perda de inserção do ligamento cantal medial de uma ou ambas as órbitas, e apresenta como repercussão principal a alteração estética na face do paciente. A utilização de TC de terço médio da face é mandatória para a conclusão do diagnóstico.

As fraturas NOE necessitam de correção de maior complexidade e, além de redução e fixação das fraturas com miniplacas e miniparafusos do sistema de 1,5 mm, o reposicionamento de ligamento cantal medial por meio de cantopexia é necessário.

Fraturas do complexo zigomático-orbitário

Os ossos zigomáticos são ossos de morfologia irregular, possuem um corpo ou região central e quatro processos que se articulam com outros ossos da face, conferindo a projeção anteroposterior da maçã do rosto.

A fratura do osso zigomático raramente ocorre isoladamente, estando em geral associado a outras fraturas do assoalho orbitário. Quando presente, as fraturas do assoalho podem resultar em enoftalmo, distopia, alteração na movimentação extrínseca ocular, e a diplopia pode estar presente. Outros sinais como edema e equimose também podem ser encontrado e, avaliando-se o paciente em uma vista inferossuperior, pode-se observar a perda de projeção anteroposterior do corpo do osso zigomático, apesar do edema. Quando a fratura ocorre na região do arco zigomático, o paciente pode evoluir com restrição de abertura bucal por impedimento mecânico do processo coronoide da mandíbula sobre o arco zigomático fraturado.

O tratamento nem sempre é cirúrgico. Fraturas não deslocadas podem ser tratadas conservadoramente, e fraturas deslocadas, com redução e fixação com miniplacas e miniparafusos de sistema de 1,5 mm. A reconstrução do assoalho orbitário deve ser considerada na presença de enoftalmo e distopia (Figuras 12 e 13).

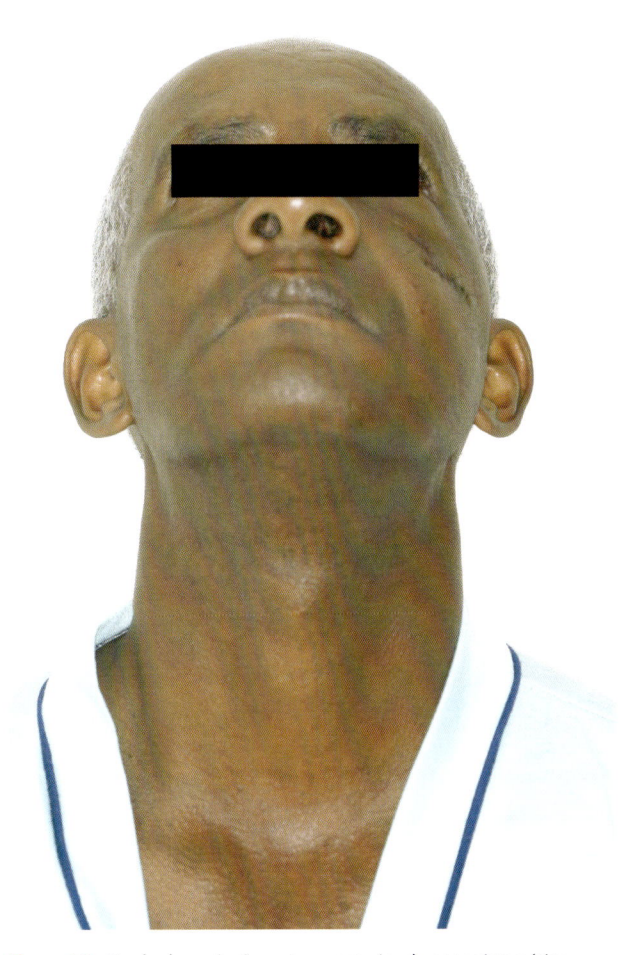

Figura 12 – Perda de projeção anteroposterior do osso zigomático.

Fraturas de maxila

Localizadas no terço médio da face, as maxilas pertencem ao seguimento fixo da face, apresentando áreas de menor resistência (paredes dos seios maxilares) e porções de maior resistência, constituindo pilares de sustentação.

Didaticamente, foram classificadas por René Le Fort no fim do século XIX, cujos padrões de classificação são utilizados até os dias de hoje (Figura 14). São elas:

- **Le Fort I** (fratura transversa): ocorre acima das raízes dentárias, abrangendo a margem inferior da abertura piriforme, passando pelos pilares laterais, parede anterior e posterior dos seios maxilares, pilares laterais da maxila, paredes laterais dos seios maxilares e processos pterigopalatinos.
- **Le Fort II** (fratura piramidal): ocorre na região nasomaxilar, correndo pelo rebordo infraorbitário e sutura zigomático-maxilar; posteriormente, alonga-se pela parede lateral da maxila, até atingir o processo pterigoide do esfenoide.
- **Le Fort III** (disjunção craniofacial): passa pelas suturas zigomático-frontal, frontomaxilar e nasofrontal, assoalhos das órbitas, ossos etmoide e esfenoide, causando completa separação entre os segmentos da face e do crânio, recebendo a denominação de disjunção craniofacial.

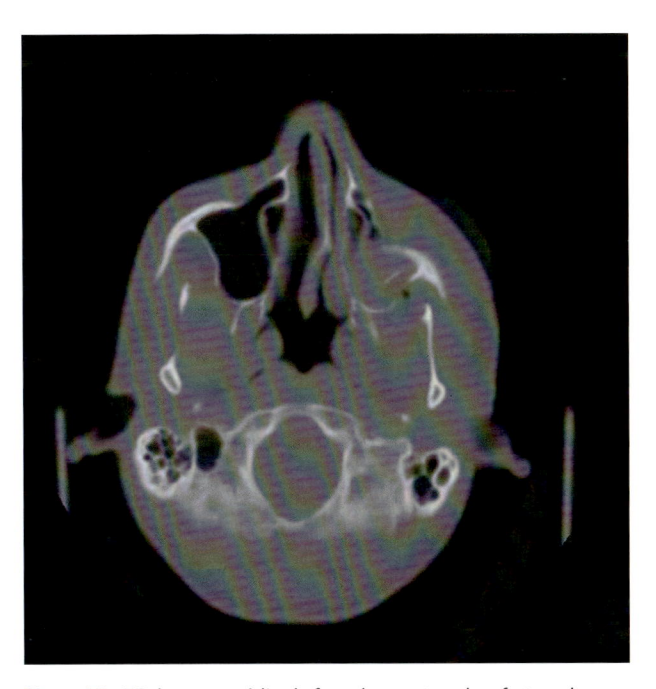

Figura 13 – TC de terço médio de face demonstrando a fratura do osso zigomático esquerdo.

Clinicamente, nas fraturas transversais e piramidais, ocorre impacção inferior e posterior das maxilas, havendo contato prematuro dos dentes molares superior e inferior, o que resulta em mordida aberta anterior. Além do edema e equimose que podem estar presentes, a mobilidade óssea é um achado comum durante a palpação. A TC de terço médio com cortes axiais e coronais do terço médio da face é necessária para a conclusão do diagnóstico.

O tratamento envolve o emprego de miniplacas e miniparafusos do sistema de 1,5 mm nos pilares canino e zigomático-maxilar, e, nos casos de fratura Le Fort II e III, por vezes é necessário a abordagem da região nasofrontal.

Fraturas de mandíbula

A mandíbula é o osso da face mais acometido por fraturas. Em virtude de sua forma, posição, anatomia e ação da musculatura, conta com uma grande variedade de fraturas e controvérsias em relação ao tratamento.

Quanto à localização, as fraturas podem ocorrer no processo condilar, no processo coronoide, no ramo (região entre o ângulo da mandíbula e as regiões inferiores do côndilo e do processo coronoide), no ângulo (região entre o corpo e o ramo), no corpo (região da borda anterior do músculo masseter até o canino inferior), na sínfise (entre os caninos inferiores) ou no processo alveolar.

Em decorrência da inserção muscular na mandíbula, a direção do traço da fratura possui importância fundamental no comportamento e no tratamento das lesões. Existem músculos inseridos em toda a extensão da mandíbula, responsáveis pelos movimentos de abertura e fechamento da boca. De acordo com a linha de fratura e a direção da força gerada pela musculatura, esta pode comprimir (favorável) ou afastar (desfavorável) os segmentos fraturados.

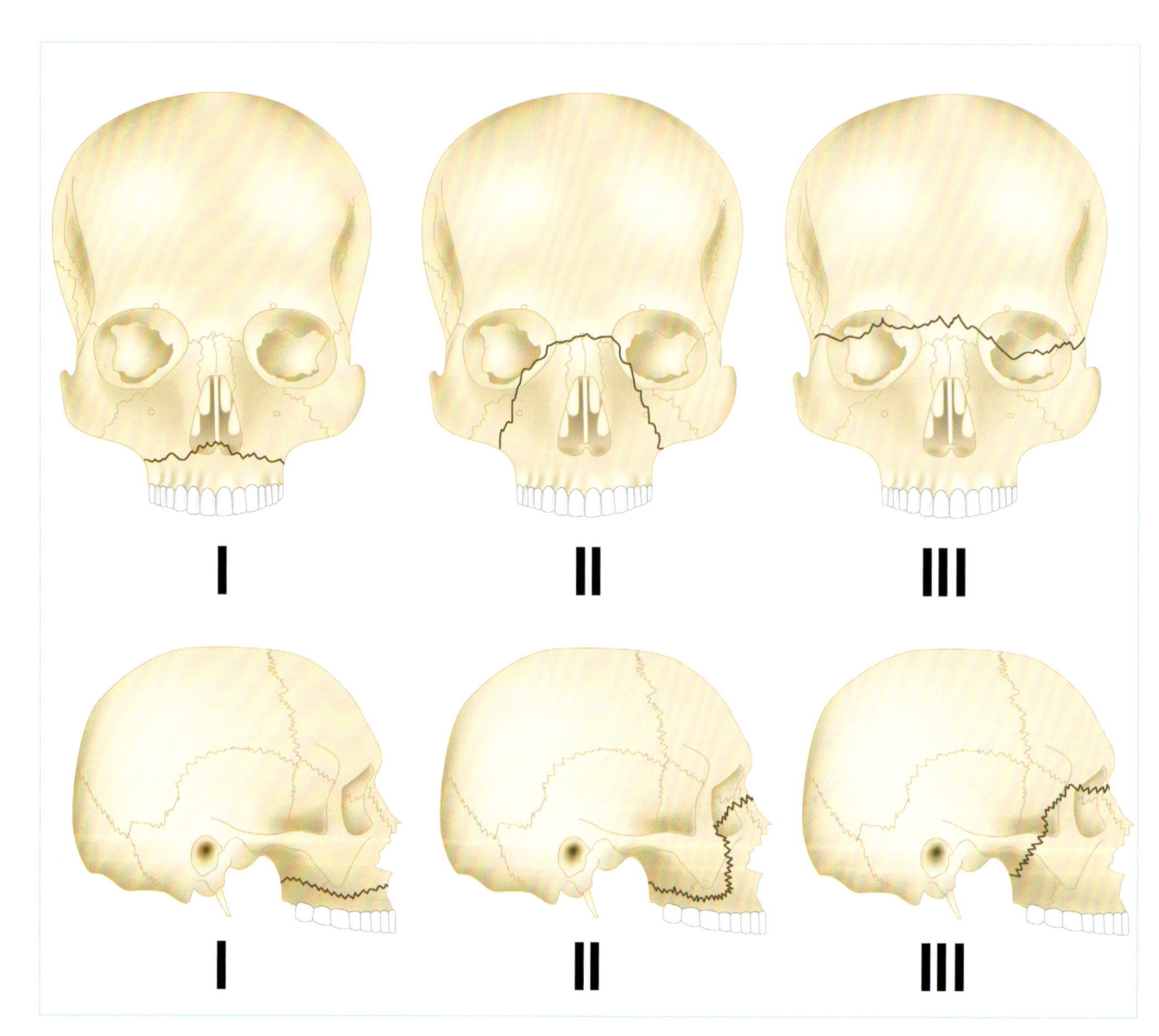

Figura 14 – Classificação de Le Fort – vista anterior e lateral.

A presença de dentes também influencia no tratamento pela possibilidade de utilização de elementos dentários como auxiliares no tratamento das fraturas e pela possibilidade de bloqueio maxilomandibular.

Ao exame físico, o paciente pode apresentar trismo, edema, crepitação, equimoses, alterações da sensibilidade e alterações na oclusão dentária, devendo-se observar a cavidade oral em busca de lesões.

O diagnóstico pode ser realizado por meio de radiografias convencionais, como a panorâmica. No entanto, a TC do terço inferior da face, com cortes coronais e axiais, é conclusiva para o diagnóstico (Figuras 15 e 16).

O tratamento das fraturas pode ser cirúrgico ou conservador. O tratamento cirúrgico envolve a redução e fixação das fraturas com miniplacas e miniparafusos do sistema de 2 e 2,4 mm, através de acesso intra ou extrabucal. Outras fraturas, como as condilares, apresentam grande controvérsia em relação ao tratamento. A intervenção cirúrgica, quando possível, é preferível em relação ao tratamento conservador. Este envolve a instalação de dispositivos intrabucais, como barras de Erich superior e inferior, que permitam a realização do bloqueio maxilomandibular. Em casos em que o bloqueio não pode ser realizado e a cirurgia não é possível, a restrição dos movimentos mandibulares é realizada, como a administração de dieta pastosa durante 45 dias – tempo de consolidação óssea.

O tratamento precoce das lesões ósseas contribui para redução de sequelas e recuperação funcional, não devendo ser postergado. Na maioria dos casos, é necessário acompanhamento multidisciplinar para melhores resultados e reabilitação do paciente.[2,6-8]

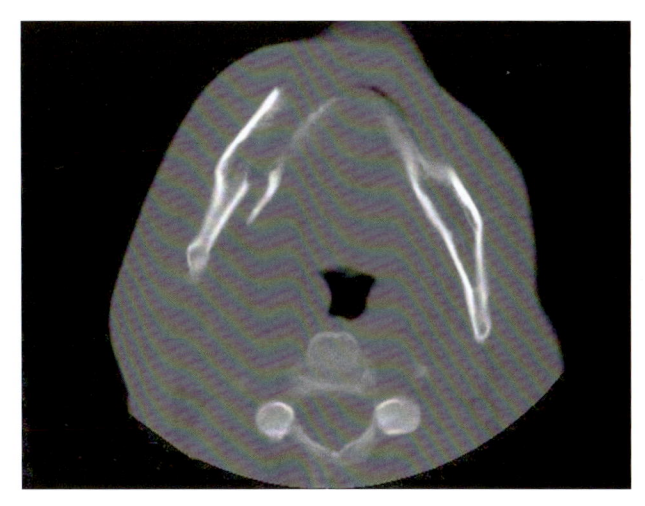

Figura 16 – Tomografia de face – corte axial – demonstrando fratura de corpo mandibular direito.

CONCLUSÕES

- O paciente deve ser sempre atendido segundo as prioridades do ATLS®.
- Considerar sempre o mecanismo de trauma e o tempo de evolução.
- Atentar para a coexistência de lesões ósseas.
- Considerar o risco de sequelas estéticas e funcionais.

REFERÊNCIA BIBLIOGRÁFICAS

1. Macedo JLS, Camargo LM, Almeida PF, Rosa SC. Perfil epidemiológico do trauma de face dos pacientes atendidos no pronto-socorro de um hospital público. Rev Col Bras Cir [online]. 2008;35(1):9-13.
2. McKay MP, Mayersak RJ. Facial trauma. In: Marx JA, Hockberger RS, Walls RM, et al., eds. Rosen's emergency medicine: concepts and clinical practice. 7. ed. Philadelphia: Mosby Elsevier; 2009. Chap. 39.
3. Pereira MD. Craniofacial trauma: epidemiologic profile of 1223 fractures treated between 1999 and 2005 at São Paulo Hospital – UNIFESP-EPM. Rev Soc Bras Cir Craniomaxilofac. 2008;11(2):47-50.
4. Wulkan M, Parreira Júnior JG, Botter DA. Epidemiologia do trauma facial. Rev Assoc Med Bras. 2005;51(5):290-5.
5. American College of Surgeons. ATLS: suporte avançado de vida no trauma para médicos. 8. ed. Chicago: American College of Surgeons; 2008.
6. Mathes SJ. Plastic surgery. Philadelphia: Saunders; 2006.
7. Prado R, Salin M. Cirurgia Bucomaxilofacial. Rio de Janeiro: Guanabara; 2004.
8. Gama-Rodrigues JJ, Machado MC, Rasslan S. Clínica cirúrgica. Barueri: Manole; 2008.
9. Endom EE. Initial management of animal and human bites. 2010. Available at: www.uptodate.com. Access date: Jan 13, 2011.
10. Ministério da Saúde. Disponível em: <http://portal.saude.gov.br>. Acesso em 2011.
11. Neuman MI, Bachur RG. Orbital fractures. UpToDate. 14 July 2011. http://www.uptodate.com/contents/orbital-fractures. Access date: December 5, 2011.

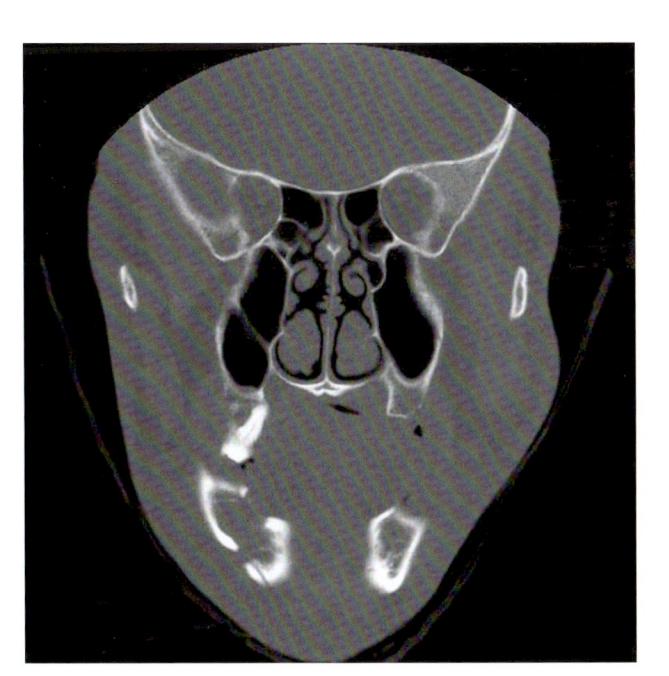

Figura 15 – Tomografia de face – corte coronal – demonstrando fratura de corpo mandibular direito.

BIBLIOGRAFIA CONSULTADA

1. Freire E. Trauma: a doença dos séculos. São Paulo: Atheneu; 2001.
2. Mendez DR. Nasal trauma and fractures in children. 2011. Up to Date.

Síndromes Ictéricas

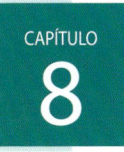

CAPÍTULO 8

Carolina Frade Magalhães Girardin Pimentel Mota

OBJETIVOS

- Compreender o conceito de icterícia e o significado desse achado no exame físico.
- Entender como ocorre o metabolismo das bilirrubinas e sua aplicabilidade na prática clínica.
- Conhecer o algoritmo diagnóstico sobre a abordagem de pacientes com icterícia e entender como os diagnósticos diferenciais são realizados.
- Saber diferenciar as etiologias das síndromes ictéricas por meio da história clínica, dos achados do exame físico e dos resultados dos exames laboratoriais.
- Compreender o emprego de alguns exames de imagem na abordagem do paciente ictérico.
- Identificar as causas específicas da colestase e sua abordagem prática nos serviços de emergência.

CONCEITO

Icterícia é a coloração amarelo-alaranjada da pele, das conjuntivas e das membranas mucosas que ocorre secundariamente à elevação plasmática da bilirrubina e seu sequencial depósito nos tecidos. Essa elevação sérica ocorre por causa do aumento de sua produção ou da diminuição de seu *clearance*.[1]

Para que a detecção ao exame físico seja possível, os níveis séricos geralmente estão superiores a 3 mg/dL.

Os diagnósticos diferenciais da síndrome ictérica mudaram na última década, principalmente em virtude da queda na incidência de hepatites A e B, após campanhas de imunização. Atualmente, as causas mais comuns de icterícia na população adulta são: descompensações de doenças hepáticas crônicas, doenças de vias biliares ou, menos comumente, doenças hemolíticas.[2]

A hiperbilirrubinemia é classificada de acordo com o tipo de bilirrubina que se apresenta mais elevada, podendo ser direta (conjugada) ou indireta (não conjugada).

Em alguns casos, dois ou mais fatores podem contribuir para o surgimento da icterícia. Portanto, devem-se procurar outros fatores adjuvantes em pacientes: portadores de anemia falciforme, transplantados de órgãos, submetidos a cirurgias, em uso de nutrição parenteral total e HIV positivos.

A abordagem inicial deve ser feita com detalhada e completa história clínica, cuidadoso exame físico e avaliação de exames laboratoriais. Em cerca de 85% dos casos, com essas ferramentas é possível estabelecer os diagnósticos diferenciais.[2,3]

Alguns pontos da história clínica devem ser destacados, pois são dicas fundamentais para a formulação do diagnóstico:

- Uso de medicações.
- Consumo de drogas ou plantas medicamentosas.
- Consumo de álcool.
- História de fatores de risco.
- História de cirurgias abdominais (principalmente colecistectomia).
- Relato de doenças hereditárias que comprometam o fígado ou doenças hemolíticas.
- História de vírus da imunodeficiência humana (HIV).
- História de viagens.
- Exposição a substâncias tóxicas.

Na maioria dos casos, a avaliação da síndrome ictérica não é urgente, exceto em hemólises maciças, colangites graves, hiperbilirrubinemia indireta neonatal e insuficiência hepática aguda. O diagnóstico precoce e o manejo adequado nessas situações são determinantes para a evolução do caso.

METABOLISMO DA BILIRRUBINA

A bilirrubina é o produto final do metabolismo do grupo heme e parte importante de numerosas hemoproteínas envolvidas no transporte de oxigênio (hemoglobina) e no metabolismo (citocromo P-450).

Considerada um produto potencialmente tóxico para o corpo humano, existe um complexo mecanismo de detoxificação e excreção para evitar seu acúmulo.

A quebra do heme presente na hemoglobina, na mioglobina, nos citocromos, na catalase, na peroxidase e no triptofano resulta na formação de bilirrubina; 80% da produção (250 a 400 mg em adultos) deriva da hemoglobina, e o restante é gerado pelo metabolismo de outras hemoproteínas ou pelo rápido *turnover* de células vermelhas (intramedular ou hemólise).

Um indivíduo normal produz cerca de 4 mg/kg/dia de bilirrubina, sendo sua maior parte no sistema reticuloendotelial (80 a 85% da produção diária). A concentração sérica normal em adultos é menor que 1 a 1,5 mg/dL, e menos de 5% da bilirrubina circulante encontra-se na forma conjugada.[4]

A bilirrubina não deve ser considerada apenas um produto de degradação, pois, juntamente com a biliverdina, tem propriedades antioxidantes no organismo. Uma vez produzida, a bilirrubina circula no plasma ligada a albumina. No fígado, é transportada para a bile após passar por quatro etapas: captação pelo hepatócito, ligação com proteínas intracelulares, conversão para forma solúvel (após sofrer conjugação com o ácido glucurônico por ação da glucuroniltransferase) e transporte pelos canalículos biliares – etapa dependente de ATP. O ponto crítico do processo envolve o transporte para os canalículos biliares, por causa do consumo de energia. Dessa forma, em quadros com disfunção hepática grave, essa é a etapa mais comprometida. Tal fato explica a icterícia encontrada em paciente com hepatites agudas e cirrose hepática.

CLASSIFICAÇÃO DAS SÍNDROMES ICTÉRICAS

As causas de hiperbilirrubinemia podem ser agrupadas de várias formas. Uma delas divide a síndrome de acordo com a fração da bilirrubina que está elevada (direta ou indireta), como pode ser observado na Tabela 1.[3]

Outra maneira de analisar as síndromes ictéricas é dividi-las conforme o local em que as alterações são encontradas.

- Distúrbios exclusivos do metabolismo das bilirrubinas.
- Doenças hepáticas.
- Obstrução das vias biliares.

Por meio dessas classificações, pode-se, de uma forma prática, abordar os pacientes com icterícia nos serviços de emergência ou terapia intensiva.

É importante ressaltar que, durante a avaliação desses pacientes, as causas obstrutivas devem ser as primeiras excluídas, porque quadros oclusivos de vias biliares (intra ou extra-hepática) podem evoluir rapidamente para infecção da bile, isto é, colangite, comprometendo muito a evolução do caso. Essa abordagem evita que um paciente com quadro ictérico obstrutivo permaneça muito tempo submetido a exames propedêuticos e que evolua desfavoravelmente em pouco tempo.

Colestase refere-se ao acúmulo de bilirrubinas e demais componentes da bile, fenômeno que é demonstrado laboratorialmente pela elevação das enzimas canaliculares: fosfatase alcalina (FA) e gama-glutamiltransferase (GGT). Outros exames que avaliam a função hepática e a atividade inflamatória do fígado devem ser solicitados para a complementação da investigação diagnóstica. De acordo com a suspeita clínica, devem-se solicitar: hemograma, aspartato aminotransferase (AST), alanina aminotransferase (ALT), atividade de protrombina e amilase.[5]

Tabela 1. Classificação das hiperbilirrubinemias

Bilirrubina indireta		
I	Aumento da produção	
	1	Anemias hemolíticas
		a. Hemoglobinopatias
		b. Síndromes talassêmicas
		c. Defeitos enzimáticos
		d. Defeitos de membrana
	2	Sangramentos e hematomas
	3	Síndromes diseritropoiéticas
II	Déficit na captação de bilirrubinas	
		a. Insuficiência cardíaca
		b. *Shunts* portossistêmicos
		c. Drogas (p.ex., rifampicina)
III	Defeito na conjugação	
	1	Síndrome de Gilbert
	2	Síndrome de Crigler-Najjar
	3	Hipertireoidismo
	4	Doenças hepáticas (cirrose, hepatite crônica)
Bilirrubina direta		
I	Disfunção hepática	
II	Colestase extra-hepática	
	1	Obstruções biliares (litíase, tumor, etc.)
III	Colestase intra-hepática	
	1	Hepatites em geral (vírus, álcool, esteato-hepatite não alcoólica – NASH)
	2	Drogas e toxinas
	3	Sepse e quadros de hipoperfusão
	4	Nutrição parenteral total
	5	Gravidez
	6	Doenças infiltrativas

SÍNDROMES ICTÉRICAS ASSOCIADAS EXCLUSIVAMENTE A DESORDENS DO METABOLISMO DA BILIRRUBINA

Hiperbilirrubinemia indireta

De uma forma geral, há três mecanismos principais responsáveis pela hiperbilirrubinemia indireta: aumento da produção, diminuição da recaptação e deficiência da conjugação. Em todas essas condições, a função hepática apresenta-se preservada, e todos os exames, exceto a dosagem das bilirrubinas, também estão normais.

Deve-se observar o diagnóstico apresentado no Algoritmo 1.

Algoritmo 1. Causas de hiperbilirrubinemia indireta (não conjugada)

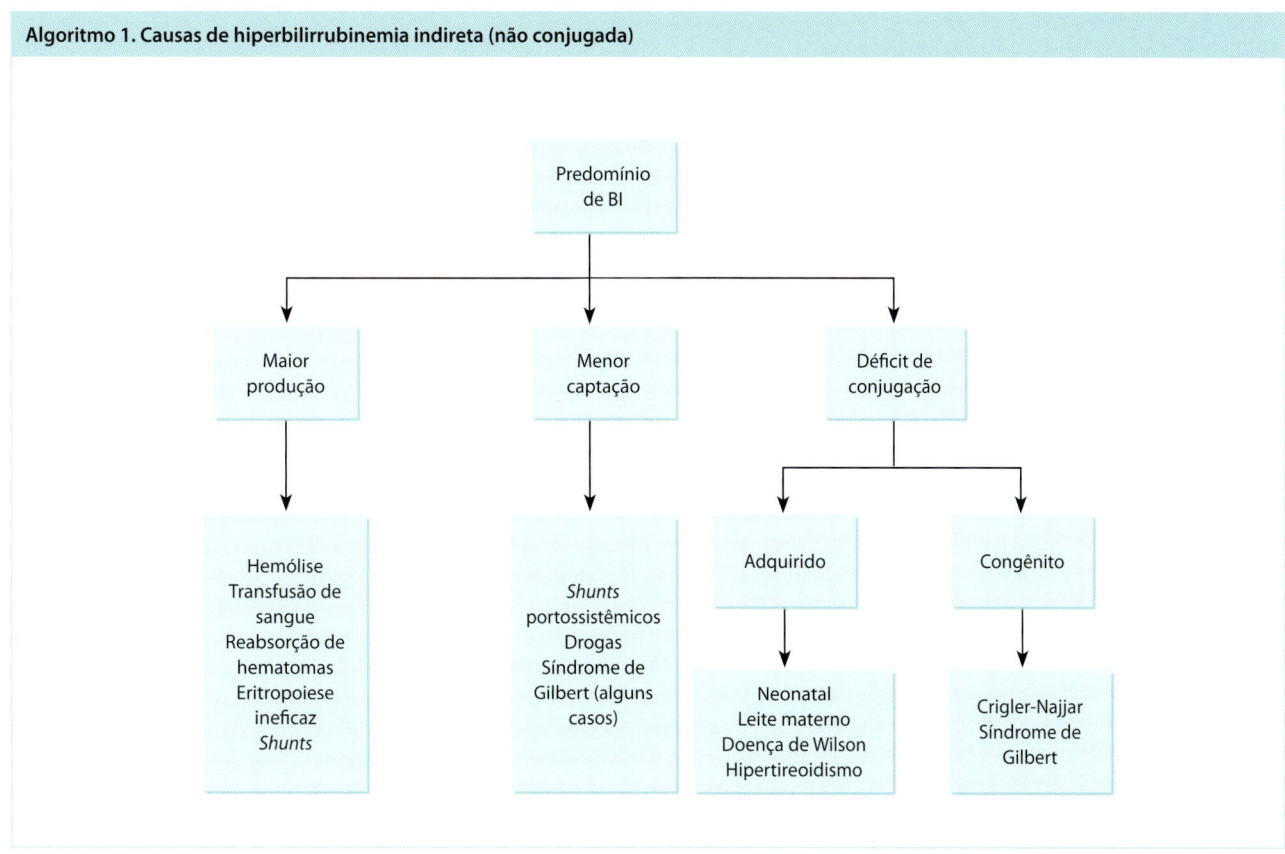

- **Predomínio de BI**
  - **Maior produção**
    - Hemólise
    - Transfusão de sangue
    - Reabsorção de hematomas
    - Eritropoiese ineficaz
    - *Shunts*
  - **Menor captação**
    - *Shunts* portossistêmicos
    - Drogas
    - Síndrome de Gilbert (alguns casos)
  - **Déficit de conjugação**
    - **Adquirido**
      - Neonatal
      - Leite materno
      - Doença de Wilson
      - Hipertireoidismo
    - **Congênito**
      - Crigler-Najjar
      - Síndrome de Gilbert

BI: bilirrubina indireta.

Entre as situações que geram aumento da produção de bilirrubina, destacam-se a hemólise, a eritropoiese ineficaz e a reabsorção de hematomas. É comum encontrar quadros de icterícia em pacientes após hemotransfusões maciças e portadores de anemia megaloblástica ou anemia hemolítica (hereditárias ou adquiridas). Nessas situações, a dose de bilirrubina não costuma ultrapassar 4 a 5 mg/dL.

A diminuição da captação pode ocorrer em consequência do uso de algumas drogas, que competem com a captação da bilirrubina nos hepatócitos, como é o caso da rifampicina. A menor captação pode despertar o surgimento de crises em desordens hereditárias, como a síndrome de Gilbert, resultante da menor atividade da enzima responsável pela captação da bilirrubina no hepatócito (enzima uridina difosfato – UDT – glicuroniltransferase).

São descritas três desordens hereditárias autossômicas que afetam a captação da bilirrubina, sendo a síndrome de Gilbert a mais comum, com prevalência de 10% na população branca; trata-se de uma doença benigna que raramente produz icterícia clinicamente identificável e pode ser desencadeada por jejum prolongado, desidratação e uso de algumas drogas, geralmente apresentando níveis de bilirrubina menores que 4 mg/dL.

A síndrome de Crigler-Najjar representa o defeito hereditário mais grave na conjugação da bilirrubina. No tipo I, há ausência na atividade da UDT-glicuroniltransferase e muitos pacientes morrem de *kernicterus* no período neonatal. Já no tipo II, a atividade da enzima está bastante diminuída, mas não é capaz de provocar *kernicterus*, e o paciente pode apresentar uma vida normal.

Hiperbilirrubinemia direta

A diminuição da secreção da bilirrubina na bile pode gerar elevações de bilirrubina direta ou mista (conjugada e não conjugada).

Os defeitos genéticos relacionados à secreção canalicular são a síndrome de Dubin-Johnson e a síndrome de Rotor. Ambas apresentam curso benigno; na primeira, há ausência de expressão canalicular no transportador de membrana MRP2, o que acarreta um processo compensatório de secreção nos sinusoides, evitando a sobrecarga de metabólitos tóxicos nos hepatócitos. A fisiopatologia da síndrome de Rotor ainda não é compreendida.

As duas síndromes podem ser distinguidas por meio da avaliação histológica, que pode detectar pigmentos enegrecidos no parênquima hepático dos pacientes portadores da síndrome de Dubin-Johnson. Vale ressaltar que a biópsia é desnecessária e não modifica o tratamento, uma vez que não há implicações clínicas no curso da doença.[3]

A Tabela 2 resume as principais causas de hiperbilirrubinemia associadas exclusivamente à alteração de seu metabolismo.[3]

Tabela 2. Tabela comparativa das causas de hiperbilirrubinemia hereditárias					
	Síndrome de Gilbert	Síndrome de Crigler-Najjar tipo I	Síndrome de Crigler-Najjar tipo II	Síndrome de Dubin-Johnson	Síndrome de Rotor
Incidência	Até 7% da população	Muito rara	Incomum	Incomum	Rara
Herança	Autossômica dominante	Autossômica recessiva	Autossômica dominante	Autossômica recessiva	Autossômica recessiva
Defeito no metabolismo	Menor atividade da UDP	Ausência de atividade da UDP	Muito diminuída a atividade da UDP	Menor secreção canalicular da BD	Menor excreção biliar de BD
Tipo de bilirrubina	BI < 3	BI 17 a 50 (M < 20)	BI 6 a 45 (M < 20)	BD (60%), 1 a 25 (M < 7)	BD (60%), 1 a 20 (M < 7)
Sequelas clínicas	Nenhuma	Morte em 1 ano por *kernicterus*	Nenhuma Raramente *kernicterus*	Provavelmente nenhuma	Provavelmente nenhuma
Histologia hepática	Normal ou lipofuscina aumentada	Normal	Normal	Pigmento grosseiro enegrecido nas células centrolobulares	Normal
Queda da bilirrubina pós-fenobarbital	Não	Não	Sim	Mínima	Desconhecida
Diagnóstico	Clínico e laboratorial	Clínico e laboratorial, sem resposta ao fenobarbital	Clínico e laboratorial, com resposta ao fenobarbital	Clínico e laboratorial	Clínico e laboratorial
Tratamento	Nenhum necessário	Transplante hepático	Fenobarbital	Nenhum disponível	Nenhum disponível

BD: bilirrubina direta; BI: bilirrubina indireta; M: média.
Fonte: adaptada de Feldman M et al., 2006.[3]

SÍNDROMES ICTÉRICAS ASSOCIADAS A DOENÇAS HEPÁTICAS

A presença de icterícia em quadros de disfunção hepática é um achado frequente e, em geral, está associada a alterações em outros exames laboratoriais. Nessas situações, é importante diferenciar os pacientes com comprometimento hepatocelular daqueles em que a manifestação colestática é predominante.

O comprometimento da função hepatocelular pode ocorrer de forma aguda ou crônica. Muitas desordens são responsáveis por quadros agudos e subagudos, como hepatites virais, hepatites medicamentosas, isquemias hepáticas e alterações de diversas substâncias no metabolismo.

As hepatites virais são responsáveis pela maior parte dos casos de icterícia com disfunção hepatocelular e apresentam quadros ictéricos autolimitados, embora a maioria não evolua para doença crônica.

Algumas substâncias, como o cogumelo *Amanita phalloides* e o acetaminofeno, quando ingeridas em quantidades tóxicas (acima de 10 a 15 g/dia em relação ao acetaminofeno), podem ser responsáveis por quadros de insuficiência hepática aguda e até de transplante hepático. Deve-se sempre suspeitar de hepatite aguda alcoólica em pacientes etilistas, principalmente naqueles que apresentam quadro de icterícia com início recente, história de libação alcoólica, leucocitose e elevação de AST até valores de no máximo 5 a 10 vezes o limite superior à normalidade (LSN).

A icterícia relacionada à hepatite isquêmica pode ser resultado de períodos de hipotensão, hipóxia, hipertermia e doença vascular oclusiva. Obstruções vasculares venosas levantam a suspeita de síndrome de Budd-Chiari ou doenças neoplásicas. É comum encontrar pacientes com insuficiência cardíaca descompensada, que se apresentam no pronto-socorro com icterícia. A compensação do quadro cardíaco de base promove melhora da perfusão hepática e regressão do quadro; situação semelhante pode ser encontrada em grandes queimados, que, muitas vezes hipotensos e hipoperfundidos, podem apresentar isquemias hepáticas importantes e, consequentemente, icterícia.

A evolução de um quadro de insuficiência hepática aguda (antigamente denominada hepatite fulminante) invariavelmente cursa com icterícia. Pacientes com hepatites agudas por vírus A, B, drogas, hepatite autoimune, doença de Wilson, entre outras, podem abrir o quadro dessa forma.

Nos quadros de hepatopatia crônica, a icterícia muitas vezes está presente nos pacientes descompensados. A hiperbilirrubinemia nesses pacientes é um importante marcador de função hepática e evolução da doença e, por isso, faz parte do cálculo do escore de Child-Pugh e do Model for End-stage Liver Disease (MELD), o qual é atualmente usado para alocação de pacientes em fila de transplante hepático.

Outro grupo de doenças hepáticas que pode cursar com icterícia é o das hepatopatias, que apresenta predominância do componente colestático. Elas podem ser divididas em doenças infiltrativas, desordens específicas dos ductos biliares e colestases sem alterações histológicas significativas.

Um importante exemplo são as doenças granulomatosas, causadas por infecção, como tuberculose, sífilis, brucelose, etc., ou por doenças sistêmicas, como sarcoidose, linfoma e amiloidose. Nesses pacientes, além da icterícia, é comum encontrar febre, hepatomegalia, dor em quadrante superior direito e linfadenopatia.

As doenças específicas das vias biliares levam à inflamação e à perda dos ductos biliares, tendo como principal representante a cirrose biliar primária, que é encontrada principalmente em mulheres e manifesta-se com icterícia, prurido e fadiga. A bilirrubina não alcança valores acima de 6 mg/dL. Na pele, podem ser encontrados xantomas e xantelasmas. O achado de hipercolesterolemia também é frequente, e o anticorpo antimitocôndria, identificado em exames sorológicos, auxilia no diagnóstico, embora, muitas vezes, a biópsia hepática seja necessária para o esclarecimento do quadro.

Outra causa relacionada à destruição dos ductos biliares, é a doença de enxerto *versus* hospedeiro, encontrada após transplante de órgãos ou medula. A icterícia pode estar presente em até 10% dos pacientes transplantados de medula.

A hepatite medicamentosa, com toxicidade de vias biliares, também é descrita no uso de eritromicina, sulfametoxazol-trimetoprim, terbinafina, entre outros. Achados como eosinofilia, *rash* e artralgia aumentam essa suspeita diagnóstica.

Doenças com pouca ou nenhuma alteração histológica envolvem aquelas características por falhas na secreção biliar relacionada a desordens genéticas no metabolismo de proteínas transportadoras. Entre elas, destacam-se a colestase intra-hepática benigna recorrente (BRIC) e as colestases intra-hepáticas familiares progressivas tipos I e II (PFIC).

Síndromes ictéricas relacionadas à obstrução das vias biliares

De modo geral, existem três formas de obstrução das vias biliares: litíase, desordens intrínsecas das vias biliares ou compressões extrínsecas – que podem ser intra ou extra-hepáticas, dependendo da patologia.

Coledocolitíase

É a causa mais comum de obstrução biliar. Os cálculos geralmente têm origem na vesícula biliar e migram até impactarem no colédoco. É sempre a primeira hipótese em pacientes que apresentam dor abdominal e icterícia no pronto-socorro, não apenas por sua frequência, mas pela necessidade de manejo rápido para evitar complicações mais graves, como a colangite.

Pacientes portadores de hemólise crônica têm risco aumentado de formação de cálculo de bilirrubinato de cálcio (cálculos negros); assim, deve-se sempre levantar essa suspeita em pacientes ictéricos e portadores de anemia falciforme ou outras hemoglobinopatias.

Portadores de litíase biliar podem manifestar uma variedade de quadros clínicos, como cólica biliar, colecistite aguda, coledocolitíase e colangite. O conhecimento dessas manifestações é fundamental para o diagnóstico diferencial (Tabela 3).

Doenças das vias biliares

A estenose intrínseca das vias biliares pode acontecer secundariamente a processos inflamatórios, infecciosos ou neoplásicos, sendo a entidade mais conhecida a colangite esclerosante primária (CEP) – doença inflamatória dos ductos biliares, caracterizada por estenoses segmentares das vias. A presença de icterícia é mais comum nos acometimentos das vias biliares extra-hepáticas.[6,7]

Outras afecções que podem ser citadas são: doenças císticas, atresia biliar, colangiopatia do HIV, isquemia das vias biliares (pós-transplante hepático) e neoplasias (colangiocarcinoma).

O Algoritmo 2 resume o diagnóstico das síndromes ictéricas com predomínio de bilirrubina direta.

EXAMES DE IMAGEM NA ABORDAGEM DO PACIENTE ICTÉRICO

Após a avaliação inicial com história clínica, exame físico e exames laboratoriais, algumas hipóteses diagnósticas podem sugerir obstrução das vias biliares.

Diante dessas hipóteses ou na persistência de dúvida sobre a presença da obstrução, exames de imagem devem ser solicitados. A escolha adequada do exame é fundamental para o manejo desses pacientes e a correta suspeição clínica que deverá guiar a escolha do método.

Ultrassonografia de abdome

A ultrassonografia (US) é o exame mais solicitado e a primeira opção em muitos casos. Tem a capacidade de determinar o calibre das vias biliares e a presença ou não de massas. A sensibilidade do método para a detecção de obstrução varia de 55 a 91%, e a especificidade, de 82 a 95%.[3]

Suas vantagens são: não invasivo, portátil e barato; contudo, apresenta desvantagens como ser operador-dependente, ter mau desempenho em pacientes obesos ou com dilatação de alças, além de poder não ser capaz de identificar a dilatação das vias biliares em parênquimas com baixa complacência, como na cirrose.[7,8]

Tomografia de abdome

A tomografia computadorizada (TC) tem sensibilidade e especificidade semelhantes às encontradas na US (63 a 96% e 93 a 100%, respectivamente). Tem como vantagens

Tabela 3. Formas clínicas da doença litiásica das vias biliares

	Cólica biliar	Colecistite aguda	Coledocolitíase	Colangite
Fisiopatologia	Obstrução intermitente do cístico, sem inflamação vesicular	Cálculo impactado no cístico com inflamação; em 50% dos casos, infecção secundária	Obstrução intermitente do colédoco	Cálculo impactado, que causa estase de bile, infecção secundária e bacteriemia precoce
Sintomas	Dor no QSD > 15 minutos, constante por 1 a 6 horas Náuseas Episódios diários ou esporádicos Relacionada a alimentação copiosa	Precedida de cólica biliar em 75% das vezes Dor semelhante, mas de maior intensidade, associada à irritação peritoneal, inicialmente localizada no ponto cístico Mais de 6 horas de duração	Assintomática Predisposição a colangite e pancreatite	Tríade de Charcot (dor, icterícia e febre) em 70% dos pacientes Dor pode ser leve e transitória, geralmente acompanhada de calafrios Alto risco de sepse
Exame físico	Dor à palpação do epigástrio ou QSD	Febre baixa Sinal de Murphy Vesícula palpável em 1/3 dos casos	Icterícia associada à dor	Febre, dor no QSD, icterícia, sinais de peritonite em 15% dos casos, sepse
Achados laboratoriais	Geralmente normais	Leucocitose, bilirrubinas entre 2 e 4 mg/dL Aumento discreto de AST, ALT, FA e GGT	Aumento de AST, ALT, FA e GGT Bilirrubina > 10 mg/dL sugere malignidade Rápida melhora dos exames indica migração do cálculo	Leucocitose, bilirrubinas > 2 mg/dL, aumento de FA e GGT Hemocultura positiva
Diagnóstico	US	US ou TC do abdome	US endoscópico, CPRE ou colangiorressonância	CPRE
Tratamento	Colecistectomia eletiva com colangiografia intraoperatória	Colecistectomia de urgência com colangiografia intraoperatória	CPRE e colecistectomia precoce	CPRE de emergência Antibióticos Colecistectomia após a estabilidade clínica

CPRE: colangiopancreatografia endoscópica; QSD: quadrante superior direito; AST: aspartato aminotransferase; ALT: alanina aminotransferase; FA: fosfatase alcalina; GGT: gama-glutamiltransferase; US: ultrassonografia; TC: tomografia computadorizada.
Fonte: adaptada de Ferraz MLCG et al., 2010.[5]

não ser operador-dependente e identificar massas a partir de 5 mm, não sendo influenciada pela obesidade ou pela presença de meteorismo exacerbado.

O uso de contraste venoso, o preço e a não portabilidade devem ser considerados em cada caso.

Colangiorressonância

Sua vantagem é apresentar em detalhes a via biliar sem a necessidade de uso de contraste (a bile é usada para realce das estruturas). É superior à US e à TC para detecção da obstrução, tendo sensibilidade de 84 a 100% e especificidade de 94 a 98%. É comparável, em algumas circunstâncias, à colangiopancreatografia endoscópica (CPRE – Figura 1).

Colangiopancreatografia endoscópica

A CPRE permite a visualização direta da árvore biliar e dos ductos pancreáticos. Apesar de mais invasiva que os outros métodos, permite o diagnóstico e o tratamento, podendo, em alguns casos, realizar biópsia de lesões tumorais e retirada de cálculo com drenagem da via biliar, se houver impactação de cálculos.[9]

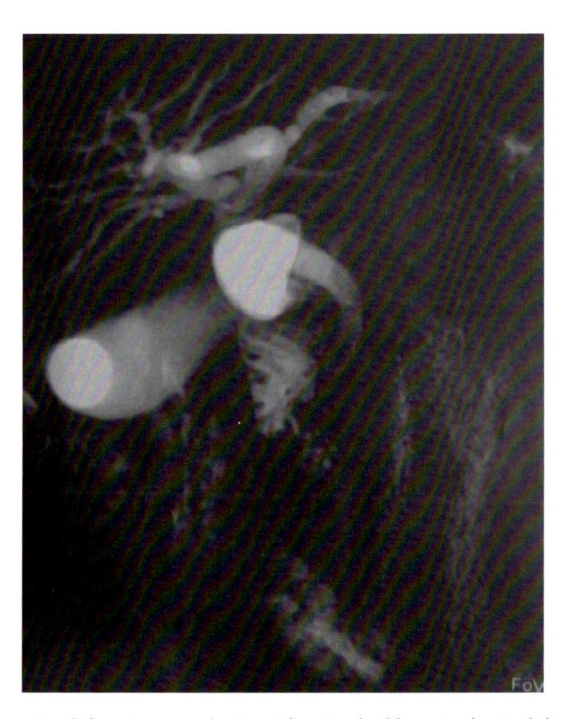

Figura 1 – Colangiorressonância evidenciando dilatação de vias biliares e cálculo impactado em colédoco distal.

Algoritmo 2. Causas de hiperbilirrubinemia direta (conjugada)

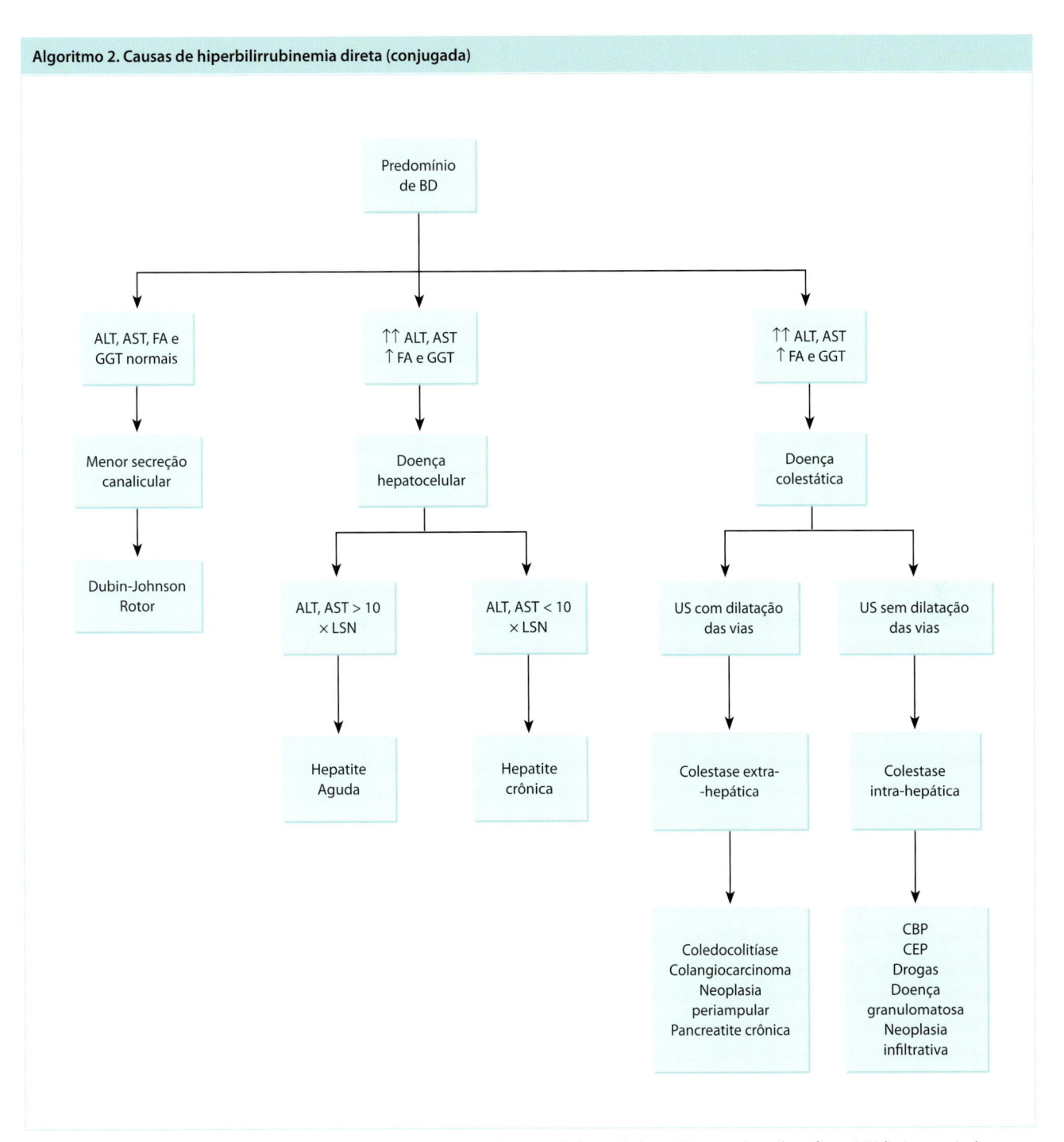

```
                          Predomínio
                            de BD
         ┌──────────────────┼──────────────────┐
         ▼                  ▼                  ▼
  ALT, AST, FA e         ↑↑ ALT, AST        ↑↑ ALT, AST
   GGT normais            ↑ FA e GGT         ↑ FA e GGT
         │                  │                  │
         ▼                  ▼                  ▼
  Menor secreção         Doença             Doença
   canalicular          hepatocelular      colestática
         │              ┌────┴────┐        ┌────┴────┐
         ▼              ▼         ▼        ▼         ▼
   Dubin-Johnson    ALT, AST > 10  ALT, AST < 10   US com         US sem
      Rotor           × LSN          × LSN      dilatação      dilatação
                        │              │        das vias       das vias
                        ▼              ▼           │              │
                    Hepatite       Hepatite        ▼              ▼
                     Aguda         crônica     Colestase      Colestase
                                               extra-         intra-hepática
                                               -hepática
                                                   │              │
                                                   ▼              ▼
                                             Coledocolitíase    CBP
                                             Colangiocarcinoma  CEP
                                             Neoplasia          Drogas
                                             periampular        Doença
                                             Pancreatite crônica granulomatosa
                                                                Neoplasia
                                                                infiltrativa
```

BD: bilirrubina direta; ALT: alanina aminotransferase; AST: aspartato aminotransferase; FA: fosfatase alcalina; GGT: gama-glutamiltransferase; LSN: limite superior à normalidade; US: ultrassonografia; CEP: colangite esclerosante primária; CBP: cirrose biliar primária.

Outros exames

Outras técnicas que podem ser solicitadas são: colangiografia transparieto-hepática (CTPH), ultrassonografia endoscópica (EUS) e cintilografia. Geralmente, esses exames são menos utilizados, em razão da falta de disponibilidade, do preço e da falta de evidências científicas para seu uso rotineiro, sendo necessária a realização de mais estudos para modificar essa situação.

RESUMO DA ABORDAGEM INICIAL AO PACIENTE ICTÉRICO

O Algoritmo 3 apresenta uma proposta para a abordagem dos pacientes ictéricos que chegam aos serviços de emergência.[3,10]

Algoritmo 3. Algoritmo de abordagem do paciente ictérico

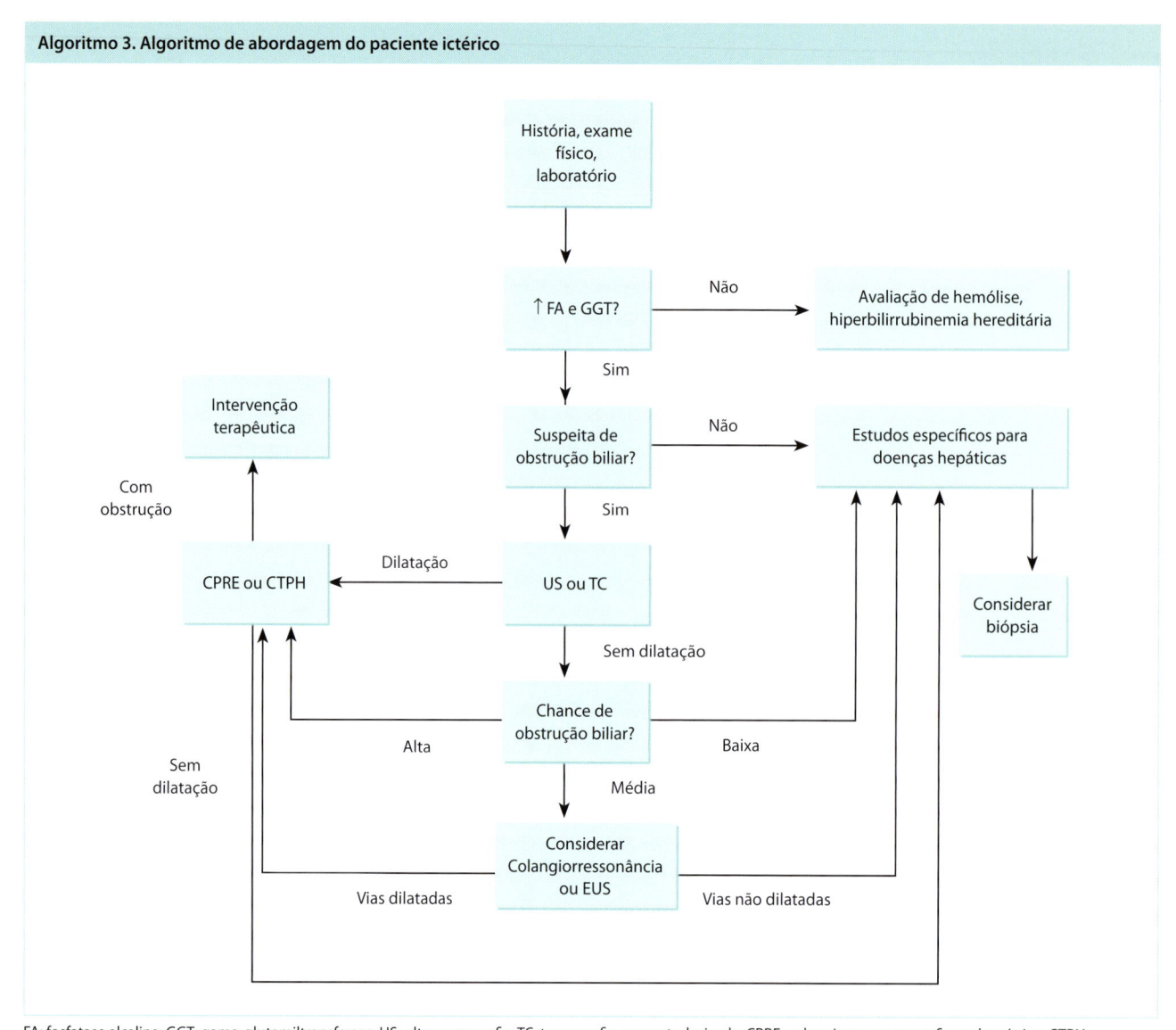

```
                    História, exame
                    físico, laboratório
                           │
                           ▼
              ┌─── Não ──► Avaliação de hemólise,
          ↑ FA e GGT?      hiperbilirrubinemia hereditária
              │ Sim
              ▼
         Suspeita de ── Não ──► Estudos específicos para
         obstrução biliar?       doenças hepáticas
              │ Sim
              ▼
   Dilatação  US ou TC
  ◄────────── 
  CPRE ou CTPH     │ Sem dilatação
                   ▼
         Chance de obstrução biliar?
         Alta │ Média │ Baixa
              ▼
         Considerar Colangiorressonância ou EUS
         Vias dilatadas / Vias não dilatadas

  Intervenção terapêutica
  Com obstrução / Sem dilatação
  Considerar biópsia
```

FA: fosfatase alcalina; GGT: gama-glutamiltransferase; US: ultrassonografia; TC: tomografia computadorizada; CPRE: colangiopancreatografia endoscópica; CTPH: colangiografia transparieto-hepática; EUS: ultrassonografia endoscópica.
Fonte: adaptado de Feldman M et al., 2006.[3]

CONCLUSÕES

- A icterícia é um achado comum em pacientes com doenças de vias biliares e disfunção hepatocelular. Isso implica não apenas doenças de vias biliares, mas também erros de metabolismo ou disfunção hepatocelular de base.
- O metabolismo da bilirrubina está diretamente relacionado à decomposição do grupo heme. Dessa forma, saber relacionar estados de sua maior produção com a síndrome ictérica facilita a abordagem diagnóstica.
- Na abordagem dos pacientes ictéricos, é importante ter em mente que as causas da síndrome podem ser dividas de acordo com o tipo de bilirrubina que está mais elevada (direta ou indireta) ou com o sítio da disfunção (hepatocelular ou vias biliares).
- As causas de hiperbilirrubinemia indireta podem ser divididas em: aumento da produção, menor captação pelo hepatócito ou déficit na conjugação.
- As causas de hiperbilirrubinemia direta são as mais frequentes e estão relacionadas ao prejuízo na secreção canalicular, às doenças hepatocelulares (hepatites agudas ou crônicas) e às doenças colestáticas (intra ou extra-hepáticas).
- É importante lembrar que todo paciente que chega ao pronto-socorro com icterícia deve ter a causa obstrutiva excluída inicialmente. No entanto, a demora na identificação de casos de obstrução pode acarretar complicações graves, como sepse secundária e colangite.
- Os métodos de imagem para a avaliação das vias biliares mais utilizados são: ultrassonografia, tomografia computadorizada, colangiorressonância, colangiopancreatografia endoscópica, etc. Compreender suas indicações e aplicabilidades é fundamental para a abordagem dos pacientes ictéricos.
- A abordagem do paciente ictérico envolve o conhecimento das causas das síndromes ictéricas e o correto emprego dos métodos propedêuticos. A utilização racional e sistemática desses recursos é capaz de determinar o diagnóstico na maioria dos casos.

REFERÊNCIAS BIBLIOGRÁFICAS

1. Schiff ER, Sorrell MF, Maddrey WC. Schiff's disease of the liver. 10. ed. Philadelphia: Lippincott Williams & Wikins; 2007.
2. Greenberger NJ, Blumberg RS, Burakoff R. Current Diagnosis and Treatment: Gastroenterology, hepatology & endoscopy. New York: McGraw Hill; 2009.
3. Feldman M, Friedman LS, Brandt LJ. Sleisenfer and Fordtran's Gastrointestinal and Liver Disease. 8. ed. Philadelphia: Saunders Elsevier; 2006.
4. Tomas D, Shneider B. Disorders of bile formation and biliary transport. Gastroenterol Clin N Am. 2003;32:839-55.
5. Ferraz MLG, Schiavon JLN, Silva AEB. Hepatologia: guias de medicina ambulatorial e hospitalar da Unifesp-EPM. 2. ed. Barueri: Manole; 2010.
6. Invernizzi P, Beuers U, Boberg K, Chapman R, Chazouilleres O, Jones DEJ, Lammert F, Pares A, Trauner M. European Association for the Study of the Liver. management of cholestatic liver diseases. J Hepatol. 2009; 51:237-67.
7. Heathcote EJ. Diagnosis and management of cholestatic liver disease. Clin Gastroenterol and Hepatol. 2007;5(7):776-82.
8. Saini S. Imaging of the hepatobiliary tract. N Engl J Med. 1997;336: 1889-94.
9. Adler DG, Baron TH, Davila RE, Egan J, Hirota WK, Leighton JA, et al. ASGE Guideline: the role of ERCP in diseases of the biliary tract and pancreas. Gastrointest Endosc. 2005;62(1):1-8.
10. Pratt DS. Cholestasis and cholestatic syndromes. Curr Op in Gastroenterol. 2005;21:270-4.

Urgências Oftalmológicas: Infecções Oculares Agudas, Traumatismo Ocular, Corpo Estranho Ocular e Queimadura Ocular

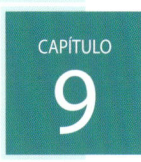

CAPÍTULO 9

Elisabeth Nogueira Martins
Paulo Schor

OBJETIVOS

O objetivo deste capítulo é informar o médico não especialista sobre:
- Avaliação básica do paciente com queixa ocular em unidade de atendimento de urgência.
- As causas mais comuns de urgências oftalmológicas: infecções, traumatismo, corpo estranho e queimadura.
- Conduta inicial diante das situações mais comuns.
- Necessidade ou não de avaliação oftalmológica de urgência.

CLASSIFICAÇÃO

As urgências oftalmológicas podem ser classificadas como traumáticas, infecciosas e inflamatórias. Olho vermelho, dor e diminuição de acuidade visual são as principais queixas no atendimento oftalmológico de urgência. Um grande número de doenças e condições pode causar essas alterações, desde inflamações e infecções até aumento súbito da pressão intraocular.

AVALIAÇÃO OCULAR BÁSICA DO PACIENTE

Há várias situações em que, apesar de haver urgência oftalmológica, o atendimento deve ser adiado, por causa da condição clínica do paciente. Nos casos de traumatismo, antes de se iniciar qualquer abordagem, deve-se certificar de que o trauma não colocou o paciente em risco de morte. Nos traumas fechados, frequentemente, as lesões são multissistêmicas e, portanto, todos os órgãos e sistemas devem ser considerados comprometidos até provar-se o contrário, e o mesmo ocorre nos pacientes com quadro de infecção ocular e sepse.

Deve-se tomar cuidado para não agravar lesões oculares, como ferimentos perfurantes, lacerações de córnea ou esclera em politraumatizados. Nesses casos, a avaliação sob anestesia é, muitas vezes, mandatória para evitar compressão sobre o olho por reflexo palpebral. Da mesma maneira, deve-se proteger a córnea de pacientes inconscientes e intubados. Deve-se lubrificar o olho com pomada, colírios lubrificantes ou até fechar as pálpebras com esparadrapo, para evitar ceratopatia por exposição.

Devem-se também identificar rapidamente situações que exijam conduta emergencial, como as queimaduras oculares.

Na avaliação inicial, a anamnese detalhada é fundamental, pois pode sugerir a natureza das lesões. Algumas situações merecem destaque:

a Houve contato com produto químico? Se positivo, a anamnese deve ser interrompida e a lavagem copiosa com soro fisiológico dos olhos deve ser realizada, a fim de minimizar as lesões (ver Queimadura).
b Durante a anamnese foi levantada hipótese de lesão extraocular que exija cuidados? Nessa situação, deve-se realizar inicialmente o exame geral buscando a identificação e pronto tratamento das lesões (p.ex., traumatismo cranioncefálico).

Informações adicionais sobre história ocular prévia, doenças, medicações em uso, alergia e imunização para tétano também devem ser pesquisadas.

CONSIDERAÇÕES ANATÔMICAS

Órbita e pálpebras

A parede lateral é mais espessa, enquanto a parede medial e o assoalho têm espessura menor e são mais suscetíveis a fratura. O teto também é o assoalho da fossa craniana anterior e, assim, uma fratura de teto da órbita requer avaliação por equipe neurocirúrgica. Outras fraturas faciais são comumente associadas às fraturas de órbita, sendo a mais frequente a de malar-zigoma.

Nos casos de fratura, diplopia (por alteração da movimentação ocular, com encarceramento muscular) e diminuição da acuidade visual (secundária à hemorragia retrobulbar, neuropatia óptica e ruptura do globo) podem ser observadas em alguns casos.[1]

As pálpebras têm papel importante na manutenção do filme lacrimal sobre a superfície da córnea. O traumatismo das pálpebras, principalmente aqueles nos quais a margem palpebral está envolvida, pode resultar em exposição da córnea com consequente cicatrização (opacidade de córnea) ou infecção. O aparelho lacrimal está localizado próximo ao canto medial das pálpebras. A lágrima é drenada do olho pelos pontos lacrimais localizados na margem palpebral medialmente (superior e inferior), através dos canalículos lacrimais, alcançando o saco lacrimal, de onde é drenada para a cavidade nasal pelo ducto nasolacrimal.

Sinais inflamatórios (p.ex., edema, rubor e calor) devem ser pesquisados, assim como picadas de inseto ou outros ferimentos que possam atuar como porta de entrada para micro-organismos causadores de processo infeccioso (ver Celulite) e presença de secreção purulenta em ponto lacrimal (ver Dacriocistite aguda).

Acuidade visual

A avaliação da acuidade visual deve ser realizada levando-se em conta a idade e o grau de instrução do paciente. Crianças em idade pré-verbal devem ser avaliadas quanto à sua habilidade de fixar e seguir objetos. Nesses casos, deve-se testar um olho de cada vez e utilizar objetos que não produzam ruído. Em crianças maiores e adultos, podem-se utilizar tabelas com desenhos ou "E" (no caso das não alfabetizadas) ou as tabelas convencionais para alfabetizados. Novamente, deve ser testado cada olho separadamente. Caso o paciente não consiga identificar a figura ou letra de maior tamanho da tabela, deve-se testar sua habilidade de contar dedos a diferentes distâncias (anotada como "conta dedos a X metros"), de percepção da movimentação das mãos do examinador (também chamada visão de vultos, deve ser anotada como "movimento de mãos a X metros") e, por fim, percepção luminosa (anotada como "percepção luminosa" ou "nega percepção luminosa").

É importante destacar que a acuidade visual inicial é o principal fator prognóstico nos casos de trauma aberto.[2] Além disso, é indiscutível sua importância legal no prontuário do paciente.

Reflexo pupilar

Pupilas arredondadas e simetricamente reativas reduzem, mas não eliminam, a presença de trauma grave, com risco de perda permanente da visão. A irregularidade da forma da pupila pode ser decorrente de lesão do esfíncter pupilar ou de laceração de espessura total de córnea e/ou esclera (com herniação e/ou encarceramento de íris). A reação pupilar deve ser testada (direta e consensual) com fonte luminosa, com o paciente fixando um objeto colocado a distância. O teste chamado de dança das pupilas (*swinging flashlight test*) é realizado para verificar a presença de defeito pupilar aferente (ou pupila de Marcus Gunn). Esse teste é realizado alternando-se a posição da fonte luminosa de um olho para o outro. As pupilas devem se manter constritas como resultado da resposta direta e consensual à luz. A dilatação paradoxal da pupila ao se colocar a fonte de luz sobre o olho indica um defeito aferente naquele olho, que pode ser decorrente de lesão do nervo óptico ou lesão extensa da retina.

Conjuntiva, córnea, esclera, íris e cristalino

Deve ser realizado exame cuidadoso, de preferência com auxílio de fonte luminosa e sempre com a colaboração do paciente, a fim de pesquisar a existência de lacerações, hemorragia, herniação de tecido intraocular, transparência da córnea, presença de sangue em segmento anterior, opacidade em cristalino (catarata) e presença de corpo estranho.

As hemorragias no espaço subconjuntival são geralmente benignas, porém podem dificultar a identificação de lesões profundas, acometendo a esclera ou músculos extraoculares.

Se durante qualquer etapa do exame for identificada perfuração ocular, o exame deve ser interrompido e o paciente, colocado em jejum, repouso, oclusão do olho acometido com concha rígida (evitando manipulação) e internação. Profilaxia antibiótica intravenosa pode ser instituída, e o paciente deve ser rapidamente encaminhado ao oftalmologista.

Se não houver suspeita de trauma aberto, a motilidade ocular extrínseca pode ser avaliada, solicitando-se ao paciente que olhe nas posições extremas do olhar, e a pressão intraocular pode ser estimada, com a pressão bidigital.

Segmento posterior

O segmento posterior inclui a porção posterior da esclera, coroide, retina e vítreo. Traumas graves podem causar hemorragia vítrea, edema de retina, rasgadura na retina e descolamento de retina. Em geral, os traumatismos que comprometem o segmento posterior estão associados a pior prognóstico visual, quando comparados aos limitados ao segmento anterior.

O reflexo vermelho pode ser avaliado: sua ausência ou assimetria pode indicar hemorragia vítrea, catarata ou descolamento de retina. Além disso, outros achados, como abrasão de córnea, podem ser descritos como opacidade no reflexo vermelho.

Exame detalhado do fundo de olho (tamanho, forma, contorno e cor do disco óptico, vasos e retina) pode ser dificultado pela falta de dilatação pupilar, ausência de transparência dos meios (córnea, cristalino e vítreo) ou por falta de colaboração do paciente. Cabe ao oftalmologista realizar essa avaliação detalhada para diagnóstico e indicação de tratamento específico.

INFECÇÕES OCULARES AGUDAS

Dacriocistite aguda

A dacriocistite aguda é a infecção e inflamação do saco lacrimal, geralmente decorrente da obstrução completa ou parcial do ducto nasolacrimal. Pode ocorrer em crianças ou em adultos, sendo mais observada em mulheres por volta da quinta década de vida. Os micro-organismos comumente envolvidos são estafilococos e estreptococos.[3]

Sintomas

Dor, edema e hiperemia na região do canto nasal da pálpebra inferior. Lacrimejamento, secreção e febre também podem ocorrer.

Sinais

Edema (endurecido) e hiperemia sobre o canto nasal da pálpebra inferior, doloroso à palpação. Pode ser observada saída de secreção purulenta ou mucoide pelo ponto lacrimal durante a compressão do saco lacrimal (área elevada).

A infecção, quando não tratada, pode comprometer as partes moles adjacentes ao saco lacrimal, resultando em celulite. A formação de fístula de drenagem para a pele na região acometida também pode ocorrer como complicação.[3]

Diagnóstico

- Anamnese: pesquisar ocorrência de episódios anteriores e sintomas concomitantes de infecções de vias aéreas superiores.
- Exame externo: utilizando cotonete, comprimir a região do saco lacrimal para pesquisa de saída de secreção pelo ponto lacrimal.
- Exame ocular: avaliar presença de proptose, reflexos pupilares e motilidade ocular extrínseca (pedir para o paciente acompanhar com o olhar movimentação de objeto, nas quatro posições do olhar – superior, inferior, medial e lateral), para descartar celulite orbitária.

Em casos graves ou sem resposta à antibioticoterapia, considerar a solicitação de tomografia computadorizada (TC) de órbita e seios paranasais.

Diagnóstico diferencial

Celulite facial (geralmente acomete canto medial e não há saída de secreção pelo ponto lacrimal), sinusite aguda de etmoide e celulite orbitária.

Tratamento

Crianças

- Se bom estado geral, afebril: amoxicilina/clavulanato 20 a 40 mg/kg/dia, via oral, em 3 doses diárias.
- Se estado geral comprometido, febril: internação hospitalar, cefuroxima 50 a 100 mg/kg/dia, intravenosa, em 3 doses diárias.

Adultos

- Se bom estado geral, afebril: cefalexina 500 mg, via oral, a cada 6 horas. Alternativa: amoxicilina/clavulanato 500 mg, via oral, em 3 doses diárias.
- Se estado geral comprometido, febril: internação hospitalar, cefazolina 1 g, intravenosa, em 3 doses diárias.

Compressas e massagem locais, antibióticos tópicos e medicação para a dor devem ser considerados. Não se deve tentar sondar ou irrigar o sistema lacrimal durante a infecção aguda.

Conjuntivite aguda

É uma inflamação da conjuntiva, com duração de até 4 semanas. Não constitui verdadeira urgência, mas é a causa mais comum de busca de atendimento oftalmológico em pronto-socorro, tendo como principal queixa o olho vermelho (dilatação dos vasos superficiais da conjuntiva) e secreção.

Pode ter etiologia irritativa ou tóxica, infecciosa (viral ou bacteriana) ou secundária à alteração do filme lacrimal. Dependendo do tipo de secreção e das características clínicas e epidemiológicas, pode-se ter boa ideia do agente causador da conjuntivite.[3]

Conjuntivite viral

A conjuntivite por adenovírus é a forma mais comum das conjuntivites agudas. O contágio ocorre por contato (pessoa a pessoa, objetos pessoais e água contaminada – como no caso das piscinas), sendo comum que familiares também apresentem a doença. Os sintomas têm início aproximadamente 8 dias após a exposição.[4]

Existem pelo menos 47 sorotipos diferentes de adenovírus, sendo os mais frequentes na forma epidêmica os sorotipos 8 e 19.

Os picornavírus (enterovírus e Coxsackie vírus) e o herpes também podem causar quadro de conjuntivite, porém são menos frequentes.[4]

Sintomas

Sensação de corpo estranho (sensação de areia), prurido, queimação ocular e fotofobia acompanhados por vermelhidão. Geralmente têm início em um olho e afetam o outro em poucos dias.

Sinais

Edema e hiperemia palpebrais, olho vermelho, edema de conjuntiva (quemose), secreção mucosa (o paciente diz que acordou com o olho grudado), lacrimejamento e fotofobia. Pode haver hemorragia subconjuntival e membrana aderida em conjuntiva tarsal (observada à eversão das pálpebras).

Diagnóstico

É essencialmente clínico, mas já existem testes de diagnóstico rápido. Linfonodos pré-auriculares palpáveis e dolorosos confirmam o diagnóstico.

Diagnóstico diferencial

Conjuntivite bacteriana, conjuntivite alérgica e celulite.

Tratamento

Conjuntivites virais são autolimitadas, sendo típica a sua piora durante os 4 a 7 primeiros dias e com duração aproximada de 2 semanas.

Pelo alto risco de contágio, deve-se instruir o paciente sobre os cuidados adequados de higiene (limpeza frequente das mãos, separar toalhas de mão, de rosto e fronhas e evitar uso de piscinas), a fim de evitar disseminação do quadro.

Como tratamento sintomático, compressas frias com água potável sobre as pálpebras fechadas e utilização de lágrimas artificiais (lubrificantes preferencialmente sem conservantes) podem ser orientadas. Deve-se evitar o uso de água boricada, pois o ácido bórico pode causar alergia e piorar a irritação ocular. O paciente deve ser encaminhado a um oftalmologista se não houver sinais de melhora em 1 semana.[4]

Conjuntivite bacteriana

A conjuntivite bacteriana ocorre quando as bactérias são capazes de suplantar os mecanismos de defesa da mucosa ocular, com penetração do epitélio conjuntival, multiplicação bacteriana e indução de resposta inflamatória caracterizada por sinais de toxicidade e necrose epiteliais, hiperemia e exsudação.

É uma causa relativamente rara de conjuntivite infecciosa e pode ser classificada em hiperaguda, aguda e crônica.

Os micro-organismos mais comumente envolvidos são *Staphylococcus aureus*, *Staphylococcus epidermidis*, *Streptococcus pneumoniae* e *Haemophilus influenzae* (mais comuns em crianças abaixo dos 5 anos de idade).[5]

Sintomas

Edema palpebral, presença de secreção aquosa que, em horas, se modifica para mucopurulenta e cílios grudados ao acordar (assim como pode ocorrer na viral).

Sinais

Edema palpebral, hiperemia conjuntival, presença de secreção mucopurulenta, reação papilar conjuntival e ausência de linfadenopatia pré-auricular.

Diagnóstico

É essencialmente clínico, mas se grave, recorrente ou recalcitrante, deve-se realizar colheita de material para estudo microbiológico (culturas e testes de sensibilidade).

Diagnóstico diferencial

Conjuntivite viral.

Tratamento

Consiste no uso de colírios antibióticos de amplo espectro (tobramicina ou quinolonas) a cada 2 horas, por 2 dias e 4 a 5 vezes ao dia, após melhora clínica. O paciente deve apresentar melhora já no segundo dia de tratamento e resolução completa por volta de 1 semana.

A conjuntivite hiperaguda é uma infecção grave, que pode ter evolução com a formação de úlcera de córnea (15 a 40% dos casos) e até perfuração ocular.[6]

Tem como principal agente etiológico a *Neisseria gonorrhoeae*, seguida por *N. meningitidis*, *Pseudomonas* sp. e *Proteus*. Nos casos de infecção gonocócica, o período de incubação é de 1 a 3 dias, com quadro inicial de quemose (edema da conjuntiva), secreção serosa ou sero-hemorrágica com rápida progressão do edema e secreção purulenta abundante (Figura 1). Em muitos casos, é observada presença de linfadenopatia pré-auricular.

A córnea pode ser afetada, sendo a perda de sua transparência um importante sinal de alerta.

Na suspeita de conjuntivite gonocócica, devem-se realizar raspados conjuntivais para coloração de Gram imediata e para cultura. Na observação de diplococos intracelulares Gram-negativos, ou se houver forte suspeita clínica, o tratamento deve ser rapidamente iniciado (ceftriaxona 1 g, intramuscular, em dose única ou se comprometimento da córnea, ceftriaxona 1 g, intravenosa, a cada 12 horas). Antibioticoterapia tópica também deve ser prescrita.[6]

É prudente também tratar uma possível coinfecção por clamídia (azitromicina 1 g, via oral, em dose única ou doxiciclina 100 mg, via oral, a cada 12 horas por 7 dias), bem como tratar os parceiros sexuais.

Conjuntivite do recém-nascido

Denomina-se conjuntivite neonatal a inflamação da conjuntiva durante o primeiro mês de vida. Pode resultar da exposição ao nitrato de prata (conjuntivite química) ou da infecção por diferentes micro-organismos (bacteriana, clamídia, viral e fúngica).[7]

Sinais

Apresenta-se clinicamente de forma semelhante à conjuntivite bacteriana, com edema palpebral, hiperemia e

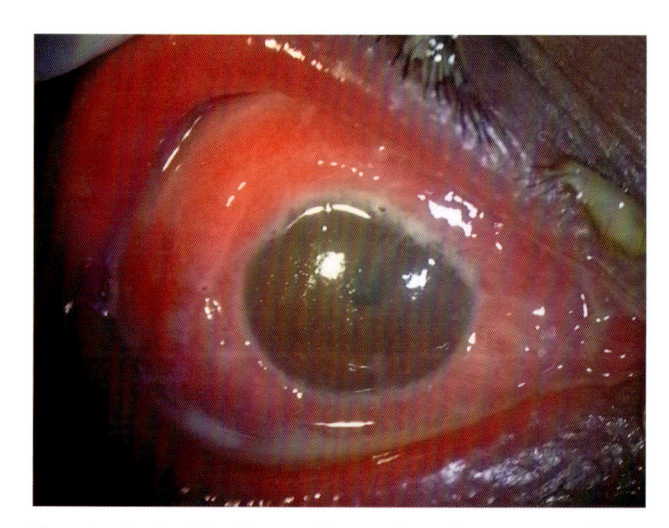

Figura 1 – Conjuntivite hiperaguda causada por *Neisseria gonorrhoeae*. Notam-se edema e hiperemia conjuntival e secreção purulenta abundante.

secreção. Nos casos de infecção por *Neisseria gonorrhoeae*, o quadro costuma ser mais intenso, com edema palpebral importante, apresentação abrupta e grande quantidade de secreção purulenta que volta a se acumular logo após a limpeza. Se não tratada, pode evoluir com acometimento da córnea e perfuração do globo ocular.

Tratamento

Conhecer o tempo de incubação e as manifestações clínicas dos diferentes agentes etiológicos auxilia o diagnóstico, porém múltiplos fatores podem modificar essas características (p.ex., exposição prolongada aos agentes infecciosos por ruptura prematura de membranas e associação de micro-organismos). Esses fatores, associados ao risco de complicações graves por falha no tratamento, tornam a coleta de material para estudo microbiológico mandatária nesses pacientes.

A conjuntivite gonocócica requer tratamento imediato. A irrigação copiosa da secreção purulenta é fundamental. O tratamento sistêmico consiste no uso de penicilina G cristalina (100.000 UI/kg/dia, intravenosa, a cada 12 horas, até os 7 dias de nascimento ou a cada 6 horas após os primeiros 7 dias de vida) ou ceftriaxona (25 a 50 mg/kg/ dia, intravenosa, a cada 12 horas, por 7 dias). Os pais também devem ser examinados e tratados para infecção clamidiana e gonocócica, em razão do alto risco de infecção concomitante.[7]

Nos casos de etiologia clamidiana, o tratamento é feito com eritromicina 50 mg/kg/dia, a cada 6 horas, por 14 a 21 dias.[7]

Nas infecções causadas por herpes simples, deve ser prescrito aciclovir, intravenoso, 15 a 30 mg/kg/dia, divididos em 3 doses diárias, em infusão lenta para prevenir precipitação no glomérulo renal, por 10 a 14 dias.[7]

É importante lembrar que uma avaliação cuidadosa pelo pediatra deve ser realizada em todos os casos de conjuntivite neonatal, a fim de pesquisar possível associação à infecção sistêmica.[7]

Ceratites

Lesão das camadas mais superficiais da córnea (epitélio e estroma anterior). Podem ser causadas por trauma, olho seco, infecções (herpéticas, bacterianas ou fúngicas), alergia ou doenças autoimunes. O corticosteroide tópico receitado inadequadamente por não oftalmologistas aumenta a ceratite pelo herpes simples.

É importante destacar que alguns agentes aparecem preferencialmente associados a fatores predisponentes específicos, como *Pseudomonas* spp. e *Acanthamoeba*, em usuários de lente de contato, quando comparados a pacientes não usuários.[8]

Podem levar à perda importante da visão, assim, diagnóstico e tratamento imediatos são fundamentais na limitação da perda tecidual, na redução da cicatrização e da necessidade de cirurgia futura.

Sintomas

Dor, fotofobia, diminuição da visão, secreção e hiperemia.

Sinais

Fotofobia, injeção ciliar (hiperemia ao redor do limbo) e presença de opacidade branca focal na córnea (Figura 2).

Diagnóstico e tratamento

Os pacientes com esse quadro devem ser prontamente encaminhados para avaliação por oftalmologista, para provável colheita de material para estudo microbiológico e tratamento específico.

Os pacientes devem ser orientados a não manter uso de lente de contato, não fazer compressas ou instilação de qualquer colírio até que sua avaliação seja realizada, pelo risco de agravamento do quadro.

Celulite

Infecção da pele ao redor da pálpebra, geralmente secundária à sinusite, trauma, picada de insetos ou conjuntivites. Normalmente é causada por bactérias, mas também pode ser causada por vírus, fungos e parasitas. É classificada em pré e pós-septal, conforme comprometa estruturas anteriores ou posteriores ao septo orbitário, e sua diferenciação é importante, pois norteia o tratamento.

As celulites pré-septais geralmente evoluem com eritema e edema palpebral, sem alteração na motilidade ocular ou na acuidade visual. Já nos casos de celulite pós-septal ou orbitária, por vezes podem-se observar proptose, dor intensa e alteração na motilidade ocular e na acuidade visual.[9]

Celulite pré-septal

A celulite pré-septal ou periorbitária acomete apenas pele e tecido superficial, não afetando estruturas posterio-

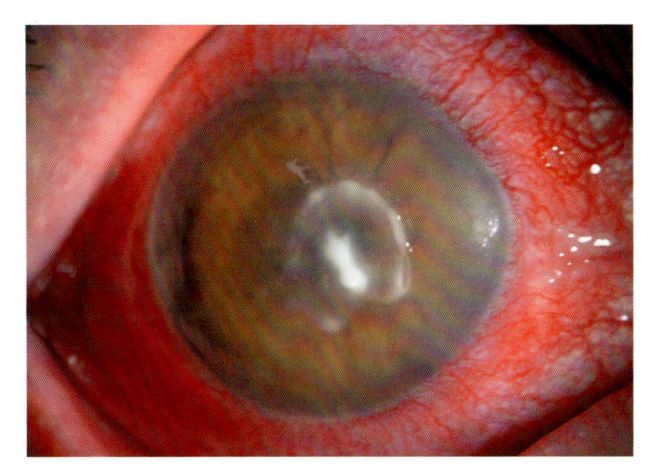

Figura 2 – Ceratite infecciosa. Lesão brancacenta dificultando a visão de detalhes da região central da câmara anterior.

res ao septo palpebral. É frequente em crianças, principalmente naquelas com antecedente de sinusopatia. Os agentes etiológicos mais encontrados são *Haemophilus influenzae* (crianças), *Staphylococcus aureus* e *Streptococcus* do grupo A.[9]

Sintomas

Edema de pálpebras, vermelhidão e dor. Febre leve pode estar presente. Frequentemente há antecedente de sinusite, picadas de inseto ou abrasões cutâneas locais.

Sinais

Eritema palpebral e edema (endurecido), calor e dor à palpação.

Diagnóstico

É importante avaliar presença de proptose e alteração da motilidade ocular para descartar celulite orbitária. Considerar a realização de hemograma completo e hemocultura em casos graves com comprometimento do estado geral ou febre.

A TC com contraste de crânio e órbitas deve ser solicitada nos casos de trauma ou suspeita de presença de corpo estranho intraocular ou em órbita, com sinusopatia associada ou quadro compatível de trombose do seio cavernoso.

Diagnóstico diferencial

Dacriocistite aguda, pseudotumor, alergia e tumor.

Tratamento

Crianças

- Se maior que 5 anos e bom estado geral: amoxicilina/clavulanato, 20 a 40 mg/kg/dia, via oral, em 3 doses diárias.
- Se menor que 5 anos, ausência de melhora com tratamento ambulatorial ou toxemia: internação hospitalar, ampicilina/sulbactam, 100 a 200 mg/kg/dia, intravenosa, em 4 doses diárias.[10]

Adultos

- Se bom estado geral: amoxicilina/clavulanato, 500 mg, via oral, a cada 8 horas.
- Se estado geral comprometido ou falha no tratamento ambulatorial: internação hospitalar, ampicilina/sulbactam, 1,5 a 3,0 mg/kg/dia, intravenosa, em 4 doses diárias ou ceftriaxona, 1 a 2 g, intravenosa, a cada 12 horas.[10]

Anti-inflamatórios não hormonais via oral e compressas frias também podem ser orientados.

Celulite pós-septal (ou orbitária)

Afeta estruturas da órbita, posteriores ao septo palpebral. Cerca de 75 a 85% são causadas por sinusites, mas também podem ser causadas por infecções da face e/ou dentárias, dacriocistite, traumas cirúrgicos e corpos estranhos.

Os agentes etiológicos mais frequentes são estafilococos, estreptococos, *Haemophilus influenzae* e anaeróbios.[11]

Perda irreversível da visão é descrita em até 10% dos pacientes com celulite pós-septal, em decorrência de complicações como oclusão de artéria central da retina e neurite óptica. Outras complicações descritas são trombose de seio cavernoso, meningite e até abscesso cerebral.

Sintomas

Olho vermelho, dor, visão dupla, edema palpebral e cefaleia.

Sinais

Eritema, calor e edema em região palpebral, proptose, alterações da motilidade ocular, baixa de acuidade visual e defeito pupilar aferente. Edema de disco óptico pode também estar presente.

Diagnóstico

A TC de órbita e dos seios, com e sem contraste, se possível, ajuda no diagnóstico de casos duvidosos e a excluir sinusite, corpo estranho e abscesso. Também deve ser realizada para investigar complicações (abscesso orbitário ou trombose do seio cavernoso) nos casos em que não há melhora com o tratamento.[11]

Exame oftalmológico completo e avaliação clínica/neurológica cuidadosa são importantes para descartar complicações oculares, meningite e sepse.

Hemograma e hemocultura também devem fazer parte da investigação.

Diagnóstico diferencial

Celulite pré-septal, tumor, fístula arteriovenosa e oftalmopatia tireoidiana aguda.

Tratamento

Internação hospitalar e antibioticoterapia intravenosa de amplo espectro, muitas vezes realizada com a administração de associações antibióticas, de acordo com a gravidade e patologia causadora.[11]

Endoftalmite

É uma inflamação intraocular grave causada por uma infecção ou trauma. É classificada em exógena, quando resulta de inoculação direta (pós-operatória ou trauma), ou endógena, quando o micro-organismo chega ao olho por via hematogênica. A forma mais frequente é a pós-operatória, tendo como principal causa a cirurgia de catarata. No caso das endoftalmites endógenas, os pacientes costumam apresentar doença de base, como diabetes, Aids, endocardite, uso de drogas injetáveis, imunossupressão ou hemodiálise. Metade desses pacientes não apresenta sintomas sistêmicos no momento do diagnóstico de endoftalmite, sendo importante investigar a fonte da infecção primária.[12]

Sintomas

Baixa de acuidade visual, dor ocular e sinais de sepse (endoftalmite endógena).

Sinais

Hiperemia, baixa acuidade visual, edema de córnea (perda da transparência da córnea) e hipópio (acúmulo de leucócito, formando nível esbranquiçado na câmara anterior – Figura 3). Por vezes, a avaliação do fundo de olho é impossível, em decorrência da opacidade de meios, sendo necessária a realização de exame de ultrassonografia ocular.

Os pacientes com endoftalmite podem ainda desenvolver disseminação da infecção com celulite e/ou formação de abscessos.

Tratamento

O início do tratamento deve ser o mais rápido possível. O tratamento depende da etiologia e da visão do paciente. Pacientes com endoftalmite pós-operatória com visão de percepção luminosa ou pior devem ser submetidos à vitrectomia imediata com cultura e antibiograma do material retirado e injeção intraocular de antibióticos. Pacientes com melhor visão podem ser submetidos a punção vítrea e administração intraocular de antibióticos. Geralmente são injetadas vancomicina e ceftazidima. Não existe evidência de benefício na antibioticoterapia sistêmica no caso de endoftalmite pós-operatória.[12]

No caso de endoftalmite endógena, a cultura de sangue, urina e liquor identificam o agente causador em até 70% dos casos. Antibioticoterapia sistêmica empírica e, em seguida, específica para o micro-organismo isolado nas culturas deve ser instituída e o foco primário de infecção investigado.

TRAUMATISMO OCULAR

O traumatismo ocular é aquele que atinge o globo ocular e seus anexos, sendo ainda hoje uma das principais causas de cegueira unilateral.

Antes de se iniciar qualquer abordagem, deve-se certificar de que o trauma não colocou o paciente em risco de morte.

Durante o primeiro atendimento, é fundamental aferir a visão do paciente e verificar a presença de defeito aferente pupilar relativo, visto que estes são os principais indicadores de prognóstico.

O exame deve ser sempre realizado de maneira cuidadosa, com uma luz difusa macroscopicamente, sem força ou pressão, pois, caso exista uma perfuração ocular, a força que o paciente faz para manter os olhos fechados e que o examinador faz na tentativa de abri-los pode provocar a extrusão de tecidos intraoculares. Se houver pouca colaboração, o exame sob sedação deve ser indicado.

Sempre que possível, deve-se tentar avaliar se houve lesão comprometendo a espessura total da parede do globo (trauma aberto) ou não (trauma fechado). De modo geral, os traumas abertos são mais graves e apresentam prognóstico mais reservado.

Se o paciente não puder ser encaminhado a um oftalmologista em decorrência de seu estado clínico, o olho deve ser ocluído com cuidado, sem realizar pressão, o que aumenta a chance de extrusão do conteúdo ocular.

Não se devem instilar colírios nem tracionar qualquer estrutura que se encontre exposta. Às vezes, a íris ou a úvea podem ser confundidas com um corpo estranho preso à superfície do olho (Figura 4).

CORPO ESTRANHO

Se afastada a hipótese de trauma aberto, deve-se então avaliar a conjuntiva tarsal, com eversão da pálpebra superior, na tentativa de identificar corpo estranho. Apenas os corpos estranhos localizados na conjuntiva tarsal superior ou inferior podem ser retirados pelo médico não especialista. Após a retirada, o paciente deve ser encaminhado ao oftalmologista para avaliar a existência do dano (abrasão) na córnea causado pelo corpo estranho durante sua permanência e iniciar tratamento adequado, bem como afastar ocorrência de infecção.

Os casos de corpo estranho comprometendo a esclera e/ou córnea devem ser cuidadosamente avaliados pelo oftalmologista com auxílio da lâmpada de fenda, para determinação de sua localização exata (profundidade). Nos casos de dúvida ou com aspecto sugestivo de localização profunda, o corpo estranho deve ser retirado apenas no centro cirúrgico, com preparo para reparo.[13]

Em todos os casos de corpo estranho superficial, deve ser orientado retorno após 24 horas para reavaliação e exclusão de processo infeccioso.[13]

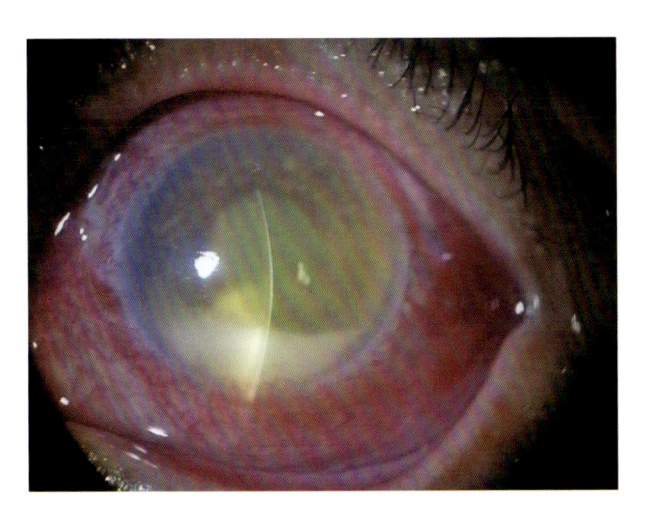

Figura 3 – Paciente com endoftalmite endógena. Notam-se o feixe de luz linear central em forma de cunha que delimita a córnea e o acúmulo de material brancacento posterior a esse feixe e anterior à íris (hipópio).

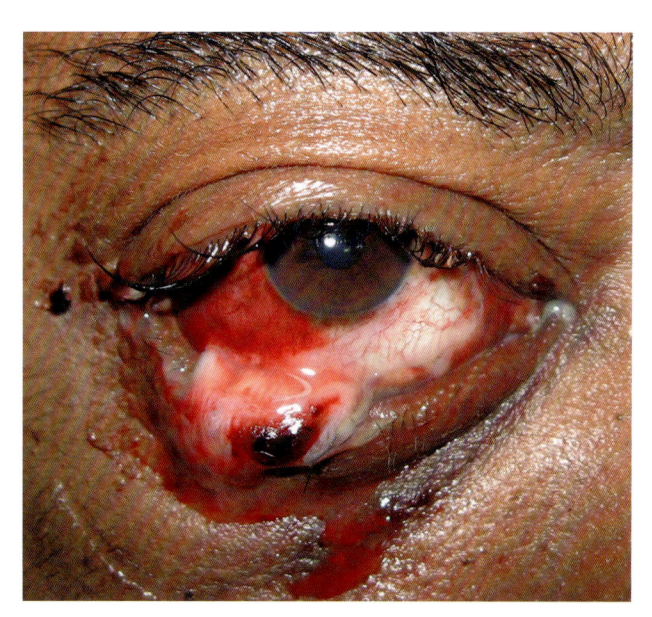

Figura 4 – Trauma ocular. Nota-se secção da conjuntiva com prolapso desta sobre a pálpebra. Não é possível excluir a possibilidade de trauma perfurante, apesar de as estruturas da câmara anterior estarem inalteradas.

A presença de corpo estranho intraocular deve ser sempre investigada.

A suspeita de corpo estranho metálico pode ser confirmada por meio da radiografia simples nas incidências de Caldwell ou Waters. Contudo, um resultado negativo deve sempre ser interpretado com cautela. A TC é capaz de detectar corpos estranhos maiores do que 0,06 mm^3 com sensibilidade de 100%.

A ressonância nuclear magnética está contraindicada na suspeita de corpo estranho metálico, pois a movimentação intraocular do corpo estranho pode provocar maior lesão às estruturas oculares.

QUEIMADURA

Queimadura fotoelétrica (ceratoconjuntivite fotoelétrica)

Comum nos pacientes usuários de solda sem equipamento de proteção ocular; geralmente aparece 6 horas após o uso da solda elétrica.

Sinais e sintomas

É caracterizada por dor intensa, lacrimejamento e fotofobia.

Tratamento

O paciente deve ser encaminhado para avaliação oftalmológica, para garantir que não haja corpo estranho na córnea, e o tratamento consiste em oclusão com pomada antibiótica.

Queimaduras químicas

O prognóstico visual do paciente que sofreu queimadura química é determinado pelo tipo e pela quantidade do produto que atingiu os olhos e pela demora até ser instituído o primeiro atendimento (lavagem copiosa das pálpebras e superfície ocular).

Produtos alcalinos tendem a causar lesões mais graves que os produtos ácidos, porque penetram mais facilmente no globo ocular, enquanto os ácidos costumam causar danos mais superficiais (Figura 5).[14]

Ao exame, os sinais mais frequentes são lacrimejamento e blefaroespasmo. Nos casos mais graves, podem ocorrer aumento da pressão intraocular, midríase (pupila dilatada) e catarata.

O tratamento deve ser imediato e intenso, com lavagem copiosa com solução salina balanceada por pelo menos 30 minutos ou até que o pH do fundo de saco conjuntival atinja um valor próximo a 7. Essa lavagem deve ser realizada em todos os casos, mesmo antes de testar a visão (a menos que se suspeite de ruptura do globo ocular).[14]

Nunca se devem utilizar soluções ácidas para neutralizar álcalis na irrigação ou vice-versa, pois as reações acidobásicas podem gerar produtos nocivos.[14]

A lavagem deve ser realizada com as pálpebras abertas e o paciente olhando para cima e para baixo, tentando retirar qualquer vestígio do agente químico da córnea e da conjuntiva.

Após esse procedimento, o paciente deve ser encaminhado ao oftalmologista para determinação da extensão da queimadura e início do tratamento medicamentoso específico.

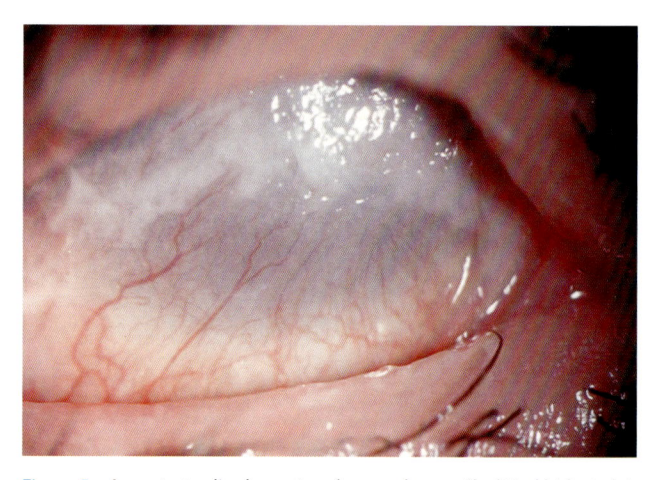

Figura 5 – Aspecto tardio de queimadura ocular por álcali (cal hidratada). Notam-se perda de transparência (não é possível ver qualquer detalhe da câmara anterior) e invasão da córnea por tecido fibroso vascularizado.

CONCLUSÕES

- O capítulo apresentou as principais urgências oftalmológicas e seus tratamentos, que são importantes para o clínico e podem auxiliar na diminuição de sequelas com o tratamento adequado.

REFERÊNCIAS BIBLIOGRÁFICAS

1. Burnstine MA. Clinical recommendations for repair of isolated orbital floor fractures: an evidence based analysis. Ophthalmology. 2002; 109(7):1207-10.
2. Kuhn F, Maisiak R, Mann L, Mester V, Morris R, Witherspoon CD. The Ocular Trauma Score (OTS). Ophthalmol Clin N Am. 2002;15(2):163-5, vi.
3. Bison S, Scarpi MJ, Soccol O, Tongu MTS. Etiologia da obstrução canalicular. Arq Bras Oftalmol. 2001;64(5):401-3.
4. Kaufman HE. Adenovirus advances: new diagnostic and therapeutic options. Curr Opin Ophthalmol. 2011;22(4):290-3.
5. Alves MR, Andrade BBA, Cresta FB. Conjuntivites infecciosas. In: Takahashi WY. Traumatismos e emergências oculares. São Paulo: Roca; 2003. p. 35-41.
6. Ullman S, Roussel TJ, Culberston WW, Foster RK, Alfonso E, Mendelsohn AD, et al. Neisseria gonorrhoeae keratoconjunctivitis. Ophthalmology. 1987;94(5):525-31.
7. Martins EN, de Freitas D. Conjuntivites neonatais. In: Kara-José N, de Freitas D, Moreira H, Boteon JE. Doenças da córnea e da conjuntiva. Rio de Janeiro: Cultura Médica; 2007. p. 135-8.
8. Panda A, Satpathy G, Nayak N, Kumar S, Kumar A. Demographic pattern, predisposing factors and management of ulcerative keratitis: evaluation of one thousand unilateral cases at a tertiary care centre. Clin Experiment Ophthalmol. 2007;35(1):44-50.
9. Israeli V, Nelson JD. Periorbital and orbital cellulitis. Pediatr Infect Dis. 1987;6(4):404-10.
10. Rico DG, Alberto BLRA, Iglesias G, Hermosilla G, Gómez A. Celulites preseptal y orbitária em la infância: respuesta a antibioticoterapia intravenosa. Arch Soc Esp Oftalmol. 2005;80(9):511-6.
11. Ferguson MP, McNab AA. Current treatment and outcome in orbital cellulitis. Aust N Z J Ophthalmol. 1999;27(6):375-9.
12. Nobe JR, Gomes DR, Liggett P. Post-traumatic and postoperative endophthalmitis: a comparison of visual outcomes. Br J Ophthalmol. 1987;71(8):614-7.
13. Gerente VM, Melo GB, Regatieri CV, Alvarenga LS, Martins EN. Occupational trauma due to superficial corneal foreign body. Arq Bras Oftalmol. 2008;71(2):149-52.
14. Conceição GS, Alvarenga LS. Queimaduras oculares. In: Hofling-Lima AL, Moeller CTA, de Freitas D, Martins EN. Manual de condutas em oftalmologia UNIFESP – Instituto da Visão. São Paulo: Atheneu; 2008. p. 921-4.

Urgências Ginecológicas de Interesse do Médico Geral

CAPÍTULO 10

José Maria Soares Júnior
Edmund Chada Baracat

OBJETIVO

O principal objetivo deste capítulo é a atualização do médico nas principais urgências ginecológicas, que são as inflamatórias, vasculares e hemorrágicas. Segundo a resolução do Conselho Federal de Medicina (n. 1.451/95, em 10 de março de 1995), a urgência é a ocorrência imprevista de agravo à saúde com ou sem risco potencial de morte, cujo portador necessita de assistência médica imediata.[1] Portanto, essas informações podem ser essenciais para auxiliar no diagnóstico e na conduta das mulheres em pronto atendimento.

ABDOME AGUDO VASCULAR

O termo abdome agudo está associado à dor de início súbito e de intensidade variável no abdome que leva a paciente a procurar socorro médico, impreterivelmente. Caso não seja diagnosticado e conduzido de forma correta, pode levar à deterioração clínica, aumentando a morbimortalidade da paciente. Em geral, o tratamento envolve procedimento cirúrgico. Em alguns casos de abdome agudo vascular, os sintomas podem ser discretos, e a evolução, insidiosa. Esses aspectos podem retardar o diagnóstico e trazer consequências severas à mulher.[2] As principais etiologias são as torções totais ou parciais de órgãos ou tumores pélvicos que podem comprometer o útero ou os anexos. O quadro agudo de dor está relacionado com a isquemia provocada pela interrupção do fluxo sanguíneo para os tecidos. Deve-se salientar que a demora no tratamento pode causar a necrose e a inviabilidade do órgão acometido e, nos casos mais graves, pode determinar a morte.[2]

Não há evidências suficientes de que alterações relacionadas com a ovulação e com o período pré-menstrual sejam fatores que aumentem o risco de torção ovariana e/ou anexial.[2] Contudo, deve-se citar que a torção dos anexos é mais comum na terceira década de vida. Em mulheres submetidas a programa de fertilização assistida, em alguns casos de hiperestimulação ovariana, os cistos tecaluteínicos resultantes desse processo podem contribuir para o incremento do volume ovariano, proporcionando torção tanto da gônada como da tuba uterina. Quando os cistos têm diâmetro maior que 5 cm, o risco ainda é maior de torção do ovário. Além disso, tumores ovarianos e endometriomas podem levar ao comprometimento vascular quando são volumosos.[3] Portanto, são necessários cuidados especiais em tratamentos que podem estimular o aumento do volume das gônadas nas mulheres. Deve-se salientar, ainda, que leiomiomas uterinos subserosos pediculados podem também torcer e levar ao quadro de abdome agudo vascular.[2]

Abdome agudo em crianças é raro, desde que não existam malformações, que incluem tuba extremamente longa ou não formação de mesossalpinge. Além disso, eventualmente, pode haver formação de cisto ou cistos ovarianos volumosos que podem mudar a posição ovariana, levando à sua torção.[4] Na pós-menopausa, o carcinoma ovariano decorrente do volume pode ter torção anexial e ser causa de abdome agudo vascular.[2]

Na fisiopatogenia do abdome agudo vascular, pode haver dificuldade para drenagem sanguínea, pois as paredes das veias ovarianas e tubárias entram em colapso mais facilmente que as das artérias, dependendo do grau da torção. Consequentemente, pode haver congestão intensa na região, resultando em necrose e agravando o processo. A estase sanguínea também determina o surgimento de trombos nos vasos venosos comprometidos que pode predispor a embolia em outros órgãos, principalmente na tentativa de distorcer o anexo durante o procedimento cirúrgico. Além disso, a torção pode determinar abdome agudo hemorrágico, pois a obstrução venosa e a necrose nos tecidos podem permitir o extravasamento sanguíneo na cavidade peritoneal, resultando em hemoperitônio. Nesse caso, a dor pélvica pode irradiar para o ombro em virtude da irritação do diafragma pelo acúmulo de sangue na cavidade abdominal. Nessa situação, a paciente pode ter piora do quadro clínico, com instabilidade hemodinâmica.[2]

No exame físico, repercussões gerais, como palidez cutânea, dispneia, hipertermia, hipotensão arterial e hipotensão ortostática, são importantes sinais para avaliação da estabilidade hemodinâmica e para impor medidas de reposição volêmica em caráter de urgência antes de outros procedimentos.[2] Após isso, o exame ginecológico é fundamental.

O toque vaginal (uni ou bidigital) associado ao toque retal permite a caracterização ginecológica da dor, bem como sua relação com os demais órgãos pélvicos (exceto na paciente obesa). Em algumas situações, por causa da dor, o exame deve ser feito sob narcose, principalmente na avaliação de tumor pélvico. A identificação do útero e dos anexos, sua relação com a bexiga e as alças intestinais, as características da sensibilidade local e a presença de abaulamento (ou dor aguda) podem, associados aos demais parâmetros clínicos, auxiliar no diagnóstico diferencial. Nos casos de torção anexial associada ao hemoperitônio, a dor pode ser insuportável durante a mobilização do colo uterino, podendo ocorrer abaulamento no fórnice vaginal posterior em razão do sangue coletado que pode ser puncionado durante o exame especular para comprovação de sangue na cavidade abdominal.[2]

O diagnóstico pode ser mais fácil quando a apresentação da doença é clássica, com dor abdominal localizada em uma das fossas ilíacas, evidências de peritonite e achado de massa anexial. Contudo, há casos em que os sintomas são atípicos ou pouco sintomáticos. Esses fatos dificultam o diagnóstico, bem como o tratamento cirúrgico. Portanto, essas mulheres podem ter prognóstico pior pela necrose dos tecidos afetados.[2]

Na suspeita de abdome agudo vascular, a ultrassonografia pélvica transvaginal ou transabdominal pode auxiliar na avaliação da presença de cistos ou tumores gonadais ou anexiais, bem como a presença de leiomiomas uterinos pediculados. Esse exame pode também detectar líquido livre na cavidade pélvica, o que pode ser sinal de hemoperitônio. Contudo, o exame pode falhar em predizer o comprometimento vascular das estruturas envolvidas. Há poucos relatos de que a ressonância magnética (RM) acuraria melhor essa detecção, proporcionando um diagnóstico mais precoce.[5]

Os tumores ovarianos que sofrem torção geralmente são os de volume médio, entre 5 e 15 cm. O quadro clínico depende do grau de torção. Quando a torção é mínima, ou seja, menor de 240º e ocorrer lentamente, os sintomas são discretos. No entanto, se a torção for de 360º, pode haver dor intensa, aguda e súbita, náuseas e vômitos, sinais de peritonite e íleo paralítico. O diagnóstico baseia-se em anamnese, exame físico geral e ginecológico aliados à propedêutica complementar, como ultrassonografia (US), tomografia computadorizada (TC) e RM, principalmente para afastar outras afecções não ginecológicas.[2,4,5]

O tratamento de urgência vascular é sempre cirúrgico, por causa das altas taxas de morbidade e de mortalidade ligadas a essa afecção. Todavia, na presença de instabilidade hemodinâmica, recomendam-se a reposição hídrica e o emprego de hemoderivados, para restabelecer as condições hemodinâmicas antes da cirurgia.[2] A via de acesso para o procedimento cirúrgico pode ser laparoscópica ou laparotômica. Alguns serviços de urgência, principalmente nos Estados Unidos, estão adotando a técnica robótica para a realização da cirurgia. Não há ainda evidências suficientes para indicar que esse procedimento tenha benefícios superiores aos dos outros.[6]

As torções proporcionam desde edema e congestão dos tecidos até necrose total ou parcial do órgão acometido. No primeiro caso, pode-se tentar a distorção com material atraumático, com aspiração do cisto (ou realização de salpingostomia se houver hidrossalpinge) e/ou com sua exérese. Nos casos mais graves, impõe-se a remoção do órgão afetado, pois sua distorção prévia levaria à liberação de embolo à circulação.[2]

Na torção de nódulo de leiomioma subseroso pediculado, o tratamento pode ser conservador, com a remoção apenas do leiomioma, ou radial, com a retirada do útero quando houver muito comprometimento desse órgão por isquemia e necrose.[2]

URGÊNCIAS HEMORRÁGICAS

As urgências hemorrágicas são classificadas em causas externas ou internas da cavidade. As causas externas podem estar relacionadas a trauma ou ser resultantes de ulceração ou, mais raramente, de necrose tumoral na região do pudendo feminino. Além disso, o ectrópio cervical ou a laceração das paredes vaginais ou fórnices vaginais podem ser a origem de sangramento, e podem ser referidos pela paciente após relação sexual. Em geral, são de pequena monta, mas algumas vezes podem ser volumosos, necessitando de tamponamento vaginal e até tratamento cirúrgico, com cauterização do ectrópio e sutura da laceração na vagina.[7]

Deve-se citar, ainda, que o pólipo uterino (endocervical e/ou endometrial) pode ser fonte de sangramento copioso, necessitando de tratamento cirúrgico de urgência com exérese dessa estrutura para controle do sangramento.[2] Além dessa afecção, o leiomioma submucoso pode também ser a etiologia de sangramento uterino volumoso, recomendando-se sua remoção cirúrgica e hemostasia por histeroscopia cirúrgica. Observa-se que, nos casos mais graves, deve ser primeiramente efetuada a estabilização hemodinâmica com a reposição volumétrica. Na ausência de equipamento adequado para histeroscopia, pode-se realizar a curetagem uterina na tentativa de diminuir o sangramento. Nos casos extremos em que ocorrem falhas na hemostasia, pode-se recorrer a ligadura ou a embolização das artérias uterinas ou hipogástricas, bem como a histerectomia, para evitar uma fatalidade. Esse desfecho é mais frequente quando há leiomiomas submucosos associados.[8]

No caso de carcinoma de vagina, colo e/ou corpo do útero, quando há tumores exofíticos e sangramentos, recomenda-se como primeira medida o tamponamento vaginal, para frear a hemorragia. Caso não seja suficiente, deve-se realizar a embolização das artérias uterinas ou seus ramos cervicais. Outra opção é proceder à ligadura das artérias hipogástricas.[2]

Nos casos de sangramento disfuncional do endométrio com fluxo muito volumoso, deve-se estabilizar a paciente hemodinamicamente com soluções salinas e coloides e, se necessário, empregam-se hemoderivados. Na maioria dos casos, a avaliação do tipo da disfunção (ovulatório ou anovulatório) pode ser prejudicada. Assim, o tratamento hormonal é o mais eficaz para coibir esse sangramento com alta dose de estrogênio para estimular o crescimento do endométrio. Podem ser utilizados o etiliestradiol (3 a 4 comprimidos de 50 mcg/dia), os estrogênios conjugados equinos (4 a 12 comprimidos de 0,625 mg/dia) e valerato de estradiol (3 a 5 comprimidos de 2 mg/dia). Não se pode esquecer de prescrever protetores gástricos e antieméticos concomitantemente, visto que os estrogênios nas doses citadas podem irritar a mucosa gástrica. Além disso, os medicamentos antifibrinolíticos (p.ex., ácido tranexâmico, 1 a 6 g/dia) e anti-inflamatórios não hormonais também podem ser empregados junto com os estrogênios, para aumentar a hemostasia uterina. Não se recomenda o uso de anti-inflamatórios que atuem na lipo-oxigenase, diminuindo os leucotrienos, pois pode haver redução da agregação plaquetária e aumento do sangramento. Considera-se falha no tratamento quando não há diminuição do sangramento nas primeiras 24 a 48 horas, e recomenda-se reavaliar o caso.[2,9]

As cirurgias por via vaginal, como eletrocoagulação, conização ou amputação do colo uterino, colpoperineorrafia, histerectomia vaginal ou histeropexia por via vaginal, bem como colocação de telas em paredes vaginais (anterior e/ou posterior), podem ser origem de sangramentos no pós-operatório em razão da hemostasia imperfeita. Após avaliação do local do sangramento, pode-se optar pelo tamponamento vaginal. Contudo, em sangramento copioso, recomenda-se a abordagem cirúrgica sob anestesia para hemostasia.[2]

Nas causas internas de urgências hemorrágicas, a ruptura de víscera pélvica e/ou vasos pélvicos podem ser os responsáveis pelo sangramento, resultando em irritação peritoneal e abdome agudo. Sugere-se sempre verificar os sintomas que estão relacionados com a instabilidade hemodinâmica, como fraqueza, tonturas, síncopes e perda da consciência, quando houver essa suspeita, pois há risco de choque hemodinâmico. No entanto, a evolução do sangramento pode ser insidiosa, dependendo do calibre do vaso, do grau de comprometimento do órgão e tamponamento por coágulos sanguíneos e órgãos adjacentes. Dessa forma, cautela no atendimento de mulheres com suspeita de sangramento cavitário é importante para evitar uma fatalidade. A US pélvica pode ser usada para investigar a presença de líquido livre na cavidade, bem como para investigar o órgão que possa estar acometido. Entre as causas, a gravidez ectópica é intercorrência das mais comuns entre os processos hemorrágicos internos.[10] Muitas mulheres com gravidez ectópica podem ter passado de processos inflamatórios pélvicos que podem levar a deformidades tubárias e aderências.[2]

A culdocentese ou punção do fórnice vaginal posterior com agulha de grande calibre pode ser empregada para verificação de sangue cavitário, principalmente quando há abaulamento durante o exame ginecológico.[2] O tratamento consiste na reposição da perda sanguínea e em cirurgia (laparotomia ou laparoscopia com ou sem robótica). A conservação da tuba vai depender do seu grau de comprometimento, da idade e do passado obstétrico da paciente.[10]

A laparoscopia permite tanto o diagnóstico de gravidez ectópica quanto a exclusão de outras afecções que podem ter quadro clínico semelhante, como ruptura de cisto folicular ou lúteo hemorrágico, bem como torção de tumor anexial ou de leiomioma subseroso pediculado. Esse procedimento tem menor morbidade e menos complicações do que a laparotomia. Outra técnica cirúrgica que está sendo desenvolvida é o emprego da robótica para essas cirurgias. Todavia, o custo e o benefício reais dessa técnica ainda precisam ser avaliados e estudados.[6]

O quadro clínico da ruptura de cisto folicular ou cisto lúteo é, em geral, discreto em função da pequena quantidade de sangue. Portanto, a cura pode ser espontânea, e muitas vezes a mulher não procura o serviço de urgência. Quando as manifestações clínicas têm maior intensidade, com dor forte, distensão abdominal, hipotensão e até choque, é necessária a exploração cirúrgica para hemostasia e sutura da área lesada. Salienta-se que a paciente deve ser sempre compensada hemodinamicamente antes do ato cirúrgico.[2,11]

Na adolescência, as malformações genitais, como imperfuração himenal, septação, atresia ou agenesia vaginais, bem como a agenesia de colo de útero, podem ser responsáveis por sangramento cavitário por causa do não escoamento do fluxo pelo trato genital inferior. Esse processo pode resultar em hematocolpo, hematometra, hematossalpinge e, por fim, hemoperitônio. Algumas meninas podem ter queixas de dor cíclica (criptomenorreia) precedendo o quadro de abdome agudo. Os sintomas são menstruações retrógradas para cavidade, em virtude da obstrução do trajeto genital. Durante o tratamento cirúrgico da imperfuração himenal, é feita incisão da membrana himenal em cruz, podendo fixar as bordas na base himenal com fio de catgut simples 4-0, para evitar novo fechamento dessa estrutura. Se essa via de drenagem não for suficiente para esvaziar o sangue represado, deve-se indicar cirurgia. Na atresia ou agenesia vaginal, pode-se bloquear o sangramento com o emprego de tratamento estrogênico ou estroprogestativo e a realização da correção por neovagina, em segundo tempo.[12]

A torção de tumores no ovário pode levar a hemoperitônio por obstrução venosa, causando extravasamento sanguíneo. O tratamento consiste na laparotomia, laparoscopia ou robótica com exérese do anexo ou da porção comprometida pelo infarto isquêmico. Entre os tumores de ovário, destacam-se os endometriomas, presentes em 10% das mulheres com tumor de ovário submetidas a cirurgia.[2]

Outras causas de hemorragia cavitária de origem genital são decorrentes de cirurgias ginecológicas ou oriundas de ruptura de órgãos por traumatismo da pelve. A hemorragia pós-operatória geralmente está relacionada com defeitos na hemostasia por problemas na técnica operatória ou discrasia sanguínea. O diagnóstico se baseia no quadro clínico, pois a paciente pode ter sinais de hipovolemia que às vezes pode ser no pós-operatório imediato. O tratamento consiste em reposição de perdas sanguíneas e cirurgia com ligadura dos vasos sangrantes.[2] No trauma pélvico, a cirurgia precisa de uma equipe multidisciplinar, visto que a pelve pode ter deformidades ósseas e outros órgãos podem estar envolvidos, dificultando a abordagem cirúrgica.[13]

TRAUMA GENITAL

O trauma genital pode ter várias origens:

a Coito.
b Corpo estranho.
c Mecânico (p.ex., acidente automobilístico).
d Térmico (queimadura).
e Químico (por substâncias ácidas ou cáusticas).[14-17]

Após o primeiro coito vaginal, podem surgir uma ou mais fissuras de forma radiada ou oblíqua, desde a borda livre até a base da região himenal. Em alguns casos, pode ocorrer sangramento exagerado e/ou lesão além da base himenal. Esses traumas decorrem de atividade brutal e/ou mal orientada. Quando acomete reto e/ou ânus, pode ocorrer formação de fístula vaginal como sequela. Além de trauma do hímen, pode ocorrer laceração na parede vaginal lateral e até no fórnice vaginal posterior, dependendo da posição durante a relação e da proporção peniana em relação à vagina. Nesses casos, há necessidade de correção cirúrgica com hemostasia adequada e fechamento da lesão.[14-17]

Em crianças pequenas, a penetração de corpo estranho pode ser acidental. Nas maiores, por curiosidade e sexualidade incipiente. Durante a puberdade, em alguns casos, pode ocorrer manipulação decorrente da masturbação. Nessas situações, pode haver desde sangramento anormal até corrimento purulento em razão do corpo estranho. Em muitos casos, durante o exame físico, o objeto pode ser retirado. Contudo, na falha da identificação ou da retirada, sugere-se exame sob narcose.[15-17] Quando há empalamento, pode haver penetração do objeto na cavidade pélvica e lesão de órgãos abdominais, bem como hemorragia intensa.[14-17] Nesses casos, recomenda-se a reposição volêmica com soluções cristalinas e coloides, se necessário com hemoderivados. Após a estabilização hemodinâmica, deve-se realizar laparotomia ou laparoscopia em caráter de urgência.[14-17]

Nos casos de violência sexual, deve-se realizar a prevenção de gravidez indesejada, bem como a profilaxia para doenças sexualmente transmissíveis no atendimento de urgência. O método da intercepção ou anticoncepção de urgência, pelo uso da pílula do dia seguinte com a ministração de 2 comprimidos de levonorgestrel 0,75 mg (dose única ou 1 comprimido a cada 12 horas), deve ser oferecido à paciente como medida para prevenir a gravidez. Deve-se salientar que há interação medicamentosa com o uso de antirretrovirais, o que pode levar à diminuição na eficácia da anticoncepção. O uso de dispositivo intrauterino (DIU) pós-estupro é método de intercepção, entretanto, pode ser mais uma agressão à paciente, levando bactérias patogênicas para cavidade endometrial.[18,19]

Para a profilaxia de doenças sexualmente transmissíveis, como a sífilis, recomenda-se penicilina G procaína 2,4 a 4,8 milhões de UI. Administra-se probenecida (1 g) uma hora antes de aplicar penicilina. O Ministério da Saúde também sugere a profilaxia de cancro mole, linfogranuloma venéreo, gonorreia e tricomoníase. Na profilaxia de clamídia, pode-se ainda optar por doxiciclina, 100 mg, a cada 12 horas por 14 dias. Além disso, deve-se fazer a profilaxia para os vírus da hepatite B e HIV (zidovudina, lamivudina e lopinavir/ritonavir).[20]

No trauma por acidente ou violência física, a lesão vulvar pode ser por golpe direto, levando ao dano tecidual. A extensão da lesão vai depender da idade da mulher, bem como da forma e da consistência do objeto que determinou o trauma. Em geral, as lesões mais comuns são equimoses, lesões contusas ou cortocontusas e hematoma vulvar, principalmente nos grandes lábios (uni ou bilateral). Estas podem ainda afetar o clitóris e a uretra. Nos casos de pequena extensão do hematoma vulvovaginal, pode-se ter conduta expectante com medidas clínicas, como aplicação de gelo na região vulvar e a prescrição de analgésicos e anti-inflamatórios.[14-17] Nos casos mais graves, pode haver necessidade de sondagem vesical e até de cirurgia.[14-17]

Em acidentes automobilísticos ou por outros meios de transporte, a lesão também pode depender da aceleração do veículo e efeito em massa deste, acarretando lesões mais profundas, que podem comprometer a parte óssea da bacia e inclusive os órgãos pélvicos. Salienta-se, ainda, que os traumas na região dos grandes lábios podem originar hematomas de grande dimensão e extensão que podem ocluir totalmente o introito vaginal, dificultando a avaliação de possível lesão na parede vaginal ou o comprometimento de bexiga e/ou reto. Em casos muito graves, pode-se ver ruptura vaginal com visualização de alças intestinais.[14-17]

Aplicação de substância cáustica ou ácida na região vulvar pode causar desde processo inflamatório tênue até uma lesão extensa com necrose do tecido no órgão genital externo. Em alguns casos, há necessidade de intervenção cirúrgica e colocação de enxerto cutâneo na região.[21]

PROCESSOS INFLAMATÓRIOS

As lesões inflamatórias/infecciosas dos órgãos genitais podem acometer tanto a região do pudendo feminino ou vulva (externo) quanto a vagina até a cavidade abdominal (interno). Os processos mais internos são, em geral, os mais graves e de pior prognóstico, podendo deixar sequelas que comprometem o futuro reprodutivo da mulher. De fato, a doença (ou moléstia) inflamatória pélvica pode resultar em quadro de abdome agudo.[22]

VULVA – PIODERMITES

As principais piodermites no pudendo feminino, em geral, acometem os folículos pilosos na região púbica e nos grandes lábios e são representadas por foliculite, furúnculo e antraz. Doenças hematológicas, má nutrição, substâncias imunodepressoras, diabete melito e obesidade são fatores que podem aumentar o risco do surgimento dessas afecções.[22,23]

A foliculite é um processo inflamatório superficial que atinge apenas o folículo piloso, formando eritema, pápula e/ou pústula, mas, em casos mais graves, pode evoluir para pústula, cisto e até abscesso. Essa alteração da pele pode ser determinada por diversos fatores, como agentes químicos, alérgicos, medicamentosos, mecânicos (fricção) e/ou infecções. Os agentes mais comuns dessa afecção são os estafilococos e os estreptococos.[22,23]

Nos casos em que ocorre avanço do processo infeccioso, podem surgir nódulo ou cisto inflamatórios denominados furúnculo. Em geral, a queixa de dor da paciente é maior do que com a foliculite. No exame físico, pode ser facilmente reconhecido por envolver áreas grandes e elevadas, além de ser extremamente doloroso à manipulação. Os furúnculos são sensíveis e podem atingir uma profundidade de 1 a 5 cm. Podem ter consistência firme, mas que se tornam flutuantes em poucos dias, sendo acompanhados de sinais de hiperemia local, dor e aumento de volume e temperatura, podendo evoluir para coleção subepitelial purulenta ou abscesso.[23]

Quando o processo infeccioso atinge a camada mais profunda da pele, como o tecido subcutâneo, as lesões são designadas de antrazes. Portanto, são lesões cutâneas mais extensas e profundas. Em geral, são constituídas por abscessos sensíveis, eritematosos e grandes. Não se pode esquecer de que, se não forem corretamente tratadas, podem determinar outras complicações a distância, como endocardites, osteomielites, disseminação para outras regiões do tegumento, bem como o surgimento de celulite, fasceíte necrotizante e até sepse. Além disso, as pacientes podem desenvolver cicatrizes deformantes e permanentes nos casos mais graves.[24]

Tratamento das piodermites no pudendo feminino

O tratamento consiste em enfatizar sobre higiene pessoal e vestiário adequado, bem como orientar limpeza local pelo menos 3 vezes ao dia. O emprego de anti-inflamatórios não hormonais e antibióticos é importante no tratamento.

Os antibióticos que podem ser usados por 7 a 10 dias são:

a Penicilina G procaína, intramuscular, na dose de 400.000 U, a cada 12 horas.
b Amoxicilina na dose de 500 mg, por via oral, a cada 8 horas.
c Oxacilina na dose de 500 mg, a cada 6 horas, por via oral.
d Eritromicina 500 mg, via oral, a cada 6 horas.
e Cefalexina 500 mg ou 1 g, respectivamente, 4 e 2 vezes ao dia, por via oral.

Os três últimos são de preferência quando há suspeita de bactérias resistentes à penicilina e seus derivados. Quando houver processos mais graves com pus ou abscesso, sugere-se a coleta de material para cultura e antibiograma, para avaliar a sensibilidade bacteriana.[22]

Salienta-se que a resistência do estafilococo está aumentando, surgindo cepas que não respondem ao tratamento com oxacilina e outros antibióticos, chamados de meticilina não resistentes. Apesar de haver relatos desses agentes oriundos de infecções adquiridas na comunidade,[25,26] ainda são mais comuns quando adquiridos em ambiente hospitalar.[27] Nesses casos, podem-se empregar:

a Associação entre sulfametoxazol (400 a 800 mg) e trimetoprim (80 a 160 mg).
b Doxaciclina (100 mg).
c Mitomicina (100 mg).
d Clindamicina (300 a 600 mg).

Os três primeiros devem ser prescritos 2 vezes ao dia, enquanto a clindamicina deve ser ministrada a cada 8 horas. Esses medicamentos não devem ser de primeira escolha em mulheres grávidas, principalmente os derivados da tetraciclina, por causa dos efeitos colaterais no feto. Nos casos extremos, as pacientes devem ser internadas e medicadas com substâncias intravenosas. Em alguns casos complicados, pode ser necessário o uso da vancomicina na dose de 15 mg/kg, por via intravenosa, a cada 12 horas.[26] No emprego desse medicamento, é necessária a verificação sérica do antibiótico em virtude dos efeitos tóxicos.[28,29]

ÚLCERAS NO PUDENDO FEMININO

As úlceras são lesões oriundas da perda da integridade da pele ou mucosa na região do pudendo feminino. As afecções dolorosas mais frequentemente atendidas na urgência são: herpes, cancroide, linfogranuloma venéreo ou infecção fúngica.

A lesão cutânea herpética está relacionada ao DNA-vírus (HSV-1 e HSV-2) e se manifesta após período de incubação de 2 a 7 dias, e a primeira infecção tem o quadro clínico mais exuberante e prolongado do que as recorrências. Os principais sintomas são parestesia discreta, prurido, ardor ou dor de intensidade variável em região vulvar, e podem ser acompanhados de febre, mal-estar, cefaleia, mialgias e/ou dor abdominal.[30]

Em geral, as lesões são representadas por vesículas dolorosas agrupadas. Podem também ser vistas no colo uterino. Caso as alterações da mucosa estejam próximos do meato uretral, a micção pode ser prejudicada, resultando em retenção urinária.[29] Em geral, após alguns dias da infecção, há ruptura das vesículas e surgimento de úlceras irregulares, de pouca profundidade, dolorosas e com fundo limpo. Em muitos casos, ocorre o comprometimento dos linfáticos da região inguinal (linfonodomegalia). Normalmente, há cicatrização das lesões após algumas semanas do início da infecção e redução da sintomatologia. Para auxiliar o diagnóstico, podem-se empregar técnicas de biologia molecular, como reação em cadeia da polimerase (PCR), para detectar o vírus, além de determinação sorológica. A citologia vaginal pela coloração de Tzanck pode ser útil para identificar inclusões nucleares virais em células gigantes multinucleares que acompanham a infecção pelo herpes.[30] Para o tratamento, sugere-se o emprego de água boricada para aliviar os sintomas, bem como anti-inflamatórios para amenizar a dor decorrente das lesões no pudendo feminino. Especificamente, recomenda-se o emprego de antirretrovirais por via sistêmica, como aciclovir (400 mg, 3 vezes/dia), fanciclovir (125 a 250 mg, 2 a 3 vezes/dia) e valaciclovir (500 mg a 1 g, 2 vezes/dia). Em geral, a primeira infecção do herpes genital necessita de dose maior e duração do tratamento de 7 a 10 dias, e na secundária, pode-se empregar dose menor por 5 dias.[30]

O cancro mole é causado pelo *Haemophilus ducreyi* e se manifesta por formações papulosas que evoluem para pústulas e, em seguida, para úlceras. Essas lesões são muito dolorosas, com bordas elevadas e fundo sujo (purulento), com intenso edema em epiderme e derme. Geralmente, são várias e espelhadas, ou seja, outra lesão bem próxima da primeira, em virtude da fácil inoculação. A evolução é rápida em poucos dias. Pode haver o comprometimento dos linfonodos inguinais, com a formação de tumor (bubão) e dor na região e, em muitos casos, pode ocorrer a fistulização e saída de conteúdo purulento. A coleta de material da lesão e/ou do aspirado do linfonodo comprometido pode auxiliar o diagnóstico. Emprega-se a técnica de coloração de Gram para evidenciar o *H. ducreyi*. O tratamento é feito com anti-inflamatórios não hormonais para o sintoma da dor e antibióticos, como ceftriaxona (250 mg, intramuscular, dose única), azitromicina (1 g, via oral, dose única), ciprofloxacino (500 mg, via oral, 2 vezes/dia por 3 dias) e eritromicina (500 mg, via oral, 3 vezes/dia por 7 dias).[30]

Vulvovaginite por candidíase tem como agente etiológico mais frequente a *C. albicans*, mas podem-se encontrar outros fungos, como *C. glabrata* e a *C. tropicalis*, que aumentam a resistência aos diferentes antifúngicos.[31] Esses agentes podem determinar corrimento branco, em placas, aderente, com aspecto de leite coalhado ou queijo. Em geral, é acompanhado de prurido intenso, disúria e dispareunia. Durante o exame, observam-se hiperemia intensa, escoriações, maceração e até úlceras na região vulvar, as quais podem simular as características clínicas da infecção herpética, em alguns casos. O exame laboratorial pode ajudar no diagnóstico: pH vaginal é ácido (abaixo de 4,5) e há identificação de filamentos ramificados (pseudo-hifas) e/ou brotamentos (esporos) no exame microscópico.[32]

A via oral é importante para o controle dessas infecções, pois possibilita o tratamento dos focos genitais, bem como os eventuais reservatórios extragenitais (gastrintestinal) desse micro-organismo. Os fármacos mais comumente usados são: fluconazol na dose de 150 mg (dose única), itraconazol na dose de 200 mg a cada 12 horas por 1 dia ou cetoconazol na dose de 400 mg/dia por 5 dias. Salienta-se que o tratamento por via vaginal pode ter eficácia discretamente inferior à via oral:

a   Isoconazol em forma de óvulo para aplicação única ou em creme com aplicação diária por 7 dias.
b   Terconazol em forma de creme por 5 dias.
c   Tioconazol em creme com aplicação única.
d   Nitrato de miconazol creme por 7 a 14 dias.
e   Nistatina creme por 10 a 14 dias.[32,33]

PROCESSO INFECCIOSO/INFLAMATÓRIO EM GLÂNDULAS ANEXAS E COLO UTERINO

Bartolinite aguda é um processo inflamatório/infeccioso na glândula de Bartholin (incluindo os ductos) causado pelo gonococo. Pode comprometer a vulva e, nos casos mais complicados, formar abscesso que pode ter drenagem espontânea para o pudendo feminino. Contudo, há casos que precisam de cirurgia para remoção do conteúdo purulento, principalmente quando não há pertuito para o escoamento da pus ou houve o fechamento deste com a formação de nova coleção. Recomenda-se que o material coletado seja examinado no laboratório com coloração de Gram e até cultura com antibiograma.[31]

O antibiótico utilizado para complementação da terapêutica cirúrgica é a penicilina G procaína, na dose de 4.800.000 U, por via intramuscular. É comum também a etiologia por clamídia ou a associação dos dois agentes, havendo, portanto, necessidade de se completar a terapêutica com doxiciclina na dose de 100 mg, a cada 12 horas, por via oral, por 7 a 10 dias, ou azitromicina, em dose única de 1 g, por via oral. Recomenda-se tratar o parceiro. A cura do processo acontece em poucos dias. As recidivas são comuns, podendo, na fase crônica, ocorrer o desenvolvimento de cisto do ducto da glândula de Bartholin. O tratamento é cirúrgico para remoção do cisto e da própria glândula. Pode-se optar, ainda, pela marsupialização do cisto. Em revisão sistemática recente, não há evidências suficientes que uma técnica seja superior à outra.[34]

Nos casos de skenite (infecção da glândula parauretral) e/ou cervicite aguda, o tratamento precisa ser conservador, independentemente da etiologia ser gonocócica ou não. Os antibióticos empregados são semelhantes aos da bartolinite aguda, ou seja, têm ação contra gonococos e clamídia. Nos casos mais complicados em que há suspeita de infecção por anaeróbios, os derivados imidazólicos, como metronidazol, são indicados.[35]

O abscesso vulvar pode ser complicação da piodermite ou da bartolinite aguda. Na maioria das vezes, o agente etiológico é o gonococo. No entanto, pode ter outro agente, como *Escherichia coli* ou até outras bactérias da pele. O abscesso é identificado por deformação da estrutura vulvar ou surgimento de elevação na região com sinais flogísticos. Em algumas ocasiões, há eliminação espontânea de conteúdo purulento. Quando há sinais de flutuação, deve-se realizar a drenagem cirúrgica e complementar o tratamento com antibioticoterapia. Recomendam-se a pesquisa do agente etiológico e o tratamento com antibiótico, conforme o agente.[22,34,35]

DOENÇA INFLAMATÓRIA PÉLVICA

As urgências inflamatórias internas são representadas pela doença inflamatória pélvica nas suas diversas formas clínicas. Em geral, o colo uterino constitui obstáculo à ascensão de bactérias do trato genital inferior ao superior, por causa das características anatômicas, físicas e imunológicas dessa região. A falha na defesa dessa região permite a infecção das estruturas do trato genital superior, bem como dos tecidos adjacentes, inclusive a disseminação pela cavidade abdominal.[22] Esse processo inflamatório/infeccioso é designado doença inflamatória pélvica, podendo também ser chamado, dependendo da localização anatômica, de endometrite, salpingite, salpingo-ooforite e pelviperitonite. Em geral, a infecção primária está relacionada com *Neisseria gonorrhoeae*, *Chlamydia* e micoplasmas (*Mycoplasma hominis*, *Ureaplasma urealyticum* e *Mycoplasma genitalium*).[30] São de transmissão sexual, portanto, deve-se também investigar nas mulheres outras doenças sexualmente transmissíveis, como sífilis, HPV, herpes, HIV e hepatites B e C. Além dos agentes da doença inflamatória pélvica mencionados, podem-se identificar bactérias da microflora vaginal, *Gardnerella vaginalis*, *Haemophilus influenzae*, bactérias entéricas Gram-negativas (principalmente *Escherichia coli*), *Peptococcus* sp, *Streptococcus agalactiae*, *Bacteroides fragilis* (muito associado a salpingites) e, em alguns casos, agentes virais como o citomegalovírus (questiona-se o seu papel no desenvolvimento da doença inflamatória pélvica). Estes são considerados como agentes secundários, de modo que a etiologia infecciosa é polimicrobiana.[36]

A apresentação clínica da doença inflamatória pélvica aguda é ampla e variável; a paciente pode estar assintomática, ter apenas desconforto urinário ou até dor abdominal intensa. Comumente, o quadro clínico se inicia no período pós-menstrual, pois os mecanismos de controle infecciosos pelo muco cervical estariam comprometidos tanto pelo fluxo menstrual quanto pela menor ação da progesterona que atuaria na espessura e nas características do muco.[37] Os fatores de risco mais frequentes são a promiscuidade sexual com múltiplos parceiros sem uso de preservativo, antecedente de doença sexualmente transmissível e precocidade do primeiro coito. Além disso, alguns investigadores sugerem que a utilização de contraceptivos hormonais pode diminuir o risco e que as mulheres sem atividade sexual teriam risco baixíssimo de infecção do trato genital superior. Contudo, o emprego do DIU pode elevar o risco relativo para o desenvolvimento de doença inflamatória pélvica, principalmente nos primeiros meses após a colocação.[38]

A dor abdominal infraumbilical é o sintoma mais frequente, surgindo em cerca de 90% das pacientes sintomáticas. As características da dor podem variar de padrão em cólica, latejante, contínua ou com pontadas. Pode ser bilateral ou acometer especificamente uma das fossas ilíacas. Salienta-se, ainda, que algumas mulheres podem referir melhora espontânea após 7 dias do início nos quadros clínicos mais leves. Além disso, outras mulheres referem piora da dor com movimentação e com ato sexual.[22]

Aproximadamente 70 a 80% das mulheres com doença inflamatória pélvica apresentam história prévia de corrimento vaginal, em geral com características semelhantes à vaginose bacteriana, ou seja, acompanhado de odor fétido, aspecto fluido e coloração acinzentada. As mulheres podem se queixar de ardência local concomitantemente ao corrimento. Além disso, 40% das mulheres podem referir sangramentos irregulares após relação sexual. Nas infecções por gonorreia, pode haver comprometimento da uretra e é possível ver a saída de secreção purulenta após compressão uretral, em alguns casos.[39]

Em comparação à apendicite aguda, a dor dessa infecção no trato genital superior não tem padrão migratório, na maioria casos. Além disso, as manifestações do trato gastrintestinal, como náusea e vômito, são raras. Nas mulheres com quadro clínico mais intenso e grave, principalmente quando associados a abscesso cavitário, pode haver maior ocorrência de alterações gastrintestinais e, inclusive, febre, o que torna difícil sua diferenciação dos processos mais severos de apendicite aguda.[22]

No diagnóstico da doença inflamatória aguda, é importante a história clínica associada a exame físico rigoroso. Contudo, em muitas mulheres, o diagnóstico é difícil, pois o quadro clínico pode ser assintomático, pouco sintomático ou até atípico. Portanto, sugere-se também incluir os resultados complementares para auxiliar o diagnóstico. Além disso, sabe-se também que a fase crônica da doença inflamatória pélvica pode se tornar reagudizada com características semelhantes à fase aguda da doença.

Sinais de irritação peritoneal, com descompressão brusca positiva, sugerem quadros mais severos com peritonite. Contudo, o mais comum é a dor pela mobilização do colo uterino e/ou à palpação anexial, bem como intensificação da dor infraumbilical durante o exame ginecológico. Se forem consideradas apenas palpação anexial dolorosa associada a febre e exame de hemossedimentação (VHS) elevado, alguns investigadores sugerem o diagnóstico correto de doença inflamatória pélvica confirmado pela laparoscopia na maioria dos casos.[22]

Nos casos mais graves, a palpação do abdome em hipocôndrio direito pode revelar discreto incremento do fígado associado à dor durante a palpação, podendo haver icterícia em alguns casos. Esse quadro clínico sugere peri-hepatite decorrente da infecção pélvica ou síndrome de Fitz-Hugh-Curtis,[22] que podem ter sequelas de aderências nessa região.

Os critérios mínimos do Centers for Disease Control and Prevention (CDC) do governo norte-americano para investigação de doença inflamatória pélvica incluem pelo menos uma das seguintes manifestações clínicas: a) dor abdominal infraumbilical; b) dor anexial ao exame pélvico; c) dor à mobilização do colo uterino. O CDC ainda sugere como critério adicional (sugestivo) uma ou mais das seguintes características: a) sinais de infecção do trato genital inferior (vulvovaginite); b) temperatura oral acima de 38,3ºC; c) conteúdo vaginal ou secreção cervical anormais; d) aumento de leucócitos em microscopia de conteúdo vaginal; e) aumento de VHS; f) proteína C reativa elevada; g) identificação de infecção cervical por C-*trachomatis* ou N-*gonorrhoeae*. Estes podem auxiliar no diagnóstico. Além disso, o CDC define como critérios de confirmação para doença inflamatória pélvica: a) biópsia endometrial compatível com endometrite; c) US transvaginal ou RM demonstrando tubas com conteúdo líquido ou espessamento de paredes, com ou sem líquido livre em cavidade peritoneal, ou presença de coleção tubo-ovariana, ou estudo Doppler com aumento da vascularização sugerindo processo inflamatório; d) laparoscopia nos casos de diagnóstico complicado. Contudo, há controvérsias sobre essas condutas, visto que a biópsia endometrial pode ser de fácil realização, mas sua preparação e sua interpretação podem consumir muito tempo. Esse fato pode dificultar o seu emprego em muitos serviços de urgência.[24] Outro fato é a contaminação pela flora vaginal do material de cultura cervical para identificar os agentes da doença inflamatória pélvica.[22]

Devem-se, ainda, afastar outras afecções que podem ter quadro clínico semelhante, principalmente os processos do trato gastrintestinal, como apendicite, colecistite e diverticulite. Não se pode esquecer também dos tumores anexiais, gestação ectópica, abortamento séptico, endometriose, ruptura de cisto ovariano e infecção do trato urinário. Salienta-se que se deve avaliar a possibilidade de gestação em mulheres em idade reprodutiva antes do tratamento.[22]

Durante o exame especular, pode-se coletar material para exame a fresco com solução salina para verificar leucorreia e identificar *Trichomonas vaginalis*, bem como célula guia (*clue cell*), que é sugestiva de infecção pela *Gardnerella vaginalis*. A leucorreia pode ser confirmada pela presença de mais de dez leucócitos em campo de maior aumento ou mais de um leucócito para cada célula epitelial identificada. Além disso, pode-se realizar o teste com hidróxido de potássio a 10% (teste de Whiff) para avaliar o odor típico de infecção por vaginose bacteriana. Pode-se, ainda, coletar material do canal intracervical para identificar gonococo e clamídia por bacterioscopia, cultura e/ou biologia molecular (reação da cadeia de polimerase).[22-26]

Após a avaliação ginecológica, pode-se coletar sangue para a realização dos seguintes exames complementares: beta-HCG, VHS, proteína C reativa, leucograma, urina tipo I e urocultura, que podem auxiliar no diagnóstico.[22-26]

A propedêutica por imagem pode incluir a US pélvica transvaginal e/ou transabdominal, que têm pouca acurácia nos casos leves e atípicos. Pode auxiliar no diagnóstico diferencial de abortamento séptico, gravidez ectópica, cistos ovarianos, tumor anexial, endometrial e apendicite. Além disso, pode mostrar sinais de comprometimento tubário quando a espessura dessa estrutura for superior a 5 mm e/ou houver presença de imagem líquida no seu interior (hidrossalpinge ou piossalpinge) ou livre na cavidade pélvica. Se esta última apresentar limites imprecisos com conteúdo heterogênio e debris, pode haver formação de abscesso cavitário. Pode-se, ainda, complementar o exame com avaliação mais ampla das estruturas abdominais pela US de abdome total.[36]

A TC pode mostrar sinais pouco específicos de doença inflamatória pélvica quando não identificada formação de coleções. Todavia, permite a avaliação de perda de planos anatômicos dos tecidos gordurosos em decorrência do edema inflamatório das diversas fáscias da região pélvica. Salienta-se que o encontro de estruturas alongadas e tubulares com presença de líquido no seu interior (em anexos) é sugestivo de hidrossalpinge ou piossalpinge. Pode ser útil na identificação de abscessos tubo-ovarianos e pélvicos, bem como na redução dessas estruturas durante o tratamento clínico da doença. A RM também pode ser empregada com a mesma finalidade.[36]

A maior parte das mulheres pode ser tratada em seu domicílio desde que não existam sinais de abscesso, gravidez associada, falha prévia do tratamento, intolerância ao uso de antibacteriano por via oral, imunodeficiência, má resposta terapêutica 72 horas após o início da antibioticoterapia e dificuldade diagnóstica. Nesses casos, recomenda-se a internação hospitalar. Os parceiros sexuais nos 60 dias que antecederam o diagnóstico devem também ser avaliados clinicamente e tratados.[33-35]

No esquema ambulatorial, pode-se empregar a doxiciclina, 100 mg, a cada 12 horas, por via oral ou azitromicina, 1 g/semana, ambos por 14 dias. Na suspeita de vaginose bacteriana ou tricomonas, pode-se associar metronidazol, 500 mg, por via oral, a cada 12 horas, pelo mesmo período. Em função da crescente resistência gonocócica aos antibióticos, alguns investigadores sugerem também o emprego durante o atendimento de urgência da ceftriaxona 250 mg ou cefoxitina 2 g, ambos em dose única e por via intramuscular. Para retardar a eliminação renal, sugere-se o emprego de 1 g de probenecida. O CDC ainda sugere como alternativa o emprego de ofloxacino 400 mg, via oral, a cada 12 horas, ou levofloxacino 50 mg/dia, via oral, por 14 dias, também associado ao metronidazol.[22-26]

Durante a internação hospitalar, podem-se empregar os medicamentos por via parenteral. O CDC sugere o seguinte esquema:[37]

a Cefoxitina, 2 g, por via intravenosa, a cada 6 horas e doxiciclina, 100 mg, via oral, a cada 12 horas.
b Clindamicina, 900 mg, por via intravenosa, a cada 8 horas, associada à gentamicina com dose inicial de 2 mg/kg/peso e manutenção com 1,5 mg/kg a cada 8 horas.

A resposta ao tratamento clínico é variada e deve ser reavaliada após 48 horas do início do tratamento. Sintomas e sinais, como desconforto em andar superior do abdome, dor à mobilização do colo uterino e febre, devem estar abolidos ou amenizados. Nas mulheres com falha na resposta clínica, recomenda-se realização do quadro clínico, inclusive com investigação cirúrgica nos casos mais graves. O metronidazol também pode ser empregado no tratamento para cobertura anaeróbica na ausência da clindamicina. O tratamento clínico permite a resolução de cerca de 80% dos abscessos pélvicos por doença inflamatória pélvica aguda.[37]

No tratamento cirúrgico, o abscesso pode ser drenado por punção guiada por US ou TC com colocação de drenos.[28] O material obtido pode ser analisado por estudo citológico e microbiológico. As pacientes que piorarem ou não melhorarem com o tratamento após 72 horas do início da terapêutica parenteral devem ser reavaliadas quanto ao diagnóstico e consideradas para laparoscopia ou laparotomia.

O acesso cirúrgico da cavidade abdominal (laparoscopia, laparotomia ou robótica) permite a avaliação da cavidade peritoneal, possibilitando o diagnóstico e afastando outras afecções, como apendicite, colecistite e diverticulite. A identificação de edema e hiperemia tubária, exsudato inflamatório na superfície e nas fímbrias é considerada o padrão de referência no diagnóstico da doença inflamatória pélvica. Contudo, essa abordagem pode proporcionar lesões iatrogênicas dos tecidos manipulados inflamados. Nos casos mais graves e raros, podem-se, ainda, realizar a salpingectomia e/ou histerectomia quando o comprometimento desses órgãos for intenso.[22-29]

CONCLUSÕES

- As urgências em ginecologia são, por exemplo, traumas genitais e abdome agudo, que pode ser inflamatório (doença inflamatória pélvica), vascular (torção vascular) e hemorrágico (ruptura de vasos ou víscera).
- O conhecimento dessas afecções é importante para o médico do pronto atendimento.

REFERÊNCIAS BIBLIOGRÁFICAS

1. Fischer G, Rogers M. Vulvar disease in children: a clinical audit of 130 cases. Pediatr Dermatol. 2000;17(1):1-6.
2. Soares Jr JM, Nicolau SM, Lima GR, Baracat EC. Abdome agudo. In: Girão MJBC, Lima GR, Baracat EC (eds.). Ginecologia. Barueri: Manole; 2009. p. 227-36.
3. El-Shawarby S, Margara R, Trew G, Lavery S. A review of complications following transvaginal oocyte retrieval for in-vitro fertilization. Hum Fertil (Camb). 2004;7(2):127-33.

4. Cass DL. Ovarian torsion. Semin Pediatr Surg. 2005;14(2):86-92.
5. Hiei K, Takagi H, Matsunami K, Imai A. Ovarian torsion: early diagnosis by MRI to prevent irreversible damage. Clin Exp Obstet Gynecol. 2010;37(3):233-4.
6. van Dam P, Hauspy J, Verkinderen L, Trinh XB, van Dam PJ, Van Looy L, Dirix L. Are costs of robot-assisted surgery warranted for gynecological procedures? Obstet Gynecol Int. 2011;2011:973830.
7. Hoffman RJ, Ganti S. Vaginal laceration and perforation resulting from first coitus. Pediatr Emerg Care. 2001;17(2):113-4.
8. Gupta S, Manyonda IT. Acute complications of fibroids. Best Pract Res Clin Obstet Gynaecol. 2009;23(5):609-17.
9. Maness DL, Reddy A, Harraway-Smith CL, Mitchell G, Givens V. How best to manage dysfunctional uterine bleeding. J Fam Pract. 2010;59(8):449-58.
10. Centers for Disease Control and Prevention (CDC). Ectopic pregnancy – United States, 1990-1992. MMWR Morb Mortal Wkly Rep. 1995;44(3): 46-8.
11. Ganchev S, Georgiev CH, Bulkov I, Chernev T, Boshnakova TS. Cystic hemorrhagic corpora lutea as a cause of acute abdomen and luteal dysfunction. Akush Ginekol (Sofiia). 1982;21(5):414-8.
12. Brucker SY, Rall K, Campo R, Oppelt P, Isaacson K. Treatment of congenital malformations. Semin Reprod Med. 2011;29(2):101-12.
13. Tötterman A, Madsen JE, Skaga NO, Røise O. Extraperitoneal pelvic packing: a salvage procedure to control massive traumatic pelvic hemorrhage. J Trauma. 2007;62(4):843-52.
14. Beebe MK. Emergency management of the adult female rape victim. Am Fam Physician. 1991;43(6):2041-6.
15. Hornor G. Genitourinary assessment: an integral part of a complete physical examination. J Pediatr Health Care. 2007;21(3):162-70.
16. Mianné D, Guillotreau J, Sergent H. Perineal injuries in wartime. Ann Urol (Paris). 1997;31(5):303-8.
17. McAleer IM, Kaplan GW. Pediatric genitourinary trauma. Urol Clin North Am. 1995;22(1):177-88.
18. Sanfilippo JS, Lara-Torre E. Adolescent gynecology. Obstet Gynecol. 2009;113(4):935-47.
19. Sam Soto S, Gayón Vera E, García Piña CA. Gynecological clinical study in girls and adolescent victims of sexual abuse. Ginecol Obstet Mex. 2008;76(7):404-16.
20. Brasil. Ministério da Saúde. Prevenção e tratamento dos agravos resultantes da violência sexual contra mulheres e adolescentes (Normas e Manuais Técnicos Série Direitos Sexuais e Direitos Reprodutivos). 3. edição atualizada e ampliada. Brasília: Ministério da Saúde; 2010.
21. McWilliams GD, Hill MJ, Dietrich CS 3rd. Gynecologic emergencies. Surg Clin North Am. 2008;88(2):265-83, vi.
22. Soares Jr JM, Nicolau SM, Lima GR, Baracat EC. Abdome agudo. In: Girão MJBC, Lima GR, Baracat EC (eds.). Ginecologia. Barueri: Manole; 2009. p. 227-36.
23. Habif TM. Bacterial infections. In: Habif TP (ed.). Clinical dermatology. 5. ed. Philadelphia: Mosby Elsevier; 2009.
24. Steele RW, Laner SA, Graves MH. Recurrent staphylococcal infection in families. Arch Dermatol. 1980;116 (2):189-90.
25. Atanaskova N, Tomecki KJ. Innovative management of recurrent furunculosis. Dermatol Clin. 2010;28(3):479-87.
26. Noskin GA, Rubin RJ, Schentag JJ, Kluytmans J, Hedblom EC, Smulders M, et al. The Burden of Staphylococcus aureus infections on hospitals in the United States: an analysis of the 2000 and 2001 Nationwide Inpatient Sample Database. Arch Intern Med. 2005;165(15):1756-61.
27. Sabol KE, Echevarria KL, Lewis JS. Community-associated methicillin-resistant Staphylococcus aureus: new bug, old drugs. Ann Pharmacother. 2006;40(6):1125-33.
28. Auwaerter P. Furuncle/Carbuncle. [acesso em 16 set 2011]. Disponível em: http://www.hopkinsguides.com/hopkins/ub/view/Johns_Hopkins_ABX_Guide/540235/all/Furuncle_Carbuncle
29. Von Drygalski A, Curtis BR, Bougie DW, McFarland JG, Ahl S, Limbu I, et al. Vancomycin-Induced Immune Thrombocytopenia. N Engl J Med. 2006;356(9):904-10.
30. Sato H, Sartori MGF, Girão MJBC. Doenças sexualmente transmissíveis. In: Girão MJBC, Lima GR, Baracat EC (eds.). Ginecologia. Barueri: Manole; 2009.
31. Halbe HW, Ramos LO, Fonseca AM, Bagnoli VR, Hayashida SAY, Boratto MG. Corrimento genital. In: Pinotti JÁ, Fonseca AM, Bagnoli VR (eds.). Tratado de ginecologia – condutas e rotinas da disciplina de ginecologia da Faculdade de Medicina da Universidade de São Paulo. Rio de Janeiro: Revinter, 2004. p. 589-95.
32. Zamith R, Nicolau SM, Sartori MGF, Girão MJBC. Corrimento genital. In: Girão MJBC, Lima GR, Baracat EC (eds.). Ginecologia. Barueri: Manole; 2009. p. 153-64.
33. Sheary B, Dayan L. Recurrent vulvovaginal candidiasis. Aust Fam Physician. 2005;34(3):147-50.
34. Wechter ME, Wu JM, Marzano D, Haefner H. Management of Bartholin duct cysts and abscesses: a systematic review. Obstet Gynecol Surv. 2009;64(6):395-404.
35. Omole F, Simmons BJ, Hacker Y. Management of Bartholin's duct cyst and gland abscess. Am Fam Physician. 2003;68(1):135-40.
36. Burstein GR, Workowski KA. Sexually transmitted diseases treatment guidelines. Curr Opin Pediatr. 2003;15(4):391-7.
37. Luukkainen T, Pakarinen P, Toivonen J. Progestin-releasing intrauterine systems. Semin Reprod Med. 2001;19(4):355-63.
38. Meirik O. Intrauterine devices: upper and lower genital tract infections. Contraception. 2007;75(6 Suppl):S41-7.
39. Furuya R, Tanaka M. Neisseria gonorrhoeae infections. Nihon Rinsho. 2009;67(1):129-35.

Atendimento à Mulher Vítima de Abuso Sexual

CAPÍTULO 11

Eduardo Vieira da Motta
Edmund Chada Baracat

OBJETIVOS

- Orientar sobre os principais aspectos da mulher vítima de abuso sexual.
- Discutir os aspectos éticos e legais.
- Orientar sobre o tratamento de urgência e profilaxia das doenças sexualmente transmissíveis (DST).

INTRODUÇÃO

A violência física, sexual e moral contra a mulher ocorre em todas as sociedades, independentemente de classe social, religião, etnia e nível econômico. Segundo a Organização Mundial da Saúde (OMS), a violência é definida como o uso intencional da força física ou do poder, real ou em ameaça, contra si próprio, contra outra pessoa ou contra um grupo ou uma comunidade, que resulte ou tenha possibilidade de resultar em lesão, morte, dano psicológico, deficiência de desenvolvimento ou privação, enquanto a Convenção Interamericana para Prevenir, Punir e Erradicar a Violência contra a Mulher, da Organização das Nações Unidas (ONU) considera a violência específica contra a mulher "todo ato baseado no gênero, que cause morte, dano ou sofrimento físico, sexual ou psicológico à mulher, tanto na esfera pública como privada".

A casuística é variável conforme a população estudada e a metodologia empregada. Existem estimativas de que, na população geral, cerca de 18% das mulheres sofrem pelo menos um episódio de violência durante a vida. As estatísticas brasileiras são variáveis e relacionadas a números de grandes centros urbanos, como o acometimento de aproximadamente 8% das mulheres maiores de 16 anos na cidade do Rio de Janeiro e até 18% das mulheres da cidade de Salvador. Para efeitos comparativos, a incidência de violência contra a mulher é de 200 casos por 100 mil habitantes nos Estados Unidos e de 9 casos por 100 mil na Dinamarca.

Essas estatísticas podem ser subestimadas por não incluírem grupos vulneráveis, como mulheres desabrigadas e institucionalizadas. Outros grupos incluem portadoras de necessidades especiais, usuárias de drogas e álcool, estudantes e crianças. A violência é facilitada pelo abuso de substâncias ilícitas.

O Governo Federal brasileiro promulgou a Lei n. 11.340, em 2006, conhecida como Lei Maria da Penha, que obriga o Estado a desenvolver políticas de proteção e prevenção às mulheres em situação de violência e cria Juizados de Violência Doméstica e Familiar no intuito de coibir a violência doméstica e familiar contra a mulher. Além disso, alterou o Código Penal Brasileiro no sentido de facilitar ações judiciais e facilitar a aplicação de punições.

Considera-se abuso sexual toda e qualquer forma de crime contra a liberdade sexual, com atividade sexual não consentida que inclua fraude, uso da força física ou intimidação.

Define-se como estupro o ato de constranger a mulher de qualquer idade ou condição à conjunção carnal, por meio de violência ou grave ameaça. Este deve ser diferenciado do atentado violento ao pudor, que consiste em constranger alguém mediante violência ou grave ameaça a praticar ou permitir que se pratique ato libidinoso diverso da conjunção carnal.

Os serviços de saúde e prontos-socorros devem estar preparados para o atendimento à mulher vítima de violência, em especial à violência sexual e suas consequências, incluindo prevenção de DST e gravidez.

ASPECTOS ÉTICOS E LEGAIS

Os principais aspectos legais envolvidos no atendimento de violência sexual são:

- A Lei n. 10.778 (de 2003) estabelece a notificação compulsória, no território nacional, dos casos de violência contra a mulher, atendidos em serviços públicos e privados de saúde.
- A suspeita ou confirmação de abuso sexual em crianças (menor de 12 anos) e adolescentes (idade maior que 12 e menor que 18 anos) deve ser, obrigatoriamente, comunicada ao Conselho Tutelar ou à Vara da Infância e da Juventude, sem prejuízo de outras medidas legais, conforme artigo 13 do Estatuto da Criança e do Adolescente (ECA), Lei n. 8.069 (de 1990).
- O médico deve prestar a assistência necessária, incluindo exame ginecológico, tratamento, medidas profiláticas e reabilitação, sem impedimento legal ou ético. A recusa

nesse atendimento pode ser caracterizada como omissão ética e legal.
- O atendimento de pessoas em situação de violência sexual exige o cumprimento dos princípios de sigilo e segredo profissional, o que inclui o atendimento de crianças e adolescentes. No entanto, na assistência a menor de 18 anos de idade, deve observar o princípio de sua proteção.
- Após o atendimento médico, se a mulher tiver condições, poderá ir à delegacia para lavrar o boletim de ocorrência policial, prestar depoimento ou ser encaminhada pela autoridade judiciária para se submeter a exame pelos peritos do Instituto Médico Legal (IML).

O boletim de ocorrência policial registra o evento para conhecimento da autoridade policial, que determinará a instauração do inquérito e da investigação. Por sua vez, o laudo do IML é documento elaborado para fazer prova criminal. Caso não seja mais possível a realização dos exames periciais diretamente pelo IML, o laudo poderá ser realizado pelos peritos de forma indireta, com base no prontuário médico. A apresentação desses documentos para o atendimento não é necessária, sendo sua solicitação para esse fim considerada incorreta e ilegal.

REGISTRO DE DADOS

O atendimento à mulher vítima de violência sexual deve conter todas as informações relacionadas a história clínica, exame físico e ginecológico, além dos resultados de exames complementares adequadamente descritos em prontuário médico, incluindo informação de acompanhantes com respectivos nomes e grau de relacionamento com a vítima. Esses dados devem estar adequadamente relacionados para a atenção à saúde e para eventuais solicitações jurídicas.

Os principais dados a serem informados incluem:

1 Dados de identificação:
a nome;
b dados demográficos e sociais;
c endereço e referências para localização;
d cartão do Sistema Único de Saúde (SUS).

2 Dados sobre a ocorrência:
a data da ocorrência;
b violência de repetição;
c boletim de ocorrência policial;
d exame de corpo de delito e conjunção carnal do IML;
e período da ocorrência;
f local da ocorrência;
g tipo da intimidação (força física, grave ameaça, violência presumida, outros);
h tipo de ocorrência (estupro, atentado violento ao pudor, anal, oral, outro);
i número de envolvidos;
j relação com a mulher;
k descrição da ocorrência.

3 Atendimento de urgência:
a data do atendimento;
b anticoncepção de emergência;
c profilaxia das DST;
d imunoprofilaxia da hepatite B;
e profilaxia do HIV;
f traumatismos genitais;
g traumatismos extragenitais;
h profilaxia do tétano;
i coleta de material de interesse pericial;
j outras informações relevantes.

4 Antecedentes pessoais:
a menarca;
b data da última menstruação (DUM);
c início de vida sexual;
d método anticonceptivo no momento da violência sexual;
e gestações, partos e abortos;
f doenças preexistentes;
g alergia a medicamentos;
h medicamentos em uso.

5 Exame físico geral e ginecológico:
a dados antropométricos;
b exame físico geral;
c exame das mamas;
d exame dos órgãos genitais externos;
e exame especular;
f exame de toque bimanual;
g outras informações relevantes.

6 Exames complementares:
a exame colposcópico;
b exame de imagem (radiografia, ultrassonografia, etc.);
c exames laboratoriais (hemograma, enzimas hepáticas, sorologias, sedimento urinário, etc.).

7 Atendimento em caso de gravidez decorrente de violência sexual:
a idade gestacional no ingresso (DUM);
b idade gestacional no ingresso (ultrassonografia);
c decisão da mulher ou representante legal;
d solicitação de interrupção da gravidez.

8 Informações do atendimento da saúde mental.

ANAMENSE

A história pode ser obtida diretamente da vítima ou de seus acompanhantes. Todos os informantes devem ter seu nome registrado. A caracterização do evento deve ser feita quanto a local, hora e circunstâncias, com cuidado para não se adotar postura interrogativa. Antecedentes ginecológicos menstruais, sexuais, características do ciclo menstrual e uso atual de métodos contraceptivos devem ser bem caracterizados, incluindo a possibilidade de gravidez atual.

EXAME FÍSICO

O exame físico deve incluir descrição detalhada das vestes e seu estado no momento do atendimento. A inspeção global da paciente deve ser minuciosa em cada área do corpo. Todos os diferentes tipos de lesão corporal (p.ex., contusões, abrasões, lacerações) devem ser cuidadosamente descritos, inclusive com utilização de diagramas. A cavidade oral deve ser adequadamente inspecionada ante a possibilidade de sexo oral. Tórax, abdome e mamas devem ser avaliados quanto a sinais de trauma, incluindo hematomas ou edemas, por meio de inspeção cuidadosa, palpação e ausculta.

Os órgão genitais, períneo e região anal devem ser cuidadosamente examinados quanto a sinais de trauma, presença de corpo estranho ou secreções. O introito vaginal deve ser inspecionado, incluindo a descrição da avaliação dos grandes e pequenos lábios, vestíbulo, uretra, hímen e clitóris. Equimoses e lacerações devem ser descritas. O exame especular deve ser preferencialmente lubrificado com água, pois outros lubrificantes podem comprometer a análise de material para investigação forense. O conteúdo vaginal pode ser coletado em papel filtro para posterior análise investigativa.

A identificação de lesões genitais é variável conforme a idade da vítima (mais observada em jovens e mulheres idosas), grau de resistência, virgindade, tempo decorrido entre o evento e o exame e número de violadores.

Paredes e fórnices vaginais podem ser locais de trauma. A aplicação de azul de toluidina na vulva, nas paredes vaginais e no colo uterino auxilia na identificação de pequenos traumas e lacerações.

O toque vaginal deve ser evitado.

Quando houver traumatismos com lesões superficiais, sem sangramento ativo ou perda de tecidos, esses ferimentos devem ser tratados com limpeza e antissepsia. Nos casos com lacerações mais profundas e sangramento ativo, a avaliação para tratamento cirúrgico deve ser considerada, incluindo cauterização de vasos sanguíneos e suturas para restabelecer a integridade anatômica e funcional dos órgão acometidos.

Hematomas podem ser tratados conservadoramente com limpeza e aplicação de compressas frias ou bolsa de gelo. No entanto, quando houver instabilidade hemodinâmica ou progressão, esses hematomas devem ser explorados cirurgicamente, especialmente se acometerem topografia de grandes vasos ou se estenderem para a pelve.

Essas lesões devem ser descritas no prontuário médico, inclusive com emprego de diagramas ou documentação fotográfica.

PROFILAXIA DE DST

O risco para infecção por DST é variável, conforme a população estudada, entre 2 e 14%. Por causa de períodos de incubação variáveis para os diferentes tipos de DST e da baixa adesão aos programas de seguimento clínico, recomenda-se a realização do tratamento profilático dessas doenças potenciais no momento da avaliação inicial, com especial atenção para as condições mais frequentes, como tricomoníase, vaginose bacteriana, clamídia e gonorreia.

Outros aspectos envolvidos no risco de DST incluem o tipo de violência sofrida, a área comprometida (vaginal, anal ou oral), a presença e a extensão de lacerações teciduais, o número de agressores, a idade da mulher e suas condições clínicas. Mulheres grávidas, idosas e crianças apresentam maior suscetibilidade.

A profilaxia das DST não virais está indicada independentemente da presença ou gravidade das lesões físicas e da idade. Recomenda-se que seja iniciada o mais breve possível, preferencialmente nas primeiras 72 horas após a violência. Caso haja condições, amostras de material vaginal e cervical podem ser avaliadas para identificação desses possíveis agentes por meio de técnicas como exame a fresco, coloração de Gram, cultura e pesquisa por reação em cadeia da polimerase (PCR).

Os principais esquemas para quimioprofilaxia de DST não virais incluem as seguintes associações:

- Adultos e adolescentes (acima de 45 kg de peso corpóreo):
  - penicilina benzatina, 2.400.000 UI, intramuscular, dose única (sífilis);
  - azitromicina, 1 g, via oral, dose única (clamídia e cancro mole);
  - ofloxacina, 400 mg, via oral, dose única (gonorreia);
  - metronidazol, 2 g, via oral, dose única (tricomonas).
- Crianças e adolescentes (menos de 45 kg de peso corpóreo):
  - penicilina benzatina (50.000 UI por kg – dose máxima de 2,4 milhões UI) em dose única;
  - ceftriaxona, 125 a 250 mg, intramuscular, dose única;
  - azitromicina (20 mg/kg – dose máxima de 1 g), dose única;
  - metronidazol (15 mg/kg/dia), por 7 dias.

Quinolonas devem ser evitadas em gestantes. O uso do metronidazol deve ser evitado durante o primeiro trimestre de gravidez e em pacientes que utilizarão o ritonavir como prevenção para HIV.

PROFILAXIA PARA HEPATITE B

Recomenda-se a profilaxia para hepatite B, independentemente de exames complementares sorológicos, se houver contato com sêmen, sangue ou outros fluidos corporais, quando não houver conhecimento do *status* vacinal ou se este for duvidoso. Utiliza-se imunoglobulina humana anti-hepatite B (IGHAHB) na dose de 0,06 mL/kg, intramuscular, em sítio de administração diverso ao da vacina.

Em mulheres com esquema vacinal completo contra hepatite B, não há necessidade de reforço ou do uso de imunoglobulina. O perfil sorológico deve ser sempre solicitado, apesar de não ser necessário para indicar a profilaxia. Em condições de desconhecimento ou dúvida sobre o *status* vacinal, a profilaxia deve ser administrada.

A vacina é administrada em três doses, sendo a primeira no atendimento inicial.

Gravidez e lactação não são contraindicações para imunização.

PROFILAXIA DA INFECÇÃO PELO HIV

A possibilidade de infecção pelo HIV é baixa em casos de violência sexual com diferentes frequências, conforme a população estudada, entre 0,8 e 2,7%. Esse risco pode ser superior conforme a extensão do contato e a forma de violência. Além disso, condições do agressor, como carga viral, também são importantes. Ainda não existem estudos definitivos quanto à melhor forma de realizar essa profilaxia e quais pacientes mais se beneficiam.

Deve ser indicada nas 72 horas que se seguem à agressão quando não se conhece a condição sorológica do agressor e se tiver ocorrido penetração vaginal e/ou anal, associada ou não ao coito oral. Caso seja possível identificar que o agressor não apresente HIV, a profilaxia não precisar ser realizada ou pode ser suspensa caso tenha sido instituída.

Nos casos em que sabidamente o agressor for HIV positivo e estiver em tratamento com antirretrovirais, a profilaxia deve ser instituída o mais breve possível com os esquemas habituais, mas deve ser reavaliada a partir da informação das condições do portador do HIV e de suas características virais.

Os medicamentos devem ser mantidos por quatro semanas consecutivas a partir de sua instituição. Os esquemas propostos baseiam-se na utilização de medicamentos com baixo potencial de toxicidade e que favoreçam a melhor adesão. Atualmente, preconiza-se a combinação de três drogas, por apresentar boa eficácia na redução da carga viral plasmática.

O esquema mais utilizado em mulheres adultas, incluindo gestantes, utiliza a seguinte associação:

- AZT (zidovudina) 300 mg (inibidor da transcriptase reversa), um comprimido a cada 12 horas.
- 3TC (lamivudina) 150 mg (inibidor da transcriptase reversa), um comprimido a cada 12 horas.
- NFV (nelfinavir) 750 mg (inibidor da protease), um comprimido a cada 8 horas.

Em crianças, a profilaxia deve considerar aspectos como condições de HIV do agressor (portador do vírus, viciado em drogas, presidiário), múltiplos agressores, lacerações genitais ou coito anal e a ansiedade da mãe ou familiares:

- AZT 90 a 180 mg/m^2 a cada 8 horas (máximo de 600 mg/dia).
- 3TC 4 mg/kg a cada 12 horas (máximo de 150 mg, a cada 12 horas).
- NFV 30 mg/kg a cada 8 horas (dose máxima de 750 mg a cada 8 horas) ou RTV 350 a 400 mg/m^2 a cada 12 horas (dose máxima de 600 mg, a cada 12 horas).

ANTICONCEPÇÃO DE EMERGÊNCIA

Pacientes em idade reprodutiva devem ser submetidas a teste de gravidez para afastar a possibilidade de gravidez incipiente.

O risco de gravidez decorrente de estupro deve ser sempre considerado, e a utilização de métodos contraceptivos emergenciais é indicada em todas as mulheres em idade reprodutiva. Esses métodos apresentam melhor eficácia quando empregados no menor intervalo decorrido da agressão, preferencialmente nas primeiras 72 horas, mas com possibilidade de ação até cinco dias decorridos do evento.

As duas opções mais utilizadas empregam medicamentos hormonais:

- Levonorgestrel (primeira escolha): 0,75 mg de levonorgestrel por comprimido, dois comprimidos, via oral dose, única ou um comprimido, via oral, a cada 12 horas ou 1,50 mg de levonorgestrel por comprimido, um comprimido via oral, dose única.
- Método de Yuzpe (segunda escolha): contraceptivo hormonal combinado com 50 mcg de etinilestradiol e 250 mcg de levonorgestrel por comprimido, dois comprimidos via oral, a cada 12 horas ou 4 comprimidos via oral, dose única ou contraceptivo hormonal combinado com 30 mcg de etinilestradiol e 150 mcg de levonorgestrel por comprimido, 4 comprimidos via oral, a cada 12 horas ou 8 comprimidos via oral, dose única.

Esses medicamentos podem ser administrados pela via vaginal naquelas pacientes com estados clínicos que não permitam sua administração por via oral.

O levonorgestrel isoladamente apresenta boa eficiência e poucos efeitos colaterais, comparativamente ao uso dos contraceptivos orais combinados, que favorece náusea e vômito. Além disso, o etinilestradiol dos contraceptivos pode interagir com antirretrovirais, como o nelfinavir e o ritonavir, e apresentar contraindicação para pacientes com condições clínicas específicas, como antecedente de trombofilias ou suspeita de gravidez incipiente. O uso de dispositivo intrauterino (DIU) como contracepção de emergência não está indicado, por causa do risco potencial de infecção e por implicar maior manipulação da paciente.

Esses métodos hormonais apresentam baixo índice de falha, próximo a 2% (índice de Pearl).

A contracepção emergencial é desnecessária quando a paciente estiver utilizando método contraceptivo de eficácia comprovada, como anticoncepcional oral, injetável, implante ou DIU.

SEGUIMENTO

No momento do atendimento inicial, deve ser coletado sangue para avaliação de DST e seguimento, além de amostra de conteúdo vaginal. O teste de HIV deve ser feito após aconselhamento e consentimento. Nas pacientes que receberão quimioprofilaxia para HIV, é necessária a realização de hemograma e enzimas hepáticas – transaminases.

Sugere-se que sejam realizadas sorologias para:

- Sífilis (VDRL ou RSS): admissão, 6 semanas e 3 meses.
- Anti-HIV: admissão, 6 semanas, 3 meses e 6 meses.
- Hepatite B: admissão, 3 e 6 meses.
- Hepatite C: admissão, 3 e 6 meses.

A importância do seguimento deve ser proposta para a paciente. As visitas clínicas permitem a avaliação da cicatrização adequada de ferimentos, a complementação dos esquemas vacinais propostos e das profilaxias. Da mesma forma, testes sorológicos podem ser reavaliados, e eventuais gestações, adequadamente seguidas.

A instituição de programas que envolvam médicos, assistentes sociais e psicólogos permite melhor adesão dessas pacientes às orientações de saúde e o adequado seguimento emocional.

CONCLUSÕES

- O abuso é crime contra a liberdade sexual, com atividade sexual não consentida, incluindo fraude, uso da força física ou intimidação.
- O médico deve prestar a assistência necessária, incluindo exame clinicoginecológico, tratamento dos agravos, medidas profiláticas e de reabilitação, sem impedimento legal ou ético. A recusa nesse atendimento pode ser caracterizada como omissão ética e legal.
- História e exames clínicos, além da propedêutica complementar, devem ser adequadamente anotados em prontuário médico, incluindo informação de acompanhantes e seus respectivos nomes e grau de relacionamento com a vítima.
- Pacientes em idade reprodutiva devem ser submetidas a teste de gravidez e sorologias de DST, além da coleta de amostra do conteúdo vaginal.
- A profilaxia das DST não virais está sempre indicada, preferencialmente nas primeiras 72 horas.
- A profilaxia para hepatite B está indicada nas mulheres sem esquema vacinal adequado.
- Apesar da baixa frequência de infecção pelo HIV, a profilaxia estará indicada quando o agressor for HIV positivo ou não se conheça sua condição sorológica e tiver ocorrido penetração vaginal e/ou anal, associada ou não ao coito oral. O teste de HIV deve ser feito após aconselhamento e consentimento.
- Métodos contraceptivos emergenciais são indicados em mulheres que não façam uso de contracepção eficaz, como anticoncepcional oral, injetável, implante ou DIU.
- O seguimento sorológico inclui sífilis (VDRL ou RSS), anti-HIV, hepatite B e C.

BIBLIOGRAFIA CONSULTADA

1. Avegno J, Mills TJ, Mills LD. Sexual assault victims in emergency department: analysis by demographic and event characteristics. J Emerg Med. 2009;37(3):328-34.
2. Brasil. Coordenação Nacional de DST e Aids. Recomendações para a profilaxia da transmissão vertical do HIV e terapia antirretroviral em gestantes. Brasília (DF): Coordenação Nacional de DST e Aids; 2004. (Série Manuais, n. 46).
3. Brasil. Estatuto da criança e do adolescente. São Paulo: Imprensa Oficial do Estado de São Paulo; 1993.
4. Brasil. Ministério da Saúde. Prevenção e tratamento dos agravos resultantes da violência sexual contra mulheres e adolescentes: norma técnica. 2. ed. atualizada e ampliada. Brasília: Ministério da Saúde; 2005.
5. Delmanto C, Delmanto R, Delmanto Jr R, Delmanto FMA. Código penal comentado. Rio de Janeiro: Renovar; 2002.
6. Linden JA. Clinical practice. Care of the adult patient after sexual assault. N Engl J Med. 2011;365(9):834-41.
7. Oshikata CT, Bedone AJ, Papa Mde S, Santos GB, Pinheiro CD, Kalies AH. Características das mulheres violentadas sexualmente e da adesão ao seguimento ambulatorial: tendências observadas ao longo dos anos em um serviço de referência em Campinas, São Paulo, Brasil. Cad Saúde Pública. 2011;27(4):701-13.
8. Resnick H, Acierno R, Holmes M, Dammeyer M, Kilpatrick D. Emergency evaluation and intervention with female victims of rape and other violence. J Clin Psychol. 2000;56(10):1317-33.
9. Schwarcz SK, Whittington WL. Sexual assault and sexually transmitted diseases: detection and management in adults and children. Rev Infect Dis. 1990;12(Suppl 6):S682-90.
10. Silva IV. Violência contra as mulheres: a experiência de usuárias de um serviço de urgência e emergência de Salvador, Bahia, Brasil. Cad Saúde Pública. 2003;19(Suppl 2):S263-72.
11. Workowski KA, Berman S, Centers for Disease Control and Prevention (CDC). Sexually transmitted diseases treatment guidelines, 2010. MMWR Recomm Rep. 2010;59(RR-12):1-110.
12. World Health Organization. Guidelines for medico-legal care for victims of sexual violence. Geneva: World Health Organization; 2003.

Doação de Órgãos para Transplante

CAPÍTULO 12

Carolina Frade Magalhães Girardin Pimentel Mota

OBJETIVOS

- Apresentar a história do transplante de órgãos no mundo e sua evolução no Brasil.
- Descrever as regras nacionais para doação de órgãos e o processo de alocação de paciente em fila de transplante.
- Apresentar as principais equipes de transplante de órgãos no Brasil e os órgãos que são transplantados no país.
- Saber identificar os pacientes candidatos à doação de órgãos.
- Entender como deve ser realizada a abordagem das famílias de pacientes com morte encefálica.
- Aprender como é feito o diagnóstico de morte encefálica e os critérios que devem ser seguidos para a doação de órgãos.
- Saber identificar as contraindicações gerais para a doação de órgãos.
- Compreender os principais cuidados relacionados ao doador e receptor no processo do transplante de órgãos.

HISTÓRIA DO TRANSPLANTE DE ÓRGÃOS

História do transplante de órgãos no mundo

A história do transplante de órgãos e tecidos no mundo data dos anos 1960, quando foram iniciadas as primeiras tentativas de transplante entre humanos. Contudo, os relatos de utilização de órgãos provindos de doadores cadáveres têm descrições muito mais antigas.

A humanidade sempre se mostrou interessada no transplante de tecidos entre pessoas ou para a mesma pessoa com objetivos estéticos, restauradores ou terapêuticos. Textos hindus, datados de 2500 a 3000 a.C. descrevem a utilização de tecidos provindos dos glúteos ou da região malar de pacientes para reconstrução de acidentes pessoais em narizes destruídos por punição ou crimes. Até mesmo na Bíblia, observam-se relatos de transplantes de perna e orelha em escrituras no Novo Testamento.

As primeiras tentativas de transplantes foram realizadas em modelos de experimentação animal (cães) desde o início do século XX. O primeiro transplante de rim realizado entre cães foi em 1912 por Alexis Carrel. Em 1936, Voronoy, na Rússia, realizou o primeiro transplante renal humano no mundo. À época, o paciente morreu no segundo dia de pós-operatório por não funcionamento do enxerto.[1]

O manejo da imunossupressão desses pacientes foi, por muito tempo, o grande obstáculo para o progresso do programa de transplante no mundo. O sucesso conseguido com transplante de rins entre irmãos gêmeos, univitelinos, incitou ainda mais as pesquisas no campo da rejeição imunocelular. Diversas tentativas de controle dos fatores imunológicos foram apresentadas nos anos 1950, como a utilização de irradiação objetivando a inativação de linfócitos no receptor. Muitos desses pacientes faleceram em decorrência de complicações relacionadas à radioterapia.

Em 1988, Gertrude B. Elion e George H. Hitchings ganharam o prêmio Nobel de Medicina pela descoberta da azatioprina em 1962. Juntamente com a utilização de altas doses de corticosteroide, tal achado impulsionou os grupos transplantadores e promoveu importante avanço nessa área.

A ideia do coquetel de imunossupressores criada por Thomas Starzl na Universidade do Colorado, Estados Unidos, nos anos 1960, ganhava força, e o sucesso dos transplantes começou a atrair seguidores.

História do transplante de órgãos no Brasil

O programa de transplantes de órgãos no Brasil foi iniciado em 1964 com o primeiro transplante renal no país, realizado no Rio de Janeiro, no Hospital do Servidor Estadual. Desde então, outros órgãos também foram transplantados, como mostra a Tabela 1.

Como aconteceu em todo o mundo, a dificuldade de manejo da imunossupressão desses pacientes acarretou em diversas perdas de enxertos. A utilização da azatioprina e prednisona, no início dos anos 1960, possibilitou o sucesso nos transplantes renais, o que não aconteceu com outros órgãos. Além de outras dificuldades da época, os programas de transplante de coração, fígado, pâncreas e intestino foram suspensos no país no final daquela década.

A descoberta da ciclosporina no final dos anos 1970 e sua aplicação clínica no início dos anos 1980, associada à melhora das técnicas cirúrgicas, aprimoramento das soluções de conservação, melhor manejo no pós-operatório nas unidades de terapia intensiva e os cuidados e prevenção das infecções hospitalares propiciou o reinício dos transplantes dos outros órgãos no país. Na Tabela 2, observa-se a segunda fase dos transplantes de órgãos no Brasil.

Tabela 1. Início do programa de transplantes de órgãos no Brasil			
Órgão	Ano	Cidade	Hospital
Rim (DV)	1964	Rio de Janeiro	Hospital do Servidor Estadual
Rim (DC)	1967	Ribeirão Preto	Hospital das Clínicas
Coração	1968	São Paulo	Hospital das Clínicas – FMUSP (Faculdade de Medicina da Universidade de São Paulo)
Pâncreas	1968	Rio de Janeiro	Hospital do Servidor Estadual
Fígado	1968	São Paulo	Hospital das Clínicas – FMUSP
Intestino	1968	São Paulo	Hospital das Clínicas – FMUSP

DV: doador vivo; DC: doador cadáver.

Tabela 2. Segunda fase do programa de transplantes de órgãos no Brasil			
Órgão	Ano	Cidade	Hospital
Coração (2ª fase)	1984	Porto Alegre	Fundação Universitária de Cardiologia – Instituto de Cardiologia
Fígado (2ª fase)	1985	São Paulo	Hospital das Clínicas – FMUSP
Rim-pâncreas	1987	Porto Alegre	Santa Casa
Pulmão	1989	Porto Alegre	Santa Casa
Intestino	2000	São Paulo	Santa Casa

Fonte: Registro Brasileiro de Transplantes. Ano XVI, n. 4 – dez-jan 2010.

A regulamentação dos transplantes no Brasil iniciou em 1987, com a criação do Sistema Integrado de Assistência ao Renal Crônico e Transplantes (Sirc-Trans), e posteriormente com o Sistema Integrado de Procedimentos de Alta Complexidade (SIPAC), criado em 1993, quando pela primeira vez foram fixados valores a serem pagos pelos procedimentos. Essa regulamentação impulsionou o crescimento do número de equipes no país. Em 1997, foi instituído o Sistema Nacional de Transplantes (SNT), que colocou sob a responsabilidade do governo federal o controle da doação e transplante de órgãos. A partir daí, outros órgãos foram criados e atuam até hoje, como a Central Nacional de Transplantes (CNT) e a Central de Notificação, Captação e Distribuição de Órgãos (CNCDO).[2]

As Tabelas 3 e 4 apresentam as últimas estatísticas do Registro Brasileiro de Transplantes (RBT) sobre os procedimentos realizados em 2010.[3]

Tabela 3. Órgãos e número de equipes transplantadoras no Brasil	
Equipes que realizaram transplantes no ano de 2010	
Coração	26
Fígado	55
Intestino	0
Pâncreas	18
Pulmão	4
Rim	138
Total	241

Fonte: Registro Brasileiro de Transplantes. Ano XVI, n. 4 – dez-jan 2010.

Tabela 4. Estatística do número de transplantes de órgãos realizados no Brasil					
Transplantes realizados em 2010					
Órgãos	Vivo	Falecido	Total	%	pmp
Coração	0	166	166	2,6	0,9
Fígado	100	1313	1413	22,1	7,4
Intestino	0	0	0	0,0	0,0
Pâncreas	0	133	133	2,1	0,7
Pulmão	1	59	60	0,9	0,3
Rim	1641	2989	4630	72,3	24,1
Total	1742	4660	6402	100,0	

Fonte: Registro Brasileiro de Transplantes. Ano XVI, n. 4 – dez-jan 2010.
pmp: doadores por milhão de pessoas.

REGULAMENTAÇÃO PARA DOAÇÃO E TRANSPLANTE DE ÓRGÃOS

A legislação envolvida na regulamentação da doação e transplante de órgãos teve sua primeira lei aprovada em 1968, com o número 5.479, que dava os primeiros passos para a padronização do procedimento no país. Em 1988, a Constituição Federal proibiu oficialmente o comércio de órgãos e tecidos do corpo humano (artigo 199, parágrafo 4º). A partir daí, em 1992, a Lei n. 8.489 conceituou como morte encefálica a morte definida como tal pelo Conselho Federal de Medicina (CFM) e a doação entre pessoas vivas não parentes, dependente de autorização judicial.

A fila de transplante é única para cada órgão, segundo a portaria 3.407 de 1998 e é controlada pelo SNT, parte do ministério público. A seguir, na Tabela 5, apresenta-se o último levantamento do número de pacientes em fila de espera no Brasil (dados coletados em 2006).[4]

QUEM PODE SE BENEFICIAR DE UM TRANSPLANTE

A Tabela 6 lista os principais grupos de paciente que são indicados para transplante de órgãos.

Tabela 5. Lista de espera para transplante de órgãos no Brasil

Lista de espera – 2006

CNCDO	Coração	Córnea	Fígado	Pâncreas	Pulmão	Rim	Rim/pâncreas	Total
Alagoas	2	269	0	0	0	704	0	975
Amazonas	0	470	0	0	0	386	0	856
Bahia	0	603	234	0	0	1.972	0	2.809
Ceará	8	1.407	159	0	0	398	0	1.972
Distrito Federal	0	1.209	0	0	0	526	0	1.735
Espírito Santo	3	329	10	0	0	844	6	1.192
Goiás	13	1.858	0	0	0	507	0	2.378
Maranhão	0	259	0	0	0	390	0	749
Mato Grosso	2	395	0	0	0	848	0	1.245
Mato Grosso do Sul	16	147	0	0	0	272	0	435
Minas Gerais*	12	873	42	21	1	3.809	26	4.784
Pará	5	569	0	0	0	621	0	1.195
Paraíba	3	75	20	0	0	443	0	541
Paraná	70	1.459	506	39	0	2.403	46	4.523
Pernambuco	7	3.215	414	0	0	2.762	0	6.398
Piauí	2	754	0	0	0	455	0	1.211
Rio de Janeiro	7	2.993	1.165	0	2	3.299	21	7.487
Rio Grande do Norte	2	491	0	0	0	749	0	1.242
Rio Grande do Sul	42	1.367	453	8	73	1.618	26	3.587
Santa Catarina	14	1.048	39	1	0	329	3	1.434
São Paulo	98	4.336	3.963	45	32	7.930	230	16.634
Sergipe	4	323	0	0	0	266	0	593
Total	310	24.549	7.005	114	108	31.531	358	63.975

* Constam apenas os pacientes ativos em lista.
CNCDO: Central de Nofiticação, Captação e Distribuição de Órgãos.
Fonte: CGSNT/DAE/SAS/MS.

Tabela 6. Órgãos e tecidos que podem ser doados

Órgão/tecido	Tempo máximo para retirada	Tempo máximo de preservação extracorpórea
Córneas	Seis horas após PC	7 dias
Coração	Antes da PC	4 a 6 horas
Pulmões	Antes da PC	4 a 6 horas
Rins	Até trinta minutos após PC	até 48 horas
Fígado	Antes da PC	12 a 24 horas
Pâncreas	Antes da PC	12 a 24 horas
Ossos	Seis horas após PC	Até 5 anos

PC: parada cardíaca.

IDENTIFICAÇÃO DOS POTENCIAIS DOADORES DE ÓRGÃOS

Como identificar potenciais doadores

A identificação de potenciais doadores no dia a dia das unidades de emergência e terapia intensiva é de extrema importância. O início do processo de transplante envolve, de forma direta, os médicos-assistentes. A não comunicação às centrais de transplante e o manejo incorreto de candidatos a doadores compromete ainda mais a escassez de órgãos para o imenso contingente de receptores em filas de espera.

Entre os órgãos que podem ser doados de cadáveres, destacam-se: coração, pulmão, fígado, rins, pâncreas, córneas, medula óssea, osso e pele.

Os órgãos e tecidos que podem ser obtidos de doadores vivos são: rim (é a doação mais frequente), medula óssea, fígado (parte do órgão de acordo com a necessidade), pulmão e pâncreas (ambos em situações excepcionais).

Algumas contraindicações inviabilizam a doação de órgãos, entre as quais se destacam:

- Pacientes portadores de insuficiências orgânicas que comprometam o funcionamento dos órgãos e tecidos que possam ser doados.
- Portadores de enfermidades infectocontagiosas transmissíveis por meio do transplante, como HIV positivo, doença de Chagas, hepatite B e C e todas as demais contraindicações observadas para a doação de hemocomponentes. Exceção a essa regra é a possibilidade de doação de órgãos infectados pelos vírus das hepatites B e C após avaliação da equipe e consentimento do paciente ou família.

- Pacientes em sepse ou em insuficiência de múltiplos órgãos e sistemas.
- Portadores de neoplasias malignas, excetuando-se tumor restrito ao sistema nervoso central, carcinoma basocelular e carcinoma de cérvix uterino *in situ*.
- Doenças degenerativas crônicas e com caráter de transmissibilidade.

MORTE ENCEFÁLICA

Segundo o Conselho Federal de Medicina (CFM), morte encefálica é a parada total e irreversível das funções encefálicas e equivale à morte, conforme critérios já bem estabelecidos pela comunidade científica mundial.[5-7]

Várias questões de ordem religiosa e psicossocial estão envolvidas no conceito de morte encefálica. Sua definição é abordada de várias formas, mas as religiões aprovam, de uma forma geral, a doação de órgãos.

Abordagem da família

A abordagem de pacientes e famílias diante do contexto de morte encefálica não é uma tarefa fácil. Os programas de captação de órgãos, em várias centrais estaduais, contam com equipes multidisciplinares especializadas para esse tipo de abordagem e recomendam essa tarefa exclusivamente para seus profissionais. A insegurança e inexperiência podem ser desastrosas na abordagem da família, principalmente nesse momento de decisões delicadas.

A correta passagem de informações para os parentes é a melhor forma de evitar a recusa da doação de órgãos.[8] O conhecimento certo do processo de doação de órgãos e o manejo adequado do protocolo de morte encefálica são imperativos nesse momento.

Outra técnica que, quando aplicada, aumenta o número de aceites para a doação de órgãos é comunicar o diagnóstico da morte encefálica tempos antes da abordagem sobre transplantes. A família precisa de um tempo para entender e aceitar que a morte encefálica significa morte.[9]

Consentimento familiar

A autorização para doação é feita a partir de consentimento informado pelo cônjuge ou familiar até segundo grau e duas testemunhas. Se o primeiro for incapaz, pais ou responsáveis legais podem assinar o termo. Pessoas não identificadas não podem ser doadores. No caso de doadores vivos, fica autorizada a doação de cônjuges ou parentes consanguíneos ou até o quarto grau de parentesco, inclusive qualquer outra pessoa mediante autorização judicial.[5]

Protocolo diagnóstico de morte encefálica

Antes do início dos testes diagnósticos, a família deve estar ciente da suspeita da equipe médica assistente e de como os testes serão realizados. Alguns critérios devem ser seguidos antes do início do protocolo, visando a afastar eventuais fatores de confusão e diagnósticos diferenciais de causas de coma reversíveis. Dessa forma, é necessário que o paciente:

- Tenha identificação e registro hospitalar.
- Apresente causa do coma conhecida e estabelecida.
- Apresente ausência de hipotermia (temperatura menor que 35ºC).
- Não esteja usando drogas depressoras do sistema nervoso central.
- Não apresente choque de nenhuma etiologia.
- Não apresente hipoglicemia, distúrbios hidroeletrolíticos ou acidobásicos.

A caracterização da morte encefálica é realizada por meio de exames clínicos e complementares durante intervalos variáveis, próprios para determinadas faixas etárias, conforme descrito abaixo:

- De 7 dias a 2 meses: 48 horas.
- De 2 meses a 1 ano incompleto: 24 horas.
- De 1 ano a 2 anos incompletos: 12 horas.
- Acima de 2 anos: 6 horas.

Tais avaliações devem ser realizadas por dois médicos distintos, não participantes da equipe de transplante ou de captação de órgãos. Um dos médicos deve ser, necessariamente, um neurocirurgião ou neurologista, e o outro pode ser até mesmo o próprio intensivista.

Os exames complementares têm como objetivo garantir pelo menos um dos seguintes achados: ausência de atividade elétrica cerebral (por meio de eletroencefalograma), ausência de atividade metabólica (documentada em PET – tomografia por emissão de pósitrons – ou a partir de extração cerebral de oxigênio) ou ausência de perfusão sanguínea cerebral (podem ser realizados angiografia, cintilografia radioisotópica, Doppler transcraniano, entre outros). A Figura 1 mostra uma arteriografia realizada em paciente com diagnóstico de morte encefálica.[6]

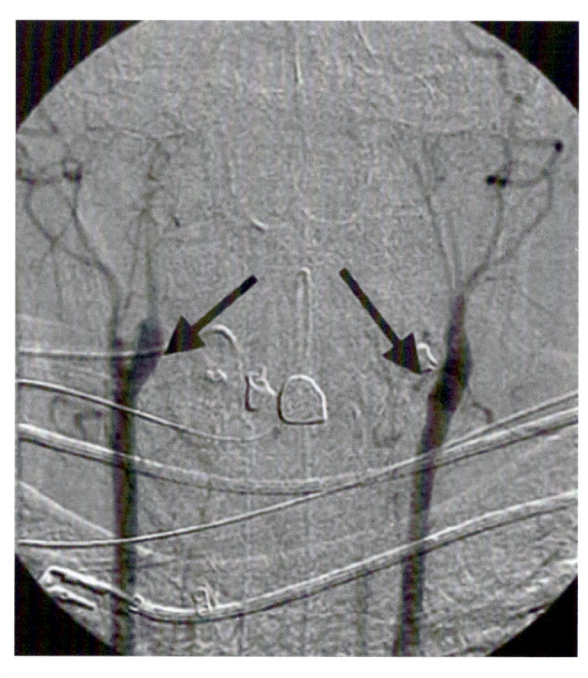

Figura 1 – Arteriografia cerebral sem documentação de fluxo encefálico.

A Resolução n. 1.480, de 8 de agosto de 1997, do CFM, padronizou o protocolo para a determinação da morte encefálica por meio de um Termo de Declaração de Morte Encefálica (Figura 2).

Nome do Hospital
TERMO DE DECLARAÇÃO DE MORTE ENCEFÁLICA
Res. CFM n. 1.400 08/08/1997

NOME: _____
PAI: _____
MÃE: _____
IDADE: _____ ANOS: _____ MESES: _____ DIAS: _____ DATA DE NASCIMENTO ___/___/___
SEXO: M F   RAÇA: A B N   Registro Hospitalar: _____

A – CAUSA DO COMA
A.1 – Causa do coma:
A.2 – Causas do coma que devem ser excluídas durante o exame
a) Hipotermia
( ) SIM   ( ) NÃO
b) Uso de drogas depressoras do sistema nervoso central
( ) SIM   ( ) NÃO
Se a resposta for sim a qualquer um dos itens, interrompe-se o protocolo.

B – EXAME NEUROLÓGICO (Atenção! Verificar o intervalo mínimo exigível entre as avaliações clínicas constantes da tabela a seguir)

IDADE	INTERVALO
7 dias a 2 meses incompletos	48 horas
2 meses a 1 ano incompleto	24 horas
1 ano a 2 anos incompletos	12 horas
Acima de 2 anos	6 horas

(Ao efetuar o exame, assinalar uma das duas opções SIM/NÃO obrigatoriamente para todos os itens a seguir)

Elementos do exame neurológico	Resultados			
	1º exame		2º exame	
Coma aperceptivo	( ) SIM	( ) NÃO	( ) SIM	( ) NÃO
Pupilas fixas arreativas	( ) SIM	( ) NÃO	( ) SIM	( ) NÃO
Ausência de reflexo córneo palpebral	( ) SIM	( ) NÃO	( ) SIM	( ) NÃO
Ausência de reflexo oculocefálicos	( ) SIM	( ) NÃO	( ) SIM	( ) NÃO
Ausência de respostas às provas calóricas	( ) SIM	( ) NÃO	( ) SIM	( ) NÃO
Ausência de reflexo de tosse	( ) SIM	( ) NÃO	( ) SIM	( ) NÃO
Apneia	( ) SIM	( ) NÃO	( ) SIM	( ) NÃO

C – ASSINATURAS DOS EXAMES CLÍNICOS (Os exames devem ser realizados por profissionais diferentes, que não poderão ser integrantes da equipe de remoção e transplante)

1. PRIMEIRO EXAME	2. SEGUNDO EXAME
DATA: ___/___/___ HORA: _____	DATA: ___/___/___ HORA: _____
NOME DO MÉDICO: _____	NOME DO MÉDICO: _____
CRM: _____	CRM: _____
FONE: _____	FONE: _____
END.: _____	END.: _____
ASSINATURA: _____	ASSINATURA: _____

D – EXAME COMPLEMENTAR (Indicar o exame realizado e anexar laudo com a identificação do médico responsável)

1. Angiografia cerebral	2. Cintilografia radioisotópica	3. Doppler transcraniano	4. Monitoração da pressão intracraniana	5. Tomografia computadorizada com xenônio
6. Tomografia por emissão de fóton único	7. Eletroencefalograma	8. Tomografia por emissão de pósitrons	9. Extinção cerebral do oxigênio	10. Outros (citar)

Figura 2 – Termo de declaração de morte encefálica.

Testes neurológicos

Os testes neurológicos realizados durante o protocolo visam a determinar a presença de coma irreversível, ausência de reflexos supraespinhais e a hiperpneia diante da hipercarbia.

Inicialmente, o paciente deve apresentar um escore final da escala de coma de Glasgow de três pontos e os estímulos sensitivos e motores devem ser negativos. Importante salientar que reflexos infraespinhais não devem ser interpretados como atividade encefálica, assim, a presença de reflexos osteotendíneos, reflexos de retirada, entre outros, não excluem o diagnóstico.

Em uma segunda fase, os reflexos de tronco encefálico são avaliados e todos devem apresentar resultados negativos: reflexo fotomotor (direto e consensual), reflexo córneo-palpebral (direto e consensual), reflexo oculoencefálico, reflexo de tosse, reflexo vestíbulo-ocular (prova calórica) e reflexo de tosse ou de engasgo.[6]

Antes do teste de apneia, o paciente deve ser hiperventilado por dez minutos, com fração inspirada de oxigênio (FiO_2) de 100%, objetivando pressão parcial de oxigênio no sangue (PaO_2) em torno de 200 mmHg e pressão parcial de dióxido de carbono no sangue ($PaCO_2$) entre 35 e 40 mmHg. A seguir, o ventilador é desconectado e é inserida uma sonda com oxigênio a 6 L/minuto, garantindo oxigenação durante o exame. Nesse momento, o tórax e o abdome devem ser observados para a detecção de possíveis movimentos paradoxais, o que gera a interrupção imediata do teste.

O Algoritmo 1 resume o protocolo para diagnóstico de morte encefálica.

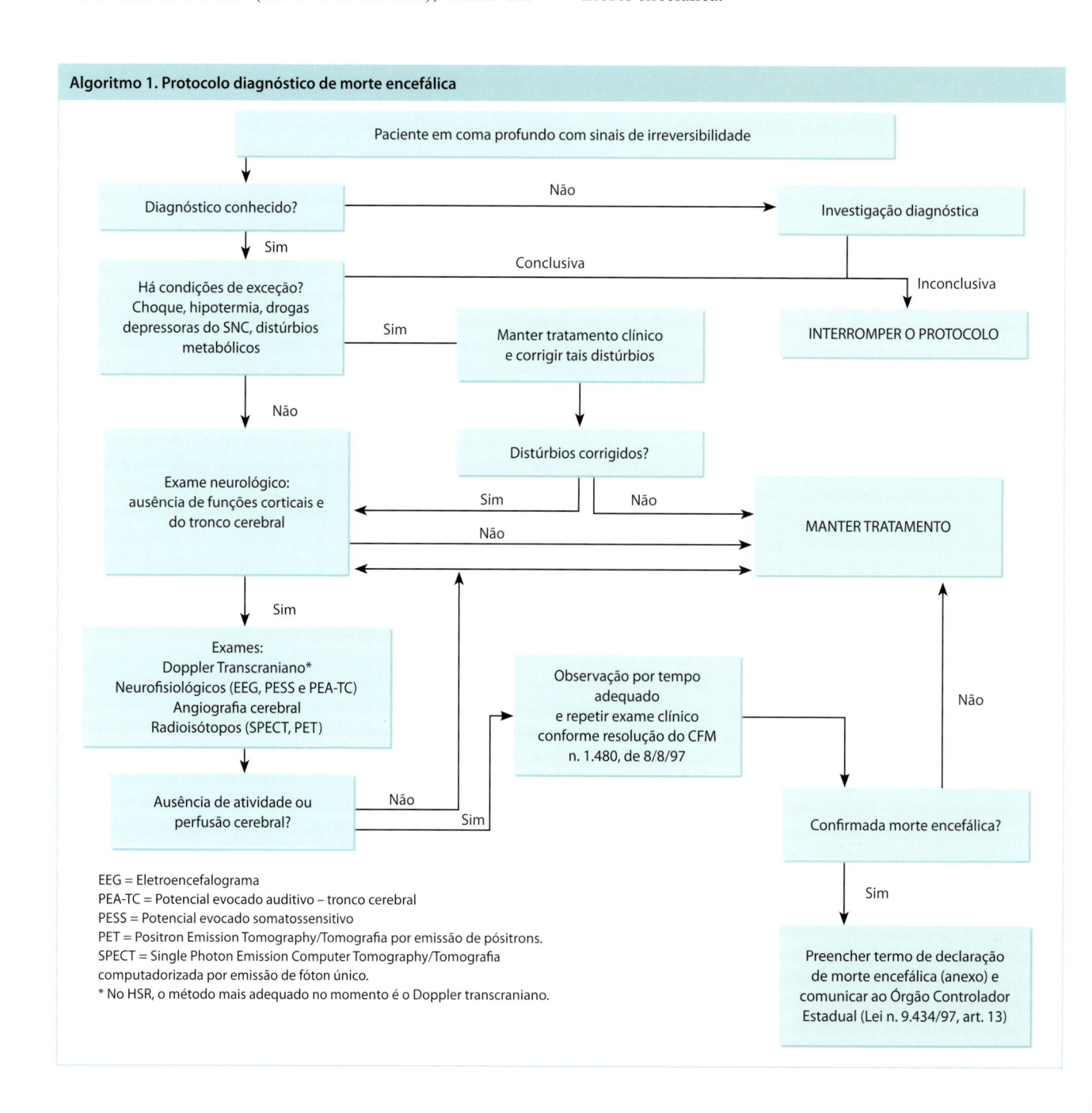

Algoritmo 1. Protocolo diagnóstico de morte encefálica

EEG = Eletroencefalograma
PEA-TC = Potencial evocado auditivo – tronco cerebral
PESS = Potencial evocado somatossensitivo
PET = Positron Emission Tomography/Tomografia por emissão de pósitrons.
SPECT = Single Photon Emission Computer Tomography/Tomografia computadorizada por emissão de fóton único.
* No HSR, o método mais adequado no momento é o Doppler transcraniano.

ÓRGÃOS E TECIDOS QUE PODEM SER DOADOS

A doação dos órgãos varia de acordo com o tempo permitido para sua retirada e o período em que podem ser mantidos em soluções de preservação (Tabela 7).

Tabela 7. Principais indicações de transplantes de órgãos

Coração	Portadores de cardiomiopatia grave de diferentes etiologias: doença de Chagas, isquêmica, reumáticas idiopática e miocardites
Pulmão	Portadores de doenças pulmonares crônicas por fibrose ou enfisema
Fígado	Portadores de cirrose hepática por hepatite, álcool ou outras causas
Rim	Portadores de insuficiência renal crônica por nefrite, hipertensão, diabetes e outras nefropatias
Pâncreas	Diabéticos insulino-dependentes em geral, quando com doença renal associada
Córneas	Portadores de ceratocone, ceratopatia bolhosa, infecção ou trauma de córnea
Medula óssea	Portadores de leucemia, linfoma e aplasia de medula
Osso	Pacientes com perda óssea por certos tumores ósseos ou trauma
Pele	Paciente com queimaduras extensas
Intestino	Insuficiência grave dependente de nutrição parenteral total, isquemia mesentérica com síndrome do intestino curto

Segundo a legislação vigente, a doação só pode ser realizada *post-mortem*, isto é, após a confirmação da morte encefálica ou em casos de parada cardíaca irreversível.

CUIDADOS BÁSICOS COM O DOADOR DE ÓRGÃOS

O período compreendido entre o diagnóstico de morte encefálica e a captação de órgãos é repleto de eventos, como disfunções cardiovasculares e hemodinâmicas que agravam, progressivamente, as condições do doador. O conhecimento dessas mudanças e o manejo adequado desses pacientes possibilitam melhores condições dos órgãos a serem doados, além de recuperar outros, que eventualmente não poderiam ser doados pelas condições clínicas iniciais do paciente. Tais cuidados impactam diretamente nos resultados dos transplantes.

FISIOPATOLOGIA DAS ALTERAÇÕES APÓS A MORTE ENCEFÁLICA

As alterações fisiopatológicas que ocorrem após a morte encefálica não são inteiramente compreendidas. Sabe-se que, com o aumento significativo e fatal da pressão intracraniana (PIC), uma cascata de eventos cardiovasculares se sucede, culminando, em última instância, na hipoperfusão periférica.

Inicialmente, há um estímulo significativo ao sistema nervoso parassimpático, gerando bradicardia. Com a progressão da isquemia, o sistema simpático é ativado, propiciando aumento das catecolaminas circulantes, liberação da adrenal e intensa atividade simpática cardiovascular. Tais eventos podem ser identificados com a vasoconstrição periférica e aumento da pressão arterial (como mecanismo compensatório do aumento da PIC). A queda da resistência vascular pulmonar, também encontrada, pode resultar em edema pulmonar e hemorragias intersticiais. Nesse momento, é comum a identificação do reflexo de Cushing (hipertensão arterial, bradicardia e bradipneia).

A evolução final desse processo coincide com a isquemia medular e herniação cerebral. Tais eventos interrompem definitivamente o estímulo simpático exacerbado, dando lugar à vasodilatação periférica e à disfunção cardíaca, o que gera instabilidade hemodinâmica e morte celular (choque neurogênico). Nesse momento, há perda dos reflexos do tronco cerebral.

MANEJO HEMODINÂMICO DOS DOADORES DE ÓRGÃOS

De uma forma geral, os objetivos iniciais do manejo de doadores de órgãos são: normovolemia, estabilidade pressórica e melhora do débito cardíaco. Dessa forma, garante-se a pressão de perfusão e fluxo sanguíneo para os órgãos, sempre buscando as menores doses de drogas vasoativas necessárias.

Em 2004, o grupo de transplantes da Universidade de Wisconsin, Estados Unidos, propôs um protocolo de manejo desses pacientes em unidades de terapia intensiva. O algoritmo apresenta três fases de abordagens, que estão relacionadas com a resposta às manobras de estabilização hemodinâmica. Nesse modelo, são levadas em consideração estratégias não invasivas de estimação de perfusão tecidual (pressão arterial média, necessidade de vasopressores, fração de ejeção de ventrículo esquerdo), uso de medidas diretas de pressões de enchimento (cateter de artéria pulmonar) e, por último, utilização de hormonoterapia. O Algoritmo 2 ilustra o manejo hemodinâmico citado.[9]

O médico intensivista ou o plantonista da unidade de emergência deve ter em mente que o doador de órgãos é um paciente grave, com diversas alterações neurológicas, cardiovasculares, pulmonares e metabólicas, que necessitam de cuidados específicos e rápidos. O processo progride rapidamente para a parada cardiorrespiratória, evento que deve ser evitado até a captação dos órgãos.[10]

As principais metas a serem atingidas no manejo desses pacientes são citadas na Tabela 8.

PROCESSO DE CAPTAÇÃO DE ÓRGÃOS E TECIDOS NO BRASIL

O desencadeamento do processo de doação é feito inicialmente pelo médico-assistente desses pacientes. Uma vez notificada a central de transplantes, uma série de eventos é

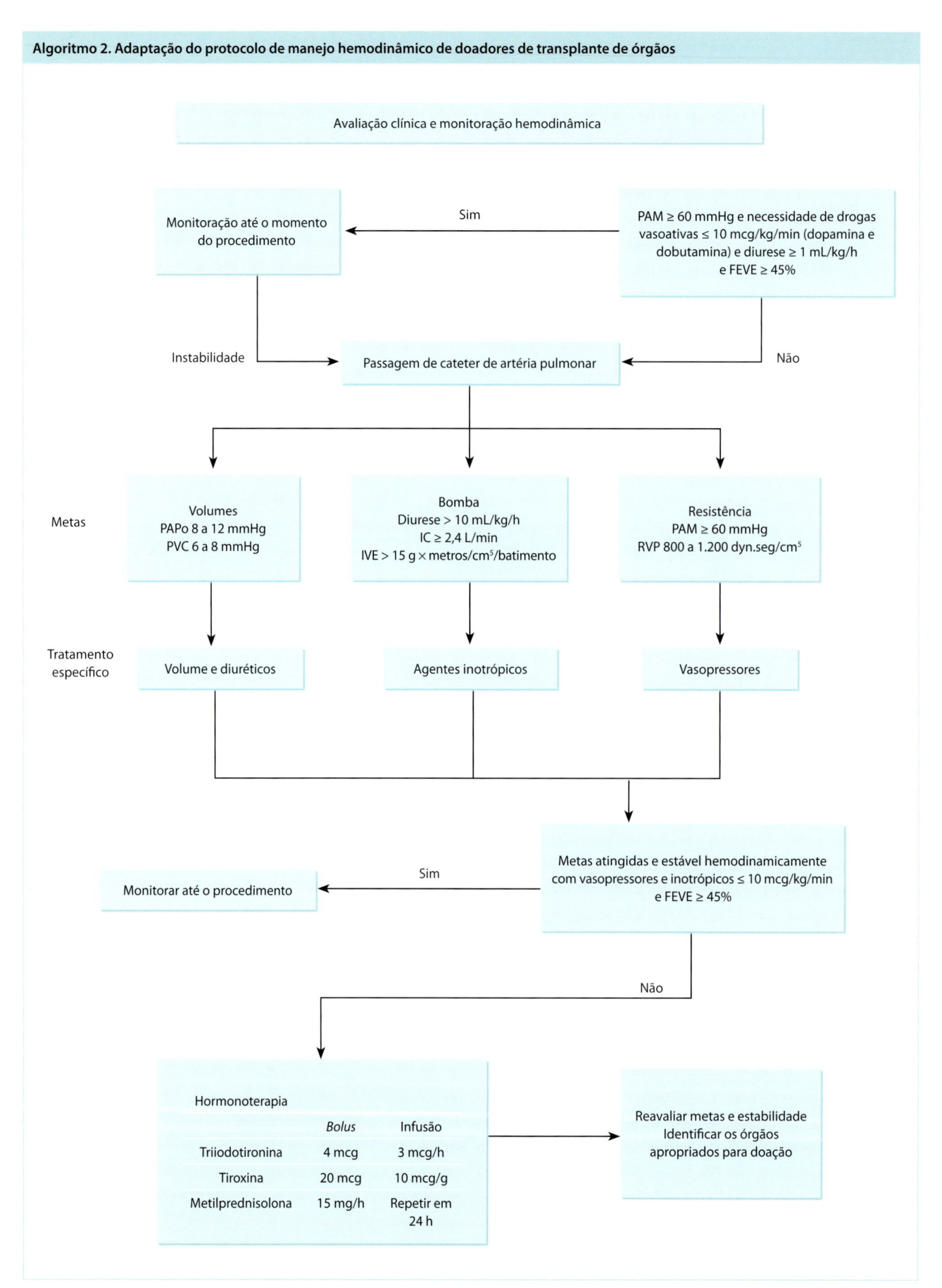

Algoritmo 2. Adaptação do protocolo de manejo hemodinâmico de doadores de transplante de órgãos

Avaliação clínica e monitoração hemodinâmica

PAM ≥ 60 mmHg e necessidade de drogas vasoativas ≤ 10 mcg/kg/min (dopamina e dobutamina) e diurese ≥ 1 mL/kg/h e FEVE ≥ 45%

- **Sim** → Monitoração até o momento do procedimento
- **Não** → Passagem de cateter de artéria pulmonar

Instabilidade → Passagem de cateter de artéria pulmonar

Metas:

- **Volumes**: PAPo 8 a 12 mmHg; PVC 6 a 8 mmHg
- **Bomba**: Diurese > 10 mL/kg/h; IC ≥ 2,4 L/min; IVE > 15 g × metros/cm^5/batimento
- **Resistência**: PAM ≥ 60 mmHg; RVP 800 a 1.200 dyn.seg/cm^5

Tratamento específico:

- Volume e diuréticos
- Agentes inotrópicos
- Vasopressores

Metas atingidas e estável hemodinamicamente com vasopressores e inotrópicos ≤ 10 mcg/kg/min e FEVE ≥ 45%

- **Sim** → Monitorar até o procedimento
- **Não** → Hormonoterapia

Hormonoterapia

	Bolus	Infusão
Triiodotironina	4 mcg	3 mcg/h
Tiroxina	20 mcg	10 mcg/g
Metilprednisolona	15 mg/h	Repetir em 24 h

→ Reavaliar metas e estabilidade. Identificar os órgãos apropriados para doação

PAM: pressão arterial média; FEVE: fração de ejeção do ventrículo esquerdo; PVC: pressão venosa central; IC: insuficiência cardíaca; PAPo: pressão de oclusão da artéria pulmonar; IVE: índice de ventrículo esquerdo; RVP: resistência vascular pulmonar.

Tabela 8. Metas a serem atingidas no manejo das complicações encontradas nos doadores de órgãos

Metas	Manejo clínico das complicações no doador
Euvolemia	Administrar cristaloides ou coloides (para evitar a piora do edema)
Melhora do débito cardíaco	Drogas vasopressoras e inotrópicas positivas Pode ser controlado com o cateter de artéria pulmonar
Transporte de oxigênio	Objetivar hematócrito ≥ 30% Utilizar transfusões de hemocomponentes
Correção da acidose	Corrigir a causa Utilizar soluções de bicarbonato de sódio, se necessário (atentar para presença de hipernatremia)
Correção da hipernatremia	Uso de soluções hipotônicas Manejo do diabete insípido Piora do prognóstico de enxerto hepático
Normalização da glicemia	Monitoração intensiva e controle com insulina regular Manter entre 80 e 150 mg/dL
Balanço hídrico (BH)	Cuidado com BH muito positivo pelo risco de piora do edema Atentar para a preservação dos rins; necessitam de diurese abundante
Diurese	Manter diurese adequada para preservação renal e para monitorar perfusão dos outros órgãos Objetivo: 2 mL/kg/h
Controle do diabete insípido	Suspeitar na vigência de diurese > 4 mL/kg/h, urina com baixa osmolaridade, hipernatremia e hiperglicemia Usar vasopressina ou DDAvP e observar queda de diurese
Reposição hormonal	Última ferramenta disponível quando não houver sucesso de estabilidade hemodinâmica com as outras medidas Ainda precisa de mais estudos Entre os hormônicos que podem ser repostos, estão: metilprednisolona, tiroxina/triiodotironina, vasopressina e insulina

Algoritmo 3. Fluxograma para a captação de órgãos no Brasil

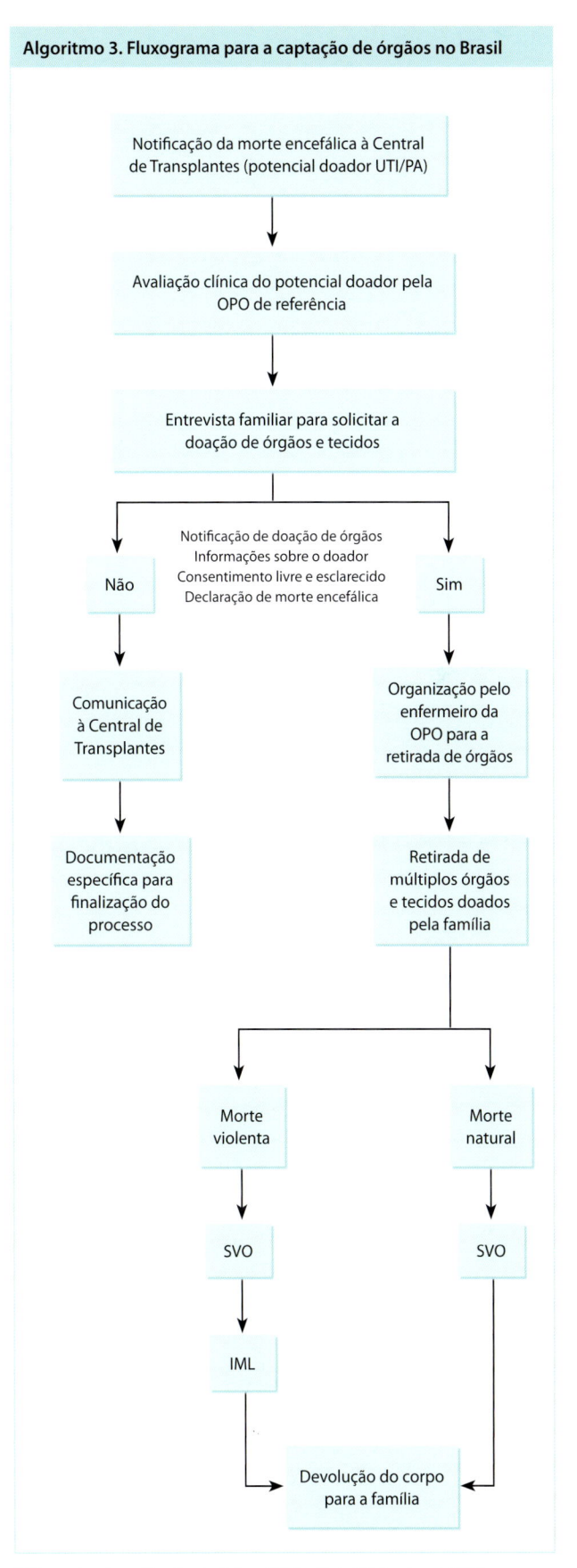

Notificação da morte encefálica à Central de Transplantes (potencial doador UTI/PA)
↓
Avaliação clínica do potencial doador pela OPO de referência
↓
Entrevista familiar para solicitar a doação de órgãos e tecidos
↓
Notificação de doação de órgãos
Informações sobre o doador
Consentimento livre e esclarecido
Declaração de morte encefálica

- **Não** → Comunicação à Central de Transplantes → Documentação específica para finalização do processo
- **Sim** → Organização pelo enfermeiro da OPO para a retirada de órgãos → Retirada de múltiplos órgãos e tecidos doados pela família
  - Morte violenta → SVO → IML → Devolução do corpo para a família
  - Morte natural → SVO → Devolução do corpo para a família

SVO: serviço de verificação de óbitos; IML: Instituto Médico Legal; OPO: Organização de Procura de Órgãos.

desencadeada visando à agilidade para a captação dos órgãos. A suspeita e a notificação de possíveis doadores são de responsabilidade de cada serviço, por isso a importância do conhecimento do sistema.[11]

O Algoritmo 3 traz um resumo do fluxograma das atividades de captação de órgãos realizada no Brasil.

CONCLUSÕES

- A história dos transplantes de órgãos no Brasil e no mundo deixa clara a importância do avanço no conhecimento das drogas imunossupressoras, da melhora nas técnicas cirúrgicas, da melhor seleção de receptores e doadores, do aprimoramento das soluções de preservação e do melhor manejo nas unidades de terapia intensiva.
- Existe atualmente um grande contingente de pacientes em fila de transplante no Brasil. O conhecimento da equipe médica do processo de doação e captação é uma importante ferramenta para otimizar o número de doadores e diminuir o tempo de espera na fila.
- A legislação brasileira para a doação e captação de órgãos deve ser de conhecimento de todos, e seu avanço, com o passar dos anos, facilitou o acesso e o dinamismo para todo o sistema. Tal efeito propiciou o aumento significativo no número de transplantes na última década.
- Atualmente, os órgãos que podem ser transplantados no Brasil são: coração, pulmão, fígado, rins, pâncreas, intestino, córneas, medula óssea, pele e osso.
- A doação de órgãos intervivos é uma alternativa que tenta, de certa forma, compensar a insuficiência de órgãos doados por pacientes em morte encefálica.
- Os médicos-assistentes das unidades de terapia intensiva e setores de emergência devem suspeitar do diagnóstico de morte encefálica em pacientes vítimas de eventos neurológicos graves.
- Os critérios de morte encefálica foram padronizados pelo CFM, e o protocolo para a realização dos exames clínicos e de imagem deve ser seguido rigorosamente.
- É importante a identificação de possíveis doadores nas unidades de terapia intensiva e salas de emergência. Os critérios clássicos de exclusão são: insuficiência orgânica que comprometa o funcionamento dos órgãos e tecidos a serem doados, portadores de doenças infectocontagiosas (exceto hepatites B e C), pacientes em sepse e insuficiência de múltiplos órgãos, portadores de neoplasias malignas (exceto sistema nervoso central, carcinoma basocelular (CBC) e colo de útero *in situ*) e doenças degenerativas crônicas transmissíveis.
- A abordagem das famílias desses pacientes é tarefa de equipes especializadas, geralmente relacionadas às Centrais de Transplantes de Órgãos. O manejo inadequado nessa etapa pode comprometer definitivamente a autorização da doação.
- O manejo do doador deve ser intensivo e rápido, já que pode evoluir rapidamente para parada cardiorrespiratória. As principais metas envolvem a correção de hipovolemia, hipotensão, disfunção cardíaca e pulmonar, hipernatremia, hiperglicemia, poliúria e distúrbios hidroeletrolíticos e acidobásicos.

REFERÊNCIAS BIBLIOGRÁFICAS

1. Linden PK. History of solid organ transplantation and organ donation. Crit Care Clin. 2009;25(1):165-84.
2. Marinho A, Cardoso S, Almeida VV. O transplante de órgãos nos estados brasileiros. Rio de Janeiro: Instituto de Pesquisa Econômica Aplicada; 2007.
3. Associação Brasileira de Transplante de Órgãos (ABTO) [acesso em dez 20, 2012]. Disponível em: www.abto.org.br
4. Ministério da Saúde [acesso em dez 20, 2012]. Disponível em: http://dtr2001.saude.gov.br/transplantes
5. Conselho Federal de Medicina. Resolução CFM n. 1480/97, 08 agosto de 1997. Brasília (DF): Diário Oficial da União, 21 de agosto de 1997. p. 18227.
6. Wijdicks EF. The diagnosis of brain death. N Engl J Med. 2001;344(16):1215-21.
7. Morato EG. Morte encefálica: conceitos essenciais, diagnóstico e atualização. Rev Med Minas Gerais. 2009;19(3):227-36.
8. Ghorbani HR, Khoddami-Vishted O, Ghobadi S, Shafaghi A, Rostami Louyeh A, Najafizadeh K. Causes of family refusal for organ donation. Transplant Proc. 2011;43(2):405-6.
9. Wood KE, Becker BN, McCartney JG, D'Alessandro AM, Coursin DB. Care of the potencial organ donor. New England Journal of Medicine. 2004;351(26):2730-9.
10. Herman M, Keaveny AP. Palliative medicine. 1. ed. Philadelphia: Saunders; 2008.
11. Knobel E. Condutas no paciente grave. 3. ed. São Paulo: Atheneu; 2006.

Insuficiência Cardíaca Aguda no Pronto-socorro

CAPÍTULO 13

Luiza Helena Degani Costa
Dirceu Rodrigues de Almeida

OBJETIVOS

- Reconhecer a importância da insuficiência cardíaca (IC) descompensada no contexto do pronto-socorro.
- Saber identificar os principais desencadeantes de descompensação da IC.
- Compreender a classificação clínica da IC descompensada e suas implicações para a tomada de conduta terapêutica.
- Conhecer as medicações disponíveis e suas principais indicações na descompensação da IC.

INTRODUÇÃO

A insuficiência cardíaca (IC) caracteriza-se pela incapacidade do coração de manter o débito cardíaco necessário às demandas do organismo ou, ainda, a manutenção da função miocárdica à custa de altas pressões de enchimento ventricular. Dados demográficos norte-americanos revelam que aproximadamente 1 a 2% da população dos países desenvolvidos sofre de IC, sendo que a prevalência alcança até 10% no subgrupo de indivíduos acima de 70 anos.[1]

Os quadros de IC aguda são motivos frequentes de procura aos serviços de pronto atendimento. Eles correspondem a 4% de todas as admissões, sendo a principal causa de hospitalização por doença cardiovascular. Além disso, tais pacientes também experimentam altas taxas de reinternação (aproximadamente 36% em 90 dias após alta hospitalar),[2] o que gera custos significativos para o sistema de saúde, deterioração da qualidade de vida do paciente e aumento do risco de morte. Nesse sentido, é crucial que o médico generalista esteja apto a diagnosticar, estratificar o risco, decidir pela necessidade ou não de internação e prontamente instituir as estratégias terapêuticas corretas em cada caso.

ETIOLOGIA E FISIOPATOLOGIA

As principais etiologias de IC são doença aterosclerótica coronariana, hipertensão arterial, doença de Chagas, doenças valvares orgânicas (p.ex., sequela de febre reumática e estenose aórtica senil), miocardites, miocardiopatia dilatada idiopática ou familiar e cardiotoxicidade por drogas (álcool, drogas ilícitas e quimioterápicos antracíclicos, como doxorrubicina e trastuzumabe).[3] Além destas, outras patologias contribuem em menor frequência para o desenvolvimento de IC, como as miocardiopatias restritivas por amiloidose, hemocromatose e doenças de depósito. Menos frequentes ainda são as etiologias de IC de alto débito, como hipertireoidismo, beribéri (deficiência de tiamina) e fístula arteriovenosa.

Com relação à fisiopatologia da doença, a IC pode ser classificada em sistólica, ou com fração de ejeção reduzida, e diastólica, ou com fração de ejeção preservada. Na IC sistólica, tem-se redução da função contrátil ventricular esquerda, com fração de ejeção inferior a 0,55. Na IC diastólica, por sua vez, a contratilidade está preservada, porém há um déficit na capacidade de relaxamento diastólico das fibras miocárdicas, gerando redução da complacência ventricular.

A IC diastólica tem como principais etiologias a hipertensão arterial e a isquemia miocárdica silenciosa, porém quadros restritivos, como pericardite constritiva e tamponamento cardíaco, também geram disfunção diastólica ventricular. Vale ressaltar que, na grande maioria dos casos de edema agudo de pulmão secundário à hipertensão arterial, há uma disfunção puramente diastólica, sem prejuízo da fração de ejeção de ventrículo esquerdo (VE).

O diagnóstico de IC aguda deve obrigatoriamente precipitar a avaliação da função ventricular (sistólica e diastólica) a partir da ecocardiografia bidimensional e a investigação etiológica do quadro, que é mandatória, visto que existem causas reversíveis de disfunção ventricular que necessitam de intervenções terapêuticas específicas.

QUADRO CLÍNICO E CLASSIFICAÇÃO FUNCIONAL

O quadro clínico da IC contempla predominantemente manifestações de congestão e/ou baixo débito cardíaco. Dispneia progressiva aos esforços, ortopneia, dispneia paroxística noturna, tosse, edema de membros inferiores ascendente, vespertino e gravitacional e noctúria denotam sintomas de congestão. Por outro lado, história de sonolência, lipotimia e/ou síncope podem se relacionar à ocorrência de baixo débito cardíaco. Queixas de palpitação podem ocorrer na vigência de taquiarritmias. Redução do volume urinário e sintomas urêmicos podem estar presentes nos casos em que os pacientes evoluem com síndrome cardiorrenal, tanto por congestão venosa quanto por baixo débito cardíaco.

Ao exame físico, sinais congestivos incluem estase jugular a 45º, estertores crepitantes e/ou sibilos à ausculta pulmonar, murmúrio vesicular reduzido em bases com propedêutica compatível com derrame pleural, hepatomegalia, refluxo hepatojugular, edema de membros inferiores e parede abdominal e, eventualmente, ascite. O baixo débito cardíaco pode se manifestar objetivamente por lentidão da perfusão periférica (tempo de enchimento capilar superior a 2 segundos), extremidades frias e hipotensão com convergência das pressões sistólica e diastólica e redução da pressão de pulso. A presença de terceira bulha é um sinal altamente específico para a presença de disfunção sistólica grave, enquanto a quarta bulha é indicativa de disfunção diastólica.

A presença de sopro cardíaco pode significar causa ou consequência do quadro de IC. Nesse sentido, sopros correspondentes à estenose mitral e estenose ou insuficiência aórtica se relacionam à IC secundária à doença valvar orgânica. Por outro lado, sopros correspondentes à insuficiência mitral ou tricúspide mais comumente são decorrentes da dilatação ventricular e alargamento secundário do anel valvar, gerando insuficiência valvar funcional.

A presença de arritmias, em especial a fibrilação atrial, é frequente quando há dilatação atrial esquerda. Arritmias ventriculares são menos comuns, e sua ocorrência deve levar à investigação de causas específicas de IC, como doença de Chagas.

A gravidade do quadro de IC deve ser classificada conforme a limitação funcional imposta ao paciente. Para tanto, utiliza-se mais comumente a escala desenvolvida pela New York Heart Association (NYHA – Tabela 1).[4]

Tabela 1. Classificação funcional da IC, segundo a NYHA

Classe funcional I	Pacientes com doença cardíaca, porém sem limitações de atividades. A atividade física diária não provoca dispneia, fadiga acentuada, palpitações nem angina no peito
Classe funcional II	Pacientes com doença cardíaca, assintomáticos quando em repouso, mas às atividades físicas comuns apresentam dispneia, fadiga, palpitações ou angina no peito
Classe funcional III	Pacientes com insuficiência cardíaca e que têm incapacidade para executar qualquer atividade física. Os sintomas de dispneia, fadiga acentuada, palpitações e angina no peito existem mesmo em repouso, e se acentuam com qualquer atividade física

Quando se avalia um paciente com quadro de IC aguda, deve-se obrigatoriamente perguntar sobre o tempo de duração e progressão dos sintomas, grau de limitação funcional, comorbidades (p.ex., hipertensão arterial sistêmica [HAS], diabete melito [DM], dislipidemia, tabagismo, etilismo, doença coronariana, insuficiência renal, asma e doença pulmonar obstrutiva crônica [DPOC]), hábitos alimentares, medicações em uso e respectivas posologias.

Além disso, é fundamental investigar as possíveis causas da descompensação atual por meio da anamnese, exame físico e exames complementares. As maiores causas de descompensação aguda da IC são, sem dúvida, a falta de adesão à terapia medicamentosa e a dieta inadequada (ingestão hídrica excessiva e consumo abusivo de sal), além de terapêutica não otimizada. Entretanto, deve-se atentar à ocorrência de outros fatores, como uso de anti-inflamatórios não hormonais (AINH), uso de corticosteroide, síndrome coronariana aguda, arritmias ventriculares e supraventriculares, hipertensão não controlada, infecções, tromboembolismo pulmonar e piora aguda da função renal, entre outros (Tabela 2).[4] Por outro lado, vale lembrar que a IC é uma doença crônica grave e que descompensações podem ocorrer como parte de sua evolução natural.

Tabela 2. Causas e fatores precipitantes de descompensações em IC

Ingestão excessiva de sal e água

Falta de adesão ao tratamento e/ou falta de acesso ao medicamento

Fatores relacionados ao médico:
- Prescrição inadequada ou em doses insuficientes (diferentes das preconizadas nas diretrizes)
- Falta de treinamento do manuseio de pacientes com IC
- Falta de orientação adequada ao paciente em relação à dieta e à atividade física
- Sobrecarga de volume não detectada (falta de controle de peso diário)
- Sobrecarga de líquidos intravenosos durante internação

Fibrilação atrial aguda ou outras taquiarritmias

Bradiarritmias

Hipertensão arterial sistêmica

Tromboembolismo pulmonar

Isquemia miocárdica

Infecções (especialmente pneumonia)

Anemia e carências nutricionais

Fístula AV

Disfunção tireoidiana

Diabete descompensado

Consumo excessivo de álcool

Insuficiência renal

Gravidez

Depressão e/ou fatores sociais (abandono, isolamento social)

Uso de drogas ilícitas (cocaína, crack, ecstasy, entre outras)

Fatores relacionados a fármacos:
- Intoxicação digitálica
- Drogas que retêm água ou inibem prostaglandinas: AINE, esteroides, estrógenos, andrógenos, clorpropamida, minoxidil, glitazonas
- Drogas inotrópicas negativas: antiarrítmicos do grupo I, antagonistas de cálcio (exceto anlodipino), antidepressivos tricíclicos
- Drogas cardiotóxicas: citostáticos, como adriamicina > 400 mg/m^2, trastuzumabe (Herceptin®)
- Automedicação: terapias alternativas

AV: arteriovenosa; AINE: anti-inflamatórios não esteroidais.

EXAMES COMPLEMENTARES

Quando se está diante de uma paciente com quadro compatível com IC aguda, alguns exames complementares são essenciais na avaliação global do paciente:

- Hemograma completo, eletrólitos, função renal e urina 1 podem ajudar a identificar fatores de descompensação (p.ex., infecções e anemia) ou complicações da piora da função cardíaca (p.ex., síndrome cardiorrenal).
- Radiografia de tórax: preferencialmente em posições posteroanterior (PA) e perfil, exceto em pacientes com indicação de atendimento em sala de emergência. É importante não apenas para evidenciar sinais de congestão, como para identificar fatores de descompensação (p.ex., pneumonia) e auxiliar em diagnósticos diferenciais (p.ex., DPOC e tamponamento cardíaco). Ao interpretar a radiografia de tórax, é necessário primeiramente atentar-se para a técnica do exame, avaliando de maneira crítica a penetração, simetria e grau de insuflação pulmonar. Em seguida, avalia-se o mediastino. O aumento da área cardíaca é frequente, embora área cardíaca normal não exclua o diagnóstico de IC diastólica. O aparecimento do terceiro arco na silhueta cardíaca esquerda corresponde ao abaulamento do tronco da artéria pulmonar; o surgimento do quarto arco na silhueta cardíaca esquerda, assim como o sinal do duplo-arco na silhueta direita, corresponde ao aumento do átrio esquerdo, e o mediastino aumentado em formato de moringa pode sugerir derrame pericárdico (Figura 1). Quanto aos campos pulmonares, a presença de infiltrado intersticial difuso com redistribuição da trama vascular para os lobos superiores e de ingurgitamento hilar sugere padrão congestivo. Derrame pleural bilateral ou unilateral (nesse caso, preferencialmente à direita) também pode estar presente em graus variáveis. As linhas B de Kerley também podem ser eventualmente identificadas (Figura 2).

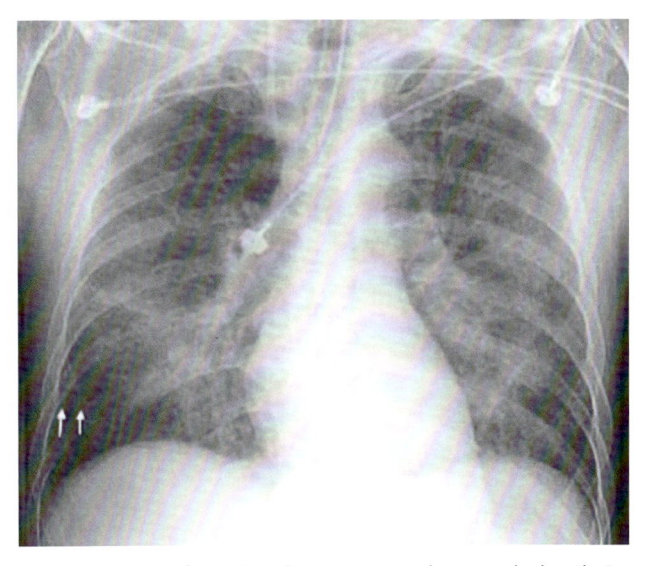

Figura 2 – Radiografia de tórax de paciente em edema agudo de pulmão. As setas apontam para linhas B de Kerley.
Fonte: Ware LB et al.[11]

- Eletrocardiograma: na maioria das vezes, revela alterações crônicas, como mudanças no eixo cardíaco, bloqueios de ramo e fibrilação atrial (FA). Entretanto, pode sugerir causas de descompensação aguda, como isquemia miocárdica, pericardite, tamponamento cardíaco e taquiarritmias, como FA de alta resposta ventricular. A presença concomitante de bloqueio de ramo direito (BRD) e bloqueio divisional anterossuperior (BDAS) sugere doença de Chagas. A ocorrência de arritmias ventriculares pode ser decorrente de isquemia miocárdica, doença de Chagas ou simples complicação da insuficiência cardíaca, sendo uma causa importante de morte súbita nos pacientes com IC.
- Ecocardiografia transtorácica: pode ser útil para avaliar contratilidade do VE e estimar sua fração de ejeção, evidenciar possíveis alterações de relaxamento do VE (disfunção diastólica) e doenças valvares, além de avaliar existência de derrame pericárdico e tamponamento cardíaco. Déficits de contratilidade segmentares sugerem etiologia isquêmica da doença cardíaca. A medida do átrio esquerdo (AE) e a pesquisa de trombos intracavitários são importantes principalmente nos pacientes que se apresentam com FA.
- Outros exames podem ser necessários em situações específicas:
  - Marcadores de necrose miocárdica (troponina): em pacientes que se manifestam com dor torácica anginosa ou pacientes de risco para doença arterial coronariana que procuram o pronto atendimento por IC aguda ou crônica agudizada (em que as manifestações clínicas podem ser equivalentes aos isquêmicos). Os marcadores de necrose miocárdica também podem se elevar nos casos de miocardite.
  - D-dímero, ultrassonografia de membros inferiores, tomografia de tórax ou cintilografia ventilação-perfusão: quando há suspeita de tromboembolismo pulmonar como causa de descompensação de IC.

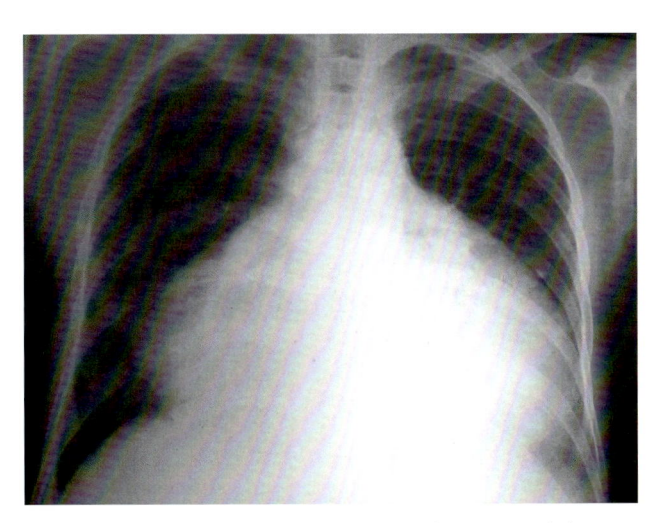

Figura 1 – Radiografia de tórax de paciente com derrame pericárdico evoluindo com tamponamento cardíaco.

- Gasometria arterial: em pacientes que se apresentam cianóticos e/ou com baixa saturação periférica de oxigênio à oximetria de pulso.
- *N-terminal pro-brain natriuretic peptide* (NT-pro-BNP) e *brain natriuretic peptide* (BNP): o pró-hormônio BNP é secretado pelos miócitos em situações de estresse hemodinâmico, ou seja, em situações em que os ventrículos são submetidos a altas pressões de enchimento. Quando atinge a circulação, o pró-BNP é clivado em NT-pro-BNP (peptídeo inativo) e BNP, que tem ação vasodilatadora, diurética e natriurética, além de reduzir a atividade do sistema simpático e renina-angiotensina-aldosterona. A eliminação do BNP é feita por excreção renal e seus níveis séricos podem estar elevados em outras condições clínicas, como hipertensão pulmonar e insuficiência renal. Há uma correlação inversa entre o índice de massa corpórea (IMC) e os níveis séricos de BNP. A principal utilidade da dosagem do BNP se refere ao diagnóstico diferencial de pacientes com queixa de dispneia aguda no pronto-socorro, nos quais valores séricos inferiores a 100 pg/mL tornam o diagnóstico de IC improvável, enquanto níveis acima de 400 pg/mL corroboram fortemente a hipótese de IC.[5,6]

TRATAMENTO

Princípios básicos do tratamento

O tratamento do paciente com IC descompensada envolve primordialmente a estabilização clínica inicial e o controle dos sintomas, além da investigação e abordagem de possíveis fatores precipitantes da descompensação.

Como discutido previamente, o paciente com IC pode apresentar sinais e sintomas de congestão e/ou baixo débito cardíaco, de forma que a pronta identificação dessas manifestações é essencial para a definição da conduta terapêutica. Nesse sentido, é fundamental a caracterização do perfil hemodinâmico com o qual o paciente se apresenta, dividindo-se os pacientes em quatro categorias: quente e seco, quente e úmido, frio e úmido, e frio e seco (Tabela 3).[7]

Tabela 3. Classificação do perfil hemodinâmico da IC, de acordo com sinais predominantes e de congestão e baixo débito cardíaco

Quente e seco: sem sinais de congestão e com boa perfusão periférica	Quente e úmido: congesto, mas com boa perfusão periférica
Frio e seco: sem sinais de congestão, mas com perfusão periférica ruim	Frio e úmido: congesto e com perfusão periférica ruim

Pacientes que se apresentarem taquidispneicos, com baixa saturação periférica de oxigênio e/ou com sinais de baixo débito cardíaco devem ser conduzidos à sala de emergência para estabilização inicial. Nesses casos, são obrigatórias: monitoração hemodinâmica básica (PA não invasiva, oximetria de pulso e cardioscopia), avaliação imediata das necessidades de oxigênio suplementar (cateter, máscara de Venturi, ventilação não invasiva ou intubação orotraqueal [IOT]) e venóclise com dois jelcos de grosso calibre (G14 ou G16) para coleta de exames e administração de medicação parenteral.

De maneira geral, a abordagem terapêutica depende do quadro clínico e do perfil hemodinâmico em que o paciente se encontra e pode ser resumida da seguinte forma:

- Quente e seco: paciente clinicamente estável, sem sinais de baixo débito e sem congestão. Com esse perfil, o paciente não necessita de hospitalização, sendo necessária apenas a otimização da medicação, reforçar a adesão ao tratamento e garantir que as medicações que reduzem a mortalidade sejam usadas pelo paciente em doses otimizadas.
- Quente e úmido: é o perfil mais frequente da IC aguda, estando presente em mais de 80% dos pacientes que procuram as unidades de emergência. Há predomínio do quadro de congestão sistêmica e pulmonar. Nesses pacientes, a combinação de diuréticos e vasodilatadores pela via parenteral é a base do tratamento. Pacientes que já fazem uso de inibidor de enzima de conversão de angiotensina (IECA) devem ter a dose mantida ou eventualmente aumentada, mesmo em situações de piora da função renal (secundária à congestão venosa), desde que não apresentem hiperpotassemia. Da mesma forma, deve-se manter a dose de betabloqueador usada diariamente pelo paciente, já que estudos recentes demonstraram pior evolução nos casos em que a droga foi retirada ou teve sua dose reduzida. Nos pacientes que não fazem uso prévio de betabloqueadores, aguardar até estabilização do quadro de descompensação atual para a introdução do medicamento.
- Frio e úmido: predominam os sinais de baixo débito cardíaco diante dos sinais de congestão. Nessa situação, é quase mandatória a associação de diurético e drogas inodilatadoras, como dobutamina ou milrinona. Nos pacientes que não estão muito hipotensos, podem-se utilizar vasodilatadores, como o nitroprussiato de sódio ou a nitroglicerina, isolados ou associados aos inotrópicos para reduções rápidas de pré e pós-carga. Pacientes que fazem uso rotineiro de betabloqueador devem ter sua dose mantida ou reduzida à metade, pois é essencial manter a medicação sempre que possível – exceto no choque cardiogênico ou na vigência de bloqueios atrioventriculares de graus avançados.
- Frio e seco: deve-se, inicialmente, realizar prova de volume, para descartar a possibilidade de simples desidratação. Havendo piora dos sintomas ou aparecimento de sinais de congestão, vasodilatadores ou drogas inotrópicas parenterais devem ser iniciados, dependendo dos níveis pressóricos do paciente.

Medicações intravenosas

- Furosemida: é um diurético de alça que tem ação venodilatadora, promovendo redução da pré-carga ventricular e ação natriurética. Na IC aguda, a furosemida deve ser usada pela via intravenosa, na dose de 80 a 240 mg, dividida em 4 doses diárias, visto que tem meia-vida curta e não deve ser administrada com longos intervalos entre as doses. A escolha entre administração em *bolus* intermitente ou infusão contínua geralmente é norteada pelo grau da congestão, grau de refratariedade, necessidade de descongestão rápida ou pela presença de possível resistência ao diurético. Como vantagens da infusão contínua a resposta é mais rápida, com diurese mais consistente e perda mais previsível. As doses para infusão contínua variam de 10 a 40 mg/h e podem ser ajustadas de acordo com perda volêmica diária. Cabe ressaltar que na presença de *clearance* de creatinina abaixo de 30%, hipoalbuminemia e acidose metabólica, as doses têm de ser maiores.

- Nitroglicerina: possui ação predominantemente venodilatadora, reduzindo a pré-carga ventricular. Além disso, também tem ação direta sobre a circulação coronariana e efeito arteriodilatador, diminuindo a pós-carga ventricular quando utilizada em doses mais altas. A dose inicial é de 5 a 10 mcg/min, podendo ser aumentada progressivamente a cada 5 minutos até que surjam efeitos colaterais (p.ex., cefaleia e hipotensão) ou que a dose máxima seja atingida (100 a 200 mcg/min). A nitroglicerina é a droga de escolha para IC de etiologia isquêmica ou concomitante à síndrome coronariana aguda, mas está contraindicada caso o paciente tenha feito uso de sildenafil nas últimas 24 horas.
- Nitroprussiato de sódio: tem ação vasodilatadora arterial mais potente que a da nitroglicerina, com reduções mais rápidas e expressivas da pré e pós-carga, sendo a droga de escolha nas situações de IC aguda associada à hipertensão arterial e regurgitações valvares agudas graves. A dose inicial do nitroprussiato é de 0,3 mcg/kg/min e pode ser aumentada a cada 5 minutos até a dose máxima de 10 mcg/kg/min. O temido risco de intoxicação por cianeto é raro, mas tem maior incidência conforme o aumento da dose e do tempo de infusão, especialmente em pacientes com disfunção hepática.
- Dobutamina: agente inotrópico de ação beta-2 agonista. Assim como as demais drogas inotrópicas, aumenta o consumo miocárdico de oxigênio, o risco de arritmias e a mortalidade, porém deve ser utilizada nas situações de baixo débito cardíaco descritas previamente. A dobutamina é barata e está amplamente disponível nos serviços de saúde, sendo, por esse motivo, a droga de escolha quando se opta por introduzir inotrópicos. A dose usual é de 5 a 20 mcg/kg/min. Pode ser usada na vigência de betabloqueador, talvez com necessidade de doses um pouco maiores em alguns casos.
- Milrinona: agente inodilatador, que atua inibindo a fosfodiesterase F3, portanto, não utiliza a via receptor beta-adrenérgico, sendo teoricamente a droga de escolha na vigência do uso de betabloqueador. Tem ações inotrópica e vasodilatadora, superponíveis à ação da dobutamina. Parece ter ação vasodilatadora pulmonar mais eficaz que a dobutamina.
- Levosimendano: droga inotrópica que age sensibilizando a troponina C ao cálcio, resultando em melhora da contratilidade sem interferência no relaxamento diastólico. Também apresenta ação vasodilatadora a partir da ativação de canais de potássio. O levosimendano também tem potencial arritmogênico e pode causar hipotensão, sendo contraindicado em pacientes hipotensos ou em choque cardiogênico. O maior fator limitante ao seu uso é a contraindicação em pacientes hipotensos e o alto custo. Deve ser prescrito com ataque de 6 a 24 mcg/kg em 10 minutos (opcional) e dose de manutenção de 0,05 a 0,1 mcg/kg/min.

Estratégias terapêuticas adicionais

É fundamental que seja prescrita dieta hipossódica a todos os pacientes, com restrição hídrica de no máximo 1.000 mL/dia àqueles que se apresentarem congestos. A anticoagulação profilática de tromboembolismo venoso (com enoxaparina ou heparina não fracionada) está indicada para todos os pacientes com IC que permanecerem internados e tiverem mobilidade reduzida (permanecerem deitados ou sentados mais do que 50% do tempo em que estão acordados).

O controle da frequência cardíaca com digitálicos e/ou betabloqueadores deve ser realizado em todos os pacientes com FA de alta resposta, salvo quando se tem indicação precisa de controle de ritmo por cardioversão elétrica (FA com instalação há menos de 48 horas ou acompanhada de instabilidade hemodinâmica). Pacientes com IC e diagnóstico de FA permanente ou paroxística devem ser anticoagulados com anticoagulante oral para prevenção de eventos embólicos.

Vale lembrar que a grande maioria dos pacientes que buscam o pronto-socorro por quadro de IC aguda têm perfil quente e úmido e podem ser manejados apenas com vasodilatadores e diuréticos. Os inibidores da enzima conversora de angiotensina (IECA) (p.ex., enalapril, captopril e ramipril) são medicações de primeira linha no tratamento da IC, por reduzirem o modelamento cardíaco e, consequentemente, a morbidade e a mortalidade.[8] São contraindicados apenas na gestação ou nos casos de estenose bilateral de artérias renais. Nos casos de intolerância por tosse ou reação alérgica à medicação, pode-se substituí-la por bloqueador do receptor de angiotensina II (BRA) (p.ex., losartan e candesartan). Pacientes com insuficiência renal aguda que não faziam uso prévio de IECA e/ou que apresentarem hipercalemia devem ser preferencialmente tratados com esquema alternativo (monocordil-hidralazina) até estabilização da função renal.

Assim como os IECA e BRA, alguns betabloqueadores (p.ex., carvedilol, succinato de metoprolol e bisoprolol) e antagonistas da aldosterona (espironolactona) também têm efeito benéfico em longo prazo na IC sistólica, por reduzir o remodelamento cardíaco e a morbidade e mortalidade. Os betabloqueadores não devem ser introduzidos em situações de descompensação aguda da IC em pacientes que não faziam uso previamente da medicação. Por outro lado, como discutido anteriormente, eles devem ser mantidos em dose plena nos quadros de IC quente e úmida ou reduzidos à metade da dose quando há sinais de baixo débito, reservando-se a suspensão da droga apenas aos casos de franco choque cardiogênico ou bradiarritmias graves.[9]

A espironolactona (25 a 50 mg/dia) está indicada para os pacientes com IC sistólica em classe funcional II a IV, associada aos betabloqueadores e aos IECA. Seus efeitos adversos são a ginecomastia em 10% dos pacientes e a hipercalemia em 5% dos casos, particularmente em pacientes diabéticos, idosos e com insuficiência renal.[10]

Deve-se lembrar que otimizar a prescrição do paciente antes da alta hospitalar tem impacto em reduzir a mortalidade e prevenir a re-hospitalização. Os betabloqueadores devem ser introduzidos após estabilização clínica e procurando sempre atingir as dose plenas de 50 mg/dia para o carvedilol, 200 mg/dia para o succinato de metoprolol e 10 mg/dia para o bisoprolol. O captopril deve ser utilizado em dose de 150 mg/dia, o enalapril em 20 a 40 mg/dia, a losartana em 100 a 150 mg/dia e a espironolactona na dose de 25 a 50 mg/dia.

Abordagem dos casos de grave instabilidade hemodinâmica: edema agudo de pulmão e choque cardiogênico

O edema agudo de pulmão (EAP) cardiogênico pode se desenvolver tanto em situações de sobrecarga volêmica/pressórica quanto por falência de bomba, sendo complicação possível dos quadros de IC sistólica e/ou diastólica. Na maioria dos casos, está associado a hipertensão arterial e disfunção diastólica e, menos frequentemente, com isquemia miocárdica aguda. Ele se caracteriza clinicamente por dispneia intensa mesmo ao repouso, tosse com expectoração rósea, hipoxemia e presença de estertores finos e/ou bolhosos bilaterais até pelo menos o terço médio de campos pulmonares, eventualmente acompanhados também de sibilância.[11]

As medidas iniciais visam à estabilização hemodinâmica e oximétrica do paciente em sala de emergência, seguindo-se o procedimento primário e realizando a pronta monitoração, suplementação de oxigênio em máscara ou preferencialmente com ventilação não invasiva com pressão positiva. O paciente deve ser mantido em decúbito elevado, de preferência a 90°, com os membros inferiores pendentes. Deve-se prescrever imediatamente furosemida intravenosa na dose de 0,5 a 1 mg/kg, se houver sinais de hipervolemia. Morfina (2 a 4 mg, intravenosa) e nitratos sublinguais podem ser administrados caso não haja contraindicações.

Nessa situação, da mesma forma, a decisão sobre o uso de vasodilatadores ou inotrópicos depende da pressão arterial sistólica (PAS) do paciente à entrada ou da presença de sinais de baixo débito cardíaco. Nos pacientes em que se caracteriza quadro de emergência hipertensiva, excluída a ocorrência concomitante de isquemia miocárdica aguda, a droga de escolha é o nitroprussiato de sódio. Nos pacientes que apresentam isquemia miocárdica aguda, deve-se optar pela nitroglicerina em infusão contínua. Pacientes com sinais de baixo débito cardíaco grave ou em choque cardiogênico devem ser tratados com drogas inotrópicas, como dobutamina ou milrinona.

Vale ressaltar a importância da ventilação não invasiva (VNI) no contexto do edema agudo de pulmão cardiogênico.[12] O uso de pressão positiva contínua em vias aéreas (*continuous positive airway pressure* – CPAP) é o modo de escolha no EAP e seus ajustes iniciais devem permitir uma pressão contínua de 10 cmH$_2$O e volume corrente de 7 a 10 mL/kg. A CPAP é capaz de reduzir o trabalho respiratório e ajuda na estabilização hemodinâmica à medida que reduz o retorno venoso (pré-carga) e, dessa forma, melhora o trabalho do ventrículo esquerdo. Contudo, deve-se atentar a possíveis contraindicações ao uso da ventilação não invasiva (Tabela 4), situações em que a IOT não deve ser, portanto, retardada.

Tabela 4. Contraindicações da VNI

PCR
Instabilidade hemodinâmica/choque
Rebaixamento do nível de consciência
Não aceitação
Obstrução fixa das vias aéreas
Trauma, queimadura ou cirurgia facial
Tosse ou deglutição comprometidas

PCR: proteína C reativa; VNI: ventilação não invasiva.

O choque cardiogênico se caracteriza por hipotensão marcada e persistente (PAS < 90 mmHg ou queda maior que 30 mmHg em relação ao basal, por período superior a 30 minutos) que se traduz clinicamente em sinais de baixo débito cardíaco (sonolência, oligúria, hipoperfusão periférica), desde que documentada a disfunção miocárdica e excluída a possibilidade de hipovolemia. Do ponto de vista hemodinâmico, o choque cardiogênico se caracteriza por débito cardíaco inferior a 2,2 L/min/m^2 e pressão capilar pulmonar superior a 15 mmHg.

Dentre os fatores desencadeantes, o infarto agudo do miocárdio (IAM) com supradesnivelamento de segmento ST é o mais comum, especialmente quando acomete mais de 40% da massa miocárdica. O choque cardiogênico também pode ocorrer em casos de miocardite, tamponamento cardíaco, miocardiopatia da sepse, insuficiências valvares agudas e IC crônica terminal (Tabela 5).

Tabela 5. Causas de choque cardiogênico

A. Infarto agudo do miocárdio
1. Com supradesnível do segmento ST
2. Sem supradesnível do segmento ST
A1. Defeito mecânico
1. Comunicação interventricular
2. Ruptura de músculo papilar
3. Ruptura da parede livre do VE
A2. Infarto com comprometimento do ventrículo direito
B. Evolução de miocardiopatia
1. Aguda
2. Crônica
C. Arritmia cardíaca
1. Bradiarritmia
2. Taquiarritmia
D. Regurgitação valvar aguda
E. Obstrução ao fluxo de esvaziamento atrial esquerdo
F. Miocardite fulminante

Assim como no EAP, as medidas iniciais visam à estabilização hemodinâmica do paciente em sala de emergência, seguindo-se o procedimento primário e realizando a pronta monitoração não invasiva, suplementação de oxigênio e coleta de exames por meio de acesso periférico calibroso. Além disso, métodos invasivos de monitoração hemodinâmica tornam-se essenciais, como a passagem de cateter arterial para aferição da pressão arterial média (PAM) e o acesso venoso central para medidas sequenciais de saturação venosa central e administração de drogas vasoativas. O paciente deve também ser submetido à sondagem vesical de demora, para permitir a monitoração do débito urinário.

A terapia medicamentosa baseia-se no uso de inotrópicos (dobutamina ou dopamina em dose beta). Pacientes com hipotensão acentuada à entrada ou que não atinjam estabilização clínica após medidas inicias devem receber vasoconstritores (noradrenalina, adrenalina ou dopamina em dose alfa), para permitir o uso posterior de inotrópicos (Tabela 6). Diuréticos podem ser necessários caso haja congestão associada.[13]

Tabela 6. Inotrópicos e vasopressores no tratamento do choque cardiogênico

Inotrópicos e vasopressores	Doses
Inotrópicos beta-agonistas	
Dopamina	5 a 10 mcg/kg/min
Dobutamina	5 a 20 mcg/kg/min
Vasopressores	
Epinefrina	0,05 a 0,5 mcg/kg/min
Norepinefrina	0,2 a 1 mcg/kg/min

Quando a estabilização hemodinâmica não é alcançada, a despeito da otimização da terapia medicamentosa, torna-se necessário o uso de métodos invasivos de suporte circulatório, como o balão de contrapulsação intraórtico (BIA). O BIA reduz o trabalho cardíaco e permite melhora da perfusão coronariana, tendo grande indicação no choque cardiogênico decorrente de síndromes coronariana agudas ou no pós-operatório de cirurgias cardíacas.[14] As complicações mais frequentes relacionadas ao seu uso são eventos tromboembólicos, infecções e hemorragias. Ele é contraindicado nos casos de insuficiência aórtica ou de dissecção de aorta.

Por fim, deve-se ressaltar novamente a importância de se identificar fatores desencadeadores da descompensação cardíaca, já que o tratamento da causa base pode muitas vezes contribuir para a melhora do quadro hemodinâmico, como nos casos relacionados à isquemia miocárdica e arritmias.

CONCLUSÕES

A IC é uma doença com grande impacto em termos de saúde pública, não apenas pela elevada prevalência, mas também pelos altos custos gerados por visitas frequentes às unidades de emergências e internações repetidas, o que também compromete a qualidade de vida dos pacientes. O tratamento da IC no pronto-socorro visa, primordialmente, à estabilização clínica inicial, porém deve-se aproveitar a oportunidade para reforçar a adesão a medidas comportamentais e medicamentos que compõem a terapêutica da IC crônica, procurando, dessa forma, reduzir a incidência de reinternações precoces.

REFERÊNCIAS BIBLIOGRÁFICAS

1. McMurray JJ. Clinical practice. Systolic heart failure. N Engl J Med. 2010;362(3):228-38.
2. Mello ES. Manejo da insuficiência cardíaca descompensada. In: Furtado FN, Carvalho AC (eds.). Manual de cardiologia. São Paulo: Roca; 2010. p. 126-37.
3. Aurigemma GP, Gaasch WH. Diastolic heart failure. N Engl J Med 2004; 351:1097-105
4. Montera MW, Almeida RA, Tinoco EM, Rocha RM, Moura LZ, Réa-Neto A, et al. Sociedade Brasileira de Cardiologia. II Diretriz Brasileira de Insuficiência Cardíaca Aguda. Arq Bras Cardiol. 2009;93(3 supl.3):1-65.
5. Braunwald E. Biomarkers in heart failure. N Engl J Med. 2008;358(20): 2148-59.
6. Daniels LB, Maisel AS. Natriuretic peptides. J Am Coll Cardiol. 2007; 50(25):2357-68.
7. Olmos RD, Martins HS. Insuficiência cardíaca. In: Martins HS, Brandão Neto RA, Scalabrini Neto A, Velasco IT (eds.). Emergências clínica: abordagem prática. 6. ed. Barueri: Manole; 2011. p. 326-48.
8. Bocchi EA, Marcondes-Braga FG, Ayub-Ferreira SM, Rohde LE, Oliveira WA, Almeida DR, et al. Sociedade Brasileira de Cardiologia. III Diretriz Brasileira de Insuficiência Cardíaca Crônica. Arq Bras Cardiol. 2009;93(1 Supl 1):1-71.
9. Jondeau G, Neuder Y, Eicher JC, Jourdain P, Fauveaus E, Galinier M, et al. B-CONVINCED: Beta-blocker CONtinuation Vs. INterruption in patients with Congestive heart failure hospitalizED for a decompensation episode. Eur Heart J. 2009;30(18):2186-92.
10. Zannad F, McMurray JJV, Krum H, van Veldhuisen DJ, Swedberg K, Shi H, et al. Eplerenone in patients with systolic heart failure and mild symptoms. N Engl J Med. 2011;364(1):11-21.
11. Ware LB, Matthay MA. Acute pulmonary edema. N Engl J Med. 2005; 353(26):2788-96.
12. Masip J, Roque M, Sanchez B, Fernandez R, Subirana M, Exposito JA. Noninvasive ventilation in acute cardiogenic pulmonary edema: systematic review and meta-analysis. JAMA. 2005;294(24): 3124-30.
13. Hunt SA, Abraham WT, Chin MH, Feldman AM, Francis GS, Ganiats TG, et al. 2009 Focused update incorporated into the ACC/AHA 2005 Guidelines for the Diagnosis and Management of Heart Failure in Adults: a report of the American College of Cardiology Foundation/American Heart Association Task Force on Practice Guidelines: developed in collaboration with the International Society for Heart and Lung Transplantation. Circulation. 2009;119(14):e391-e479.
14. Waksman R, Weiss AT, Gotsman MS, Hasin Y. Intra-aortic balloon counterpulsation improves survival in cardiogenic shock complicating acute myocardial infarction. Eur Heart J. 1993;14 (1):71-4.

Anafilaxia

CAPÍTULO 14

Bruno Carvalho Deliberato
Luiz Fernando dos Reis Falcão
José Luiz Gomes do Amaral

OBJETIVOS

- Identificar e conhecer grupos e fatores de risco para o desenvolvimento de anafilaxia.
- Conhecer os principais mecanismos envolvidos na patogenia do quadro anafilático.
- Identificar precocemente os sinais e os sintomas característicos de uma reação anafilática.
- Identificar a gravidade da reação anafilática de acordo com o comprometimento sistêmico.
- Ter capacidade de elaborar um tratamento adequado para anafilaxia, seguindo uma ordem lógica para realização de ações e administração dos medicamentos.

DEFINIÇÃO

Anafilaxia é uma reação de hipersensibilidade tipo I ou imediata caracterizada por grave envolvimento multissistêmico, que pode incluir hipotensão ou comprometer a ventilação. A anafilaxia é uma cascata potencialmente grave, causada pela liberação de mediadores dos mastócitos e basófilos de maneira IgE-dependente (imunoglobina E). Reação anafilactoide descreve respostas clinicamente indistinguíveis da anafilaxia, que não são mediadas por IgE e não exigem uma exposição sensibilizante prévia.[1] Pesquisas mostram que a via final na clássica reação anafilática e anafilactoide é idêntica, portanto, anafilaxia deve ser o termo utilizado para referir-se a ambas as reações, IgE-dependente e IgE-independente.[2] Hipersensibilidade descreve uma resposta imune inadequada a antígenos geralmente inofensivos, enquanto anafilaxia representa a forma mais dramática e grave de hipersensibilidade imediata.

EPIDEMIOLOGIA

No momento, a incidência e os principais agentes causais de anafilaxia no Brasil são desconhecidos. Estudos internacionais estimam a prevalência ao longo da vida entre 0,05 e 2%.[3] A taxa de ocorrência parece estar aumentando, especialmente em jovens.[4] Nem idade, ocupação, raça, sexo ou fatores geográficos parecem aumentar o risco. A maioria dos estudos indica que indivíduos atópicos não estão em maior risco de anafilaxia por picadas de inseto ou reações a drogas que os não atópicos.[1] Asma mal controlada e anafilaxia anterior são fatores de risco para evento fatal ou quase fatal.[1] Os únicos fatores reconhecidos por aumentarem o risco de anafilaxia são exposição prévia a um antígeno sensibilizante e anafilaxia anterior.

O risco de recorrência em caso de reexposição é de 40 a 60% para picadas de insetos, 20 a 40% para os agentes radiológicos e 10 a 20% para a penicilina. Atualmente, as causas mais comuns de anafilaxia grave são antibióticos, penicilina, insetos e alimentos.[1,5] Estima-se que antibióticos betalactâmicos causam entre 400 e 800 mortes nos Estados Unidos anualmente, com uma reação alérgica sistêmica que ocorre em 1 para cada 10 mil exposições. Picadas de himenópteros (vespas, abelhas e formigas) são a causa mais comum de anafilaxia.[1] A Tabela 1 contém uma lista parcial dos agentes causadores mais comuns e seus mecanismos, mas as causas variam com a idade.

Estudos em crianças apresentaram como principal causa de anafilaxia a alergia alimentar, sendo mais comuns as reações causadas por amendoim, nozes, mariscos, peixes, leite, ovo e gergelim.[6,7] Chama atenção a baixa incidência de reações associadas ao amendoim no Brasil. O amendoim é consumido no Brasil a partir da pré-escola, inicialmente em produtos adocicados. O consumo *per capita* de amendoim no Brasil (0,8 kg/habitante/ano) é muito inferior àquele que se observa nos Estados Unidos, Canadá e Reino Unido (6,3, 4,4 e 2,8 kg/habitante/ano, respectivamente), onde a leguminosa lidera as causas de anafilaxia por alimentos. O início tardio de exposição aliado ao baixo consumo *per capita* pode estar associado à pequena incidência de anafilaxia por amendoim.[8] A hipersensibilidade ao látex está aumentando em prevalência na população geral, com um risco resultante de reação anafilática.

Tabela 1. Mecanismos e agentes causais da anafilaxia

Mecanismos imunológicos (IgE-dependente):
- Alimentos (amendoim, nozes, frutos do mar, peixes, leite, ovo, gergelim e aditivos alimentares)*
- Medicações (p.ex., antibióticos betalactâmicos e anti-inflamatórios não esteroides – AINE) e agentes biológicos[†]
- Venenos (p.ex., picadas de insetos – himenópteros)
- Látex de borracha natural
- Alérgenos ocupacionais
- Inalantes (p.ex., caspa de cavalos, hamsters ou de outros animais)
- Contrastes radiológicos[‡]

Mecanismos imunológicos (IgE-independente, antigamente descrito como reação anafilactoide):
- Ferro dextran de alto peso molecular
- Infliximabe[†]
- Contrastes radiológicos[‡]

Mecanismos não imunológicos:
- Fatores físicos (p.ex., exercício[§], frio, calor e luz do sol/radiação UV)
- Etanol
- Medicações (p.ex., opioides)[†]

Anafilaxia idiopática:
- Considerar a possibilidade de alérgenos ocultos ou não conhecidos previamente◆
- Considerar a possibilidade de mastocitose/desordem clonal mastocitária

Adaptada de Kalesnikoff et al.[11], Simons[12,15], Lieberman[13], Cooper et al.[14]
*Os aditivos alimentares incluem especiarias, gomas vegetais, corantes, glutamato monossódico, sulfitos, papaína e contaminantes.
[†] Medicamentos podem desencadear anafilaxia a partir de um mecanismo imunológico IgE-dependente, um mecanismo imunológico IgE-independente ou de estimulação mastocitária direta. Agentes biológicos incluem mAbs (p.ex., cetuximabe e omalizumabe), alérgenos, vacinas e hormônios (p.ex., progesterona).
[‡] Contrastes radiológicos podem desencadear anafilaxia por meio de um mecanismo imunológico IgE-dependente ou da ativação do complemento.
[§] Com ou sem alimentos ou medicamentos como agentes causais coadjuvantes.
◆ Inclui alimentos, saliva de insetos, venenos, medicamentos e agentes biológicos. Aconselha-se guardar alimentos ou rótulo dos alimentos, insetos ou outros materiais relevantes e preservar amostra de soro do paciente para testes *in vitro* personalizados, como medição de alérgenos IgE específicos.

FISIOPATOLOGIA

A patogenia fundamental da anafilaxia humana (Algoritmo 1) comumente envolve um mecanismo imunológico em que IgE é sintetizada em resposta à exposição ao alérgeno e acopla-se com alta afinidade a receptores específicos sobre a superfície da membrana de mastócitos e basófilos (receptores FcεRI – *high affinity IgE receptor*).[8-10] A agregação de receptores ligados a IgE com o alérgeno após a reexposição resulta em ativação das células e liberação de mediadores químicos. A IgE também contribui para a intensidade da anafilaxia por meio do aumento da expressão do FcεRI em mastócitos e basófilos. Raramente outros mecanismos imunológicos que não envolvem IgE estão implicados na anafilaxia humana. Pode-se usar como exemplo a anafilaxia mediada pelo complemento que ocorre em associação com hemodiálise, heparina contaminada com condroitina sulfato, drogas lipossomais ou durante neutralização da heparina por protamina. Além disso, a ativação não imune de mastócitos e basófilos pode ocorrer, potencialmente, após exercício e/ou exposição a ar frio, água, calor, luz solar/radiação UV, venenos de insetos, contrastes radiológicos, etanol e alguns medicamentos, como opioides, inibidores da cicloxigenase-1 (COX-1) e vancomicina.[11,12] Em pacientes com anafilaxia induzida por exercício, os alimentos são agentes desencadeantes comuns. A hipótese é que, nesses pacientes, as células do sistema imunológico sensibilizadas por alimentos, até então inócuas, são redistribuídas a partir de depósitos intestinais para a circulação sistêmica durante o esforço.[13] Um agente causal pode levar à anafilaxia por meio de mais de um mecanismo, como contrastes radiológicos podem desencadear anafilaxia a partir de um mecanismo imunológico IgE-dependente e da ativação direta de mastócitos.

O influxo de cálcio intracelular é essencial para o evento de degranulação dos mastocitários, sendo controlado por regulação negativa e positiva sobre os canais de cálcio. Mastócitos e basófilos liberam mediadores inflamatórios pré-formados, como histamina, triptase, carboxipeptidase A e proteoglicanos.[9,14] Também são liberados mediadores recém-formados, como leucotrienos, prostaglandinas, fator ativador de plaquetas (PAF), fator de necrose tumoral alfa (TNF-alfa), fator quimiotáxico de neutrófilos, fator quimiotáxico de eosinófilos e citocinas, como IL-6 e IL-33 (Tabela 2).

Algoritmo 1. Mecanismos básicos da anafilaxia humana. Anafilaxia é comumente mediada por meio de um mecanismo imune IgE-dependente. Raramente, ocorre por meio de outro mecanismo imunológico, como ativação (não imune) direta de mastócitos. Anafilaxia idiopática é atualmente um diagnóstico de exclusão, apresenta oportunidades para a identificação de agentes causais previamente desconhecidos, elucidação de mecanismos fisiopatológicos e identificação de pacientes com mastocitose ou desordem de clones mastocitários[10]

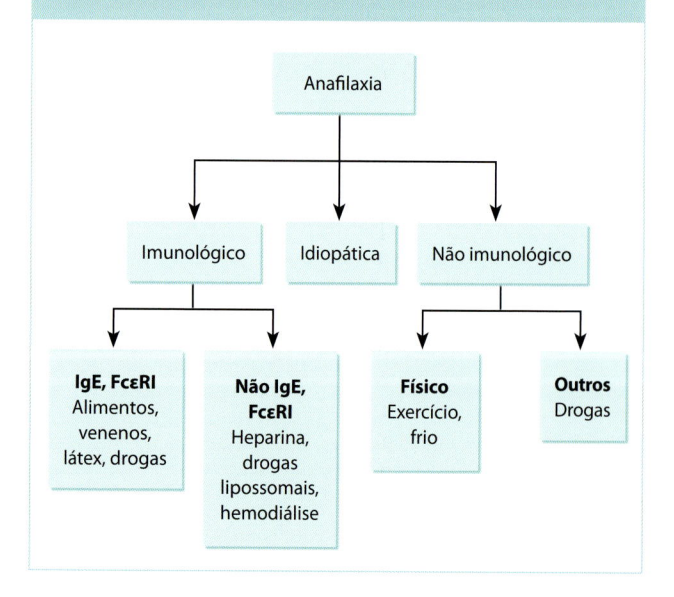

```
                        Anafilaxia
          ┌─────────────────┼─────────────────┐
     Imunológico         Idiopática      Não imunológico
      ┌────┴────┐                         ┌─────┴─────┐
  IgE, FcεRI  Não IgE,                  Físico      Outros
  Alimentos,  FcεRI                    Exercício,   Drogas
  venenos,    Heparina,                   frio
  látex,      drogas
  drogas      lipossomais,
              hemodiálise
```

Tabela 2. Mediadores vasoativos liberados durante a anafilaxia	
Mediador	Efeito fisiológico
Histamina	Aumento da permeabilidade capilar, vasodilatação periférica, broncoconstrição
Leucotrienos	Aumento da permeabilidade capilar, broncoconstrição intensa, inotropismo negativo, vasoconstrição de artérias coronárias
Prostaglandinas	Broncoconstrição
Fator quimiotático de eosinófilos	Atração de eosinófilos
Fator quimiotático de neutrófilos	Atração de neutrófilos
Fator ativador de plaquetas	Agregação plaquetária e liberação de aminas vasoativas

CARACTERÍSTICAS CLÍNICAS

Reação anafilática é a forma mais grave de uma reação alérgica sistêmica, muitas vezes causando comprometimento respiratório ou cardiovascular. Os sinais clínicos da reação alérgica sistêmica incluem urticária difusa e angioedema. Às vezes, esses sintomas principais são acompanhados por um dos seguintes: dor abdominal ou cólicas, náuseas, vômitos, diarreia, broncoespasmo, coriza, conjuntivite, arritmias ou hipotensão arterial. Entre indivíduos reconhecidos como tendo anafilaxia, os órgãos mais acometidos são: pele (90% dos episódios), trato respiratório (70%), trato gastrintestinal (40%), sistema cardiovascular (30%) e sistema nervoso central (15%). O médico deve sempre estar ciente de que, mesmo leve, urticária localizada pode evoluir para anafilaxia grave e até mesmo morte. A apresentação clássica da anafilaxia começa com rubor, prurido cutâneo e urticária. Esses sintomas são seguidos por uma sensação de plenitude na garganta, ansiedade, dispneia e tontura. Pode progredir causando diminuição do nível de consciência, dificuldade respiratória e colapso circulatório. Em sua forma mais grave, pode haver perda de consciência e parada cardiorrespiratória.

Na grande maioria dos pacientes, sinais e sintomas começam dentro de 60 minutos após a exposição. Em geral, quanto mais rápido o início dos sintomas, mais grave é a reação, como evidenciado pelo fato de que metade das mortes anafiláticas ocorre dentro da primeira hora. Após os primeiros sinais e sintomas diminuírem, os pacientes correm o risco de uma recorrência dos sintomas. Esse fenômeno bifásico ocorre em 3 a 20% dos pacientes. O efeito é causado por uma segunda fase de liberação dos mediadores inflamatórios, chegando de 4 a 8 horas após a exposição inicial e exibindo-se clinicamente 3 a 4 horas após as manifestações clínicas iniciais terem desaparecido. A reação de fase alérgica tardia é mediada principalmente pela liberação de leucotrienos cisteínicos recém-formados, anteriormente denominados substância de reação lenta da anafilaxia.[15]

DIAGNÓSTICO

O diagnóstico da anafilaxia é feito pela história clínica e pelo exame físico. O diagnóstico pode ser considerado altamente provável quando qualquer um dos três critérios clínicos descritos na Tabela 3 for cumprido.

Tabela 3. Critérios clínicos para diagnóstico de anafilaxia
Anafilaxia é altamente provável quando qualquer um dos três critérios é cumprido:
1. Início agudo da doença (minutos a várias horas), com envolvimento da pele, da mucosa, ou ambos (p.ex., urticária generalizada, prurido ou rubor e edema de lábios ou língua-úvula) e pelo menos uma das seguintes opções: a. Comprometimento respiratório (p.ex., dispneia, sibilos, estridor ou hipoxemia) b. Hipotensão arterial ou sintomas associados de disfunção de órgãos (p.ex., hipotonia, síncope ou incontinência)
2. Dois ou mais dos seguintes surgem rapidamente após exposição a um alérgeno provável (minutos a horas): a. Envolvimento do tecido cutâneo-mucoso (p.ex., urticária generalizada, prurido e edema de lábios ou língua) b. Comprometimento respiratório (p.ex., dispneia, sibilos, estridor ou hipoxemia) c. Hipotensão arterial ou sintomas associados (p.ex., hipotonia, síncope ou incontinência) d. Persistência de sintomas gastrintestinais (p.ex., cólicas abdominais, vômitos ou dor)
3. Hipotensão após exposição a um alérgeno conhecido (minutos a horas): a. Crianças: redução na PAS (idade-específica) ou queda superior a 30% da PAS* b. Adultos: PAS inferior a 90 mmHg ou queda superior a 30% em relação à linha de base anterior

Adaptada de Sampson et al.[17]
PAS: pressão arterial sistólica.
*Diminuição da PAS para crianças é definida como abaixo de 70 mmHg de 1 mês a 1 ano de idade, menos de (70 mmHg + [2 × idade em anos]) para idade de 1 a 10 anos e inferior a 90 mmHg para 11 a 17 anos. Frequência cardíaca normal varia de 80 a 140 bpm para idade de 1 a 2 anos, de 80 a 120 bpm aos 3 anos e 70 a 115 bpm após 3 anos de idade. Lactentes e crianças jovens são mais propensos a ter comprometimento respiratório do que hipotensão ou choque.

O diagnóstico é difícil quando os sintomas não são reconhecidos precocemente e quando os sinais cutâneos estão ausentes. Muitas pessoas com anafilaxia nunca desenvolverão hipotensão ou choque.[16] Sempre se deve procurar uma história clara de exposição, logo seguida pelos sinais e sintomas descritos. Infelizmente, o diagnóstico nem sempre é fácil ou claro, pois o início dos sintomas pode atrasar em uma parcela dos casos. Muitas vezes, a identificação da substância desencadeante pode não ser elucidada.

Testes laboratoriais disponíveis para apoiar o diagnóstico clínico de anafilaxia incluem os níveis plasmáticos de histamina. Devem ser medidos em amostras de sangue obtidas dentro de 15 a 60 minutos após o início do quadro e os níveis séricos de triptase, em amostras obtidas dentro de 15 a 180 minutos, tendo mais relação com a gravidade do quadro.

Mesmo em amostras colhidas nos intervalos de tempo recomendados, a histamina e a triptase podem estar dentro de limites normais. Em particular, a triptase raramente se eleva em anafilaxia desencadeada por alimentos, na qual o envolvimento de basófilos predomina sobre o de mastócitos. No futuro, poderá ser útil a avaliação de marcadores de ativação de mastócitos e basófilos, como betatriptase, carboxipeptidase A3 e PAF.[17]

A identificação do antígeno agressor precisa ser posteriormente investigada, para a prevenção de novos episódios. Um teste intradérmico positivo, que caracteriza a presença de anticorpos IgE específicos, ou a pesquisa quantitativa de IgE alérgeno-específica indicam sensibilização, que é um fator de risco para anafilaxia, porém não são diagnósticos. Teste cutâneo não deve ser realizado dentro de 6 semanas após uma reação anafilática, porque a depleção de mediadores mastocitários e de basófilos pode produzir um resultado falso-negativo.

TRATAMENTO

Os objetivos imediatos do tratamento da anafilaxia são a reversão da hipotensão e hipoxemia, a reposição de volume intravascular e a inibição da desgranulação celular com liberação de mediadores vasoativos. Com a suspeita de anafilaxia, o passo mais importante no tratamento é a administração rápida de adrenalina. Outras drogas que são utilizadas no tratamento da anafilaxia incluem anti-histamínicos (H1-antagonistas), corticosteroides, beta-2 agonistas, glucagon e vasopressores. Essas são consideradas terapia de segunda linha e podem não ser utilizadas de acordo com a rápida administração da terapia de primeira linha.

Terapia de primeira linha

No tratamento agudo da anafilaxia, além do clássico CAB (circulação, vias aéreas, respiração), regra para ressuscitação cardiopulmonar, pode-se aplicar a regra AAC (antígeno *off*, adrenalina, cortisona).[18] A exposição ao agente causador, se identificado, deve ser sempre eliminada; no entanto, a lavagem gástrica não é recomendada para alérgenos de origem alimentar. Se os sintomas cardiovasculares forem predominantes, as pernas podem ser elevadas e deve-se realizar hidratação adequada ou utilizar medicações para restauração da pressão arterial. Quando broncoespasmo é a principal característica clínica, o posicionamento elevado do tórax deve ser preferido. Assegurar a via aérea deve ser prioridade, por conta do risco de o angioedema produzir desconforto respiratório e insuficiência ventilatória, e a intubação precoce deve sempre ser avaliada. Oxigênio suplementar deve ser oferecido em caso de dessaturação, utilizando-se máscara ou outro dispositivo com uma vazão suficiente para manter a saturação arterial de oxigênio superior a 92%. É importante garantir precocemente um acesso intravenoso e iniciar uma hidratação adequada.

Adrenalina

Adrenalina é a pedra angular do tratamento inicial das reações anafiláticas (Tabela 4), seu efeito agonista alfa-1 adrenérgico vasoconstritor previne e alivia o edema laríngeo, a hipotensão e o choque.[19] O atraso na administração da adrenalina em tempo hábil aumenta o risco de anafilaxia bifásica, encefalopatia hipóxica-isquêmica e morte.[1,20] Se o paciente apresenta sinais de comprometimento cardiovascular ou choque, a adrenalina deve ser administrada por via intravenosa (solução 1:10.000, administrar 5 mL). Para casos menos graves, a via de administração deve ser intramuscular na face anterolateral da coxa, solução 1:1.000, na dose de 0,2 a 0,5 mL (0,01 mg/kg em crianças, máximo de 0,3 mg), repetida a cada 5 a 10 minutos, de acordo com a resposta. A maioria dos pacientes não necessita de mais de

Tabela 4. Adrenalina: medicação de primeira escolha para anafilaxia

Efeitos farmacológicos quando administrados por injeção (administração oral é ineficaz por causa da rápida metabolização no trato gastrintestinal)	No receptor alfa-1: ↑ Vasoconstrição e resistência vascular na maioria dos órgãos ↑ Pressão arterial ↓ Edema de mucosa (laringe) Nos receptores beta-1: ↑ Frequência cardíaca ↑ Força de contração cardíaca Nos receptores beta-2: ↓ Liberação de mediadores ↑ Broncodilatação ↑ Vasodilatação
Aspectos práticos	↓ Edema de mucosa e alívio da obstrução das vias aéreas superiores ↓ Sibilos ↓ Urticária ↑ Pressão arterial, previne e trata hipotensão e choque
Potenciais efeitos adversos (após dose usual de 0,01 mg/kg a um máximo de 0,5 mg [adultos], intramuscular)	Ansiedade, palidez, tremores, palpitações, tontura e cefaleia Esses sintomas indicam que uma dose farmacológica apropriada foi injetada
Potenciais efeitos adversos (após overdose, como *bolus* intravenoso, rápida infusão intravenosa ou administração errônea de um concentrado de solução de adrenalina 1:1.000 [1 mg/mL] por via intravenosa)	Edema pulmonar, hipertensão, angina, infarto do miocárdio e arritmias ventriculares
Por que a via intramuscular é preferível	Adrenalina tem um efeito vasodilatador no músculo esquelético, que é bem vascularizado Após a injeção intramuscular no vasto lateral da coxa, a absorção é rápida e a adrenalina atinge a circulação central rapidamente Absorção rápida é crítica em anafilaxia em que o tempo médio para parada respiratória ou cardíaca é de 15 minutos (veneno) ou 30 minutos (alimentos)

Fonte: adaptada de Kalesnikoff et al.[11], Simons et al.[22], Lieberman[23].

uma dose. A via subcutânea não deve ser utilizada em virtude da absorção irregular e picos sanguíneos tardios (o tempo médio do pico de níveis de adrenalina foi de 8 minutos após injeção intramuscular versus 34 minutos após a injeção subcutânea).[21]

Efeitos adversos transitórios da adrenalina, como palidez, tremor, ansiedade, palpitações, cefaleia e tonturas, ocorrem dentro de 5 a 10 minutos após a administração, geralmente são leves e confirmam que uma dose de adrenalina terapêutica foi administrada. Efeitos adversos graves, como edema pulmonar ou hipertensão, são normalmente atribuíveis à overdose de adrenalina. Embora possam ocorrer após administração por qualquer via, eles são mais comumente relatados após uma dose intravenosa em bolus, uma infusão intravenosa muito rápida ou uma injeção intravenosa com concentração de 1 mg/mL (solução 1:1.000), em vez de diluir para 0,1 mg/mL (1:10.000) em solução de adrenalina apropriada para infusão intravenosa. Muitos médicos relutam em injetar adrenalina em pacientes acima de meia-idade com anafilaxia, por preocupações sobre efeitos adversos cardíacos. De fato, o coração é um potencial órgão-alvo da anafilaxia. Em pessoas saudáveis, mastócitos estão presentes em todo o miocárdio (entre fibras miocárdicas, em torno de vasos sanguíneos e na íntima de artérias coronárias).[24,25] Em pacientes com doença arterial coronariana, o número e a densidade de mastócitos cardíacos são maiores, pois mastócitos também estão presentes em placas ateroscleróticas, nas quais eles contribuem para a aterogênese.[25] Histamina, leucotrienos, PAF e outros mediadores liberados por mastócitos são estímulos potentes para o vasoespasmo coronariano.[25] Pacientes com anafilaxia podem se apresentar com síndrome coronariana aguda secundária a vasoespasmo ou ruptura de placa e trombo agudo em formação. Em pacientes com doença arterial coronariana, o uso de adrenalina exige cautela, mas as preocupações sobre seus potenciais efeitos adversos devem ser pesadas contra os riscos cardíacos da anafilaxia não tratada.

Cristaloides/coloides

No caso de hipotensão, esta será resultado de um choque distributivo e responderá com administração de líquidos. A reposição de volume é crucial no tratamento antianafilático. Deve ser iniciada reposição com solução cristaloide (soro fisiológico ou solução de Ringer lactato). No entanto, em estado de choque grave, quando uma quantidade de aproximadamente 2 a 3 L de cristaloide já foi infundida, devem-se iniciar as soluções coloides. Nesse caso, soluções de hidroxietilamido (HES) são preferidas, uma vez que foi evidenciado que a gelatina ou preparações de dextran podem provocar reações anafiláticas em um certo número de pacientes.[26] A administração das soluções HES não pode ultrapassar 1,5 L/dia, por risco de insuficiência renal e coagulopatia.

Terapia de segunda linha

Os tratamentos de segunda linha incluem corticosteroides, anti-histamínicos, broncodilatadores, glucagon e vasopressores (Tabela 5). São utilizados em anafilaxia refratária aos tratamentos de primeira linha ou quando existem complicações associadas, e também para evitar recorrências.

Corticosteroides

Em muitos países, os corticosteroides são administrados como primeira droga, em razão de seus conhecidos efeitos antialérgicos. Todavia, o início de ação dos corticosteroides leva de 30 minutos a algumas horas, de modo que não exercem ação na fase aguda. No entanto, eles exercem um efeito benéfico na prevenção da fase tardia ou reação bifásica ou prolongada. Assim, todos os pacientes devem receber corticosteroides. Metilprednisolona, 125 mg/kg, intravenosa (2 mg/kg em crianças, máximo de 125 mg) ou hidrocortisona, 250 a 500 mg, intravenosa (5 a 10 mg/kg em crianças, máximo de 500 mg) são adequadas. Metilprednisolona produz menor retenção hídrica que a hidrocortisona, sendo, por esse motivo, preferida em idosos, pacientes cardiopatas ou renais crônicos.[27]

Anti-histamínicos

Todos os pacientes com anafilaxia devem receber anti-histamínicos H1, os medicamentos mais estudados. Em muitos pacientes apenas com urticária ou angioedema, o posicionamento adequado juntamente com uma hidratação parenteral e anti-histamínicos por via intravenosa são suficientes quando a monitoração da pressão arterial e da frequência cardíaca e respiratória está disponível. Nem todos os pacientes com anafilaxia leve, necessariamente, irão evoluir para reações anafiláticas graves. Talvez seja esse o motivo de desacordo entre várias recomendações em diferentes diretrizes, uma vez que, em alguns países, o envolvimento cardiovascular é um pré-requisito para o diagnóstico de anafilaxia. Não é possível prever o resultado clínico de uma urticária aguda ou angioedema. Portanto, anti-histamínicos têm o seu lugar definitivo no tratamento antianafilático. Infelizmente, apenas os anti-histamínicos clássicos com efeitos colaterais sedativos estão disponíveis para injeção intravenosa. Os mais utilizados são difenidramina, 25 a 50 mg, intravenosa (1 mg/kg a cada 6 horas em crianças) e a prometazina, 50 mg, intravenosa.

Os antagonistas dos receptores H2, como a cimetidina ou ranitidina, administrados isoladamente, têm efeito modesto sobre a reação cutânea e talvez também sobre o coração. Entretanto, quando utilizados, devem ser aplicados em conjunto com antagonistas H1. Existem alguns estudos que mostram efeito benéfico do tratamento combinado de antagonistas H1 e H2 em anafilaxia.[28]

Broncodilatadores

No caso de existir broncoespasmo associado ao quadro de anafilaxia, um broncodilatador beta-2 agonista deve ser iniciado em nebulização. Normalmente, os paciente asmáticos são mais refratários ao tratamento broncodilatador. Para broncoespasmo grave refratário ao tratamento mencionado, outras medicações, como os anticolinérgicos e sul-

Tabela 5. Medicamentos adjuvantes no tratamento da anafilaxia				
Medicamento	Anti-histamínicos H1	Anti-histamínicos H2	Agonistas beta-2 adrenérgicos	Corticosteroides
Efeitos farmacológicos	↓ Prurido ↓ Rubor ↓ Urticária ↓ Rinorreia ↓ Espirros	↓ Secreção gástrica ↓ Permeabilidade vascular ↓ Hipotensão ↓ Rubor ↓ Cefaleia ↓ Taquicardia ↓ Produção de muco (vias aéreas) ↓ Cronotropismo e inotropismo	↑ Broncodilatação	↓ Fase tardia da resposta alérgica a alérgeno
Aspectos práticos	↓ Prurido e urticária, mas não salvam vidas em anafilaxia	Pequeno efeito aditivo (aproximadamente 10%) quando utilizado em conjunto com anti-histamínico H1 em: ↓ Permeabilidade vascular ↓ Rubor ↓ Hipotensão	↓ Sibilos, tosse e dispneia, mas não ↓ obstrução das vias aéreas superiores e não salvam vidas em anafilaxia	Efeitos demoram várias horas; utilizados para prevenir anafilaxia bifásica ou prolongada, mas não há nenhuma evidência de ensaios clínicos randomizados
Potenciais efeitos adversos (doses usuais)	Drogas de primeira geração, causam sedação e prejudicam função cognitiva	Ranitidina: causa hipotensão se infundida rapidamente	Tremores, taquicardia, tonturas e agitação	Pouco provável de ocorrer durante um curto período de 1 a 3 dias
Potenciais efeitos adversos (overdose)	Coma e depressão respiratória	Incomum	Cefaleia e hipocalemia	Incomum
Comentário	Diversos anti-histamínicos H1 e regimes posológicos diferentes são listados como medicações auxiliares em diretrizes de anafilaxia	Não mencionado na maioria das diretrizes de anafilaxia; um anti-histamínico H2 não deve ser usado sozinho; se utilizado, deve ser tomado juntamente com anti-histamínico H1	Fornecer por nebulização e máscara facial	Diversos corticosteroides e diferentes doses são utilizados Não desempenham um papel importante nas horas iniciais de um episódio anafilático

fato de magnésio, podem ser adicionadas. Anticolinérgicos devem ser adicionados ao fenoterol ou salbutamol nebulizado (brometo de ipratrópio, 250 a 500 mcg/dose) no broncoespasmo agudo grave. Sulfato de magnésio melhora a função pulmonar, é barato e livre de efeitos colaterais quando usado em doses únicas de sulfato de magnésio, 2 g, intravenoso, durante 20 a 30 minutos em adultos e 25 a 50 mg/kg em crianças. Broncodilatadores devem ser usados com precaução (dose menor e mais lenta) em pacientes idosos.

Glucagon

Em pacientes tratados com betabloqueadores, a resposta à adrenalina está prejudicada, causando hipotensão refratária a vasopressores e volume. Nesses casos, o glucagon pode reverter o efeito, pois aumenta os níveis de $AMP_{cíclico}$ independentemente à via dos receptores beta-adrenérgicos. Pode ser usado na dose de 1 mg intravenoso a cada cinco minutos até resolver a hipotensão (20 a 30 mcg/kg em crianças), seguido por uma infusão contínua de 5 a 15 mcg/min. Os efeitos secundários do glucagon incluem náusea, vômito, hipocalemia, tonturas e hiperglicemia.

CONCLUSÕES

- Anafilaxia é uma reação de hipersensibilidade tipo I caracterizada por grave envolvimento multissistêmico, que pode incluir hipotensão ou comprometer a ventilação.

- Estudos internacionais estimam a prevalência ao longo da vida de anafilaxia entre 0,05 e 2%. A incidência em jovens parece estar aumentando. Asma mal controlada e anafilaxia anterior são fatores de risco para anafilaxia grave. As causas mais comuns de anafilaxia grave são: antibióticos, insetos e alimentos. Em crianças, a principal causa de anafilaxia é a alergia alimentar.

- A patogenia fundamental da anafilaxia envolve liberação de mediadores inflamatórios por mastócitos e basófilos por meio de mecanismos imunológicos distintos, como a síntese de IgE em resposta à exposição a um alérgeno e outros mecanismos que não envolvem IgE.

- O médico deve sempre estar ciente de que, mesmo leve, urticária localizada pode evoluir para anafilaxia grave, e até mesmo à morte. Sinais e sintomas começam dentro de minutos da exposição. Quanto mais rápido o início dos sintomas, mais grave é a reação.

- Após os primeiros sinais e sintomas diminuírem, os pacientes correm o risco de uma recorrência dos sintomas (fenômeno bifásico).
- O diagnóstico da anafilaxia é feito pela história clínica e exame físico. Os critérios clínicos utilizados para o diagnóstico são presença de dois ou mais envolvimento dos seguintes sistemas: respiratório, cardiovascular, cutâneo/mucoso ou trato gastrintestinal.
- Os objetivos imediatos do tratamento da anafilaxia são a reversão da hipotensão e da hipoxemia. No tratamento agudo da anafilaxia, além do clássico CAB (circulação, vias aéreas, respiração), pode-se aplicar a regra AAC (antígeno *off*, adrenalina, cortisona). O passo mais importante no tratamento é a administração rápida de adrenalina.

REFERÊNCIAS BIBLIOGRÁFICAS

1. Kemp SF, Lockey RF Anaphylaxis: a review of causes and mechanisms. J Allergy Clin Immunol. 2002;110(3):341-8.
2. Brown AFT. Therapeutic controversies in the management of acute anaphylaxis. J Accid Emerg Med. 1998;15(2):89-95.
3. Lieberman P, Camargo CA Jr, Bohlke K, Jick H, Miller RL, Sheikh A, et al. Epidemiology of anaphylaxis: findings of the American College of Allergy, Asthma and Immunology Epidemiology of Anaphylaxis Working Group. Ann Allergy Asthma Immunol. 2006;97(5):596-602.
4. Yocum MW, Butterfield JH, Klein JS, Volcheck GW, Schroeder DR, Silverstein MD. Epidemiology of anaphylaxis in Olmsted County: a population-based study. J Allergy Clin Immunol. 1999;104(2 Pt 1):452-6.
5. Brown AF, McKinnon D, Chu K. Emergency department anaphylaxis: a review of 142 patients in a single year. J Allergy Clin Immunol. 2001;108(5):861-6.
6. Alves B, Sheikh A. Age specific aetiology of anaphylaxis. Arch Dis Child. 2001;85(4):348.
7. Simons FE, Chad ZH, Gold M. Real-time reporting of anaphylaxis in infants, children and adolescents by physicians involved in the Canadian Pediatric Surveillance Program. J Allergy Clin Immunol. 2002;109:s181.
8. Bernd LAG, Fleig F, Alves MB, Bertozzo R, Coelho M, Correia J, et al. Anafilaxia no Brasil: Levantamento da ASBAI. Rev Bras Alerg Imunopatol. 2010;33(5):190-8.
9. Peavy RD, Metcalfe DD. Understanding the mechanisms of anaphylaxis. Curr Opin Allergy Clin Immunol. 2008;8(4):310-5.
10. Metcalfe DD, Peavy RD, Gilfillan AM. Mechanisms of mast cell signaling in anaphylaxis. J Allergy Clin Immunol. 2009;124(4):639-46.
11. Kalesnikoff J, Galli SJ. New developments in mast cell biology. Nat Immunol. 2008;9(11):1215-23.
12. Simons FER. Anaphylaxis: recent advances in assessment and treatment. J Allergy Clin Immunol. 2009;124(4):625-36.
13. Lieberman PL. Anaphylaxis. In: Adkinson Jr NF, Bochner BS, Busse WW, Holgate ST, Lemanske Jr RF, Simons FER (eds.). Middleton's allergy: principles and practice. 7. ed. St Louis: Mosby; 2009. p. 1027-49.
14. Cooper DM, Radom-Aizik S, Schwindt C, Zaldivar Jr F. Dangerous exercise: lessons learned from dysregulated inflammatory responses to physical activity. J Appl Physiol. 2007;103(2):700-9.
15. Simons FER. Anaphylaxis, killer allergy: long-term management in the community. J Allergy Clin Immunol. 2006;117(2):367-77.
16. Brady WJ, Luber S, Carter T, Guertler A, Lindbeck G. Multiphasic anaphylaxis: an uncommon event in the emergency department. Acad Emerg Med. 1997;4(3):193-7.
17. Sampson HA, Munoz-Furlong A, Campbell RL, Adkinson Jr NF, Bock SA, Branum A, et al. Second symposium on the definition and management of anaphylaxis: summary report – Second National Institute of Allergy and Infectious Disease/Food Allergy and Anaphylaxis Network symposium. J Allergy Clin Immunol. 2006;117(2):391-7.
18. Schwartz LB. Diagnostic value of tryptase in anaphylaxis and mastocytosis. Immunol Allergy Clin North Am. 2006;26(3):451-63.
19. Ring J. Allergy in practice. Berlin: Springer; 2005.
20. Capurro N, Levi R. The heart as target organ in systemic allergic reactions: comparison of cardiac analphylaxis in vivo and in vitro. Circ Res. 1975;36(4):520-8.
21. Pumphrey RS. Lessons for management of anaphylaxis from a study of fatal reactions. Clin Exp Allergy. 2000;30(8):1144-50.
22. Simons FER, Roberts JR, Gu X, Simons KJ. Epinephrine absorption in children with a history of anaphylaxis. J Allergy Clin Immunol. 1998;101(1 Pt 1):33-7.
23. Lieberman P. Use of epinephrine in the treatment of anaphylaxis. Curr Opin Allergy Clin Immunol. 2003;3(4):313-8.
24. Brown SGA, Mullins RJ, Gold MS. Anaphylaxis: diagnosis and management. Med J Aust. 2006;185(5):283-9.
25. Kalesnikoff J, Galli SJ. New developments in mast cell biology. Nat Immunol. 2008;9(11):1215-23.
26. Stark BJ, Sullivan TJ. Biphasic and protracted anaphylaxis. J Allergy Clin Immunol. 1986;78(1 Pt 1):76-83.
27. Triggiani M, Patella V, Staiano RI, Granata F, Marone G. Allergy and the cardiovascular system. Clin Exp Immunol. 2008;153(Suppl 1):7-11.
28. Celik I, Duda D, Stinner B, Kimura K, Gayek H, Lorenz W. Early and late histamine release induced by albumin, hetastarch and polygeline: some unexpected findings. Inflamm Res. 2003;52(10):408-16.

Insuficiência Renal Aguda

CAPÍTULO 15

Renata Teixeira Ladeira

INTRODUÇÃO

O termo insuficiência renal aguda (IRA) tem sido substituído na literatura por injúria renal aguda, porém, neste livro, optou-se por manter IRA.

Tem havido maior incidência, com mortalidade em torno de 50%, em virtude da maior gravidade dos pacientes. A IRA ocorre como consequência do curso ou tratamento de outras patologias, sendo muitas vezes multifatorial. Alguns fatores, como sepse e falência de múltiplos órgãos, estão associados a pior prognóstico. Esses dados reforçam a importância da prevenção da IRA.[1]

DEFINIÇÃO

O diagnóstico de IRA, diferentemente da insuficiência renal crônica (IRC), não deve ser baseado apenas na elevação da creatinina sérica acima dos valores de referência. Essa conduta não identifica os pacientes em risco, além de retardar o diagnóstico que deve ser precoce.

Assim, foi criada uma nova definição, denominada pela sigla RIFLE (*risk, injury, failure, loss e end-stage* de insuficiência renal). A identificação dos estágios anteriores à falência renal é de grande interesse clínico na emergência, possibilitando diagnóstico precoce e intervenção, prevenindo a evolução da IRA. Interessantemente, a classificação de RIFLE envolve não somente critérios laboratoriais, mas também de diurese (Tabela 1).[2]

O cálculo do *clearance* de creatinina perde em sensibilidade para IRA, diferentemente da IRC. Não deve ser usado em pacientes oligoanúricos, pois vai subestimar a filtração glomerular.[3]

Estimativa da filtração glomerular pela equação de Cockcroft-Gault (para mulheres, multiplicar o resultado por 0,85):

$$\text{Clearance de creatinina (mL/min)} = \frac{[140 - \text{idade (anos)}] \times \text{peso em kg}}{\text{Creatinina plasmática (mg/dL)} \times 72}$$

FISIOPATOLOGIA

Podem-se encontrar três tipos principais de IRA, segundo a fisiopatologia (Figura 1):

Tabela 1. Definição de insuficiência renal (RIFLE)

	Critério de RFG (ritmo de filtração glomerular)	Critério de DU (débito urinário)
Risco renal	Aumento da Cr sérica × 1,5 ou decréscimo do RFG > 25%	DU < 0,5 mL/kg/h × 6 h
Injúria renal	Aumento da Cr sérica × 2 ou decréscimo do RFG > 50%	DU < 0,5 mL/kg/h × 12 h
Falência renal	Aumento da Cr sérica × 3 ou decréscimo do RFG 75%, ou Cr sérica ≥ 4 mg/dL	DU < 0,3 mL/kg/h × 24 h ou anúria × 12 h
Perda da função renal	IRA persistente = perda completa da função renal por mais de 4 semanas	
Estágio final da doença renal	Doença renal de estágio final por mais de 3 meses	

Cr: creatinina.

1. Pré-renal: ocorre em decorrência da redução no fluxo renal por hipovolemia, estenose de artéria renal, baixo débito cardíaco ou falência da autorregulação renal. Com redução de perfusão, há isquemia renal com tendência à conservação de água e solutos.
2. Renal: ocorre por injúria direta ao parênquima renal por motivos variados, como toxinas, inflamação, isquemia, entre outros.

Necrose tubular aguda (NTA) é comum, pois a medula é muito suscetível à injúria graças à redução da oxigenação. Drogas (p.ex., aciclovir) ou toxinas (p.ex., mioglobina) podem precipitar nos túbulos, causando obstrução. Pode apresentar lesão vascular, como trombose, oclusão tromboembólica ou inflamação.

A nefropatia induzida por contraste (NIC) é definida como aumento da creatinina sérica maior que 0,5 mg/dL ou 25% acima da creatinina basal após 48 horas da administração do contraste. É encontrada mais comumente nos pacientes suscetíveis: idade acima de 75 anos, IRC,

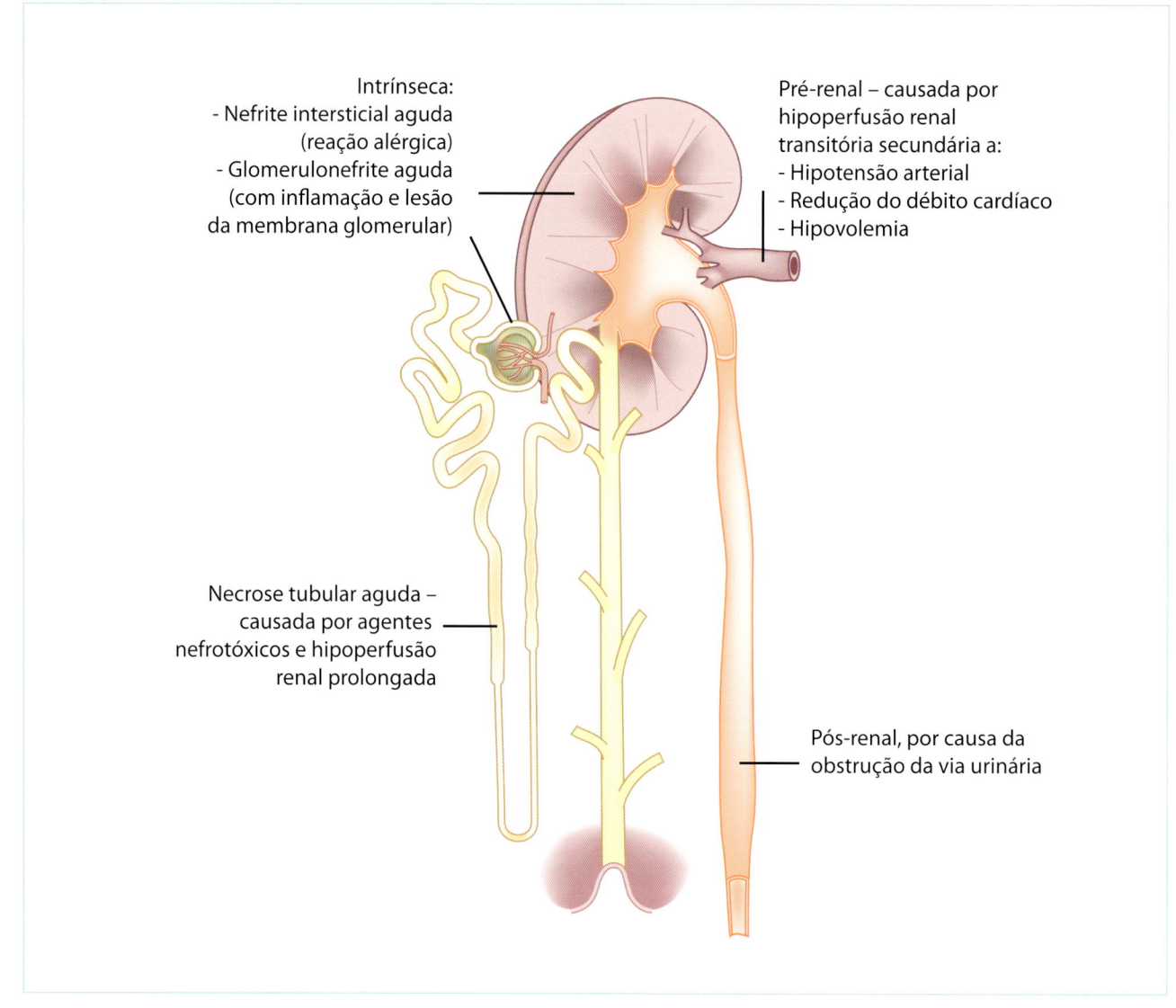

Figura 1 – Fisiopatologia da insuficiência renal aguda.
Fonte: adaptada de Nally Jr., 2002.[6]

anemia, proteinúria, desidratação, hipotensão, diabete melito, síndrome nefrótica, cirrose e insuficiência cardíaca.[4]

3 Pós-renal: causada pela obstrução do fluxo urinário, incluindo obstrução funcional, como na bexiga neurogênica. Pode envolver ambos os rins, no caso de lesões de bexiga, próstata ou uretra, ou ser unilateral, como na litíase renal.[5]

ETIOLOGIA

As diversas etiologias são subdivididas de acordo com a fisiopatologia em pré-renal, renal ou pós-renal, e as principais causas de IRA estão resumidas na Tabela 2.[6]

DIAGNÓSTICO

Clínico

Os principais sintomas estão associados à uremia e ao estado volêmico. Uremia pode gerar náusea, anorexia, astenia, letargia e mioclonia. A volemia pode estar reduzida nos casos em que a etiologia da IRA é decorrente de desidratação, ou então pode haver hipervolemia nos pacientes oligúricos, que podem apresentar congestão pulmonar e periférica.

Tentando esclarecer a etiologia, é importante identificar exposição a agentes nefrotóxicos, doença hepática autoimune, litíase e todas as possíveis causas, assim como sinais de outras patologias, como presença de *rash*, artrite, hemoptise, febre e distensão vesical.

Tabela 2. Causa de insuficiência renal aguda		
Pré-renal	Renal	Pós-renal
Hipovolemia	Necrose tubular renal	Tumor ou hipertrofia prostática
Perdas gastrintestinais	Isquemia renal	Bexiga neurogênica
Perdas renais	Nefrotoxinas	Neoplasia do trato urinário
Diurese osmótica	Contraste radiológico	Nefrolitíase
Diuréticos	Pigmentos (mioglobina, hemoglobina)	Fibrose retroperitoneal
Hemorragias	Síndrome da lise tumoral	
Pós-operatório	Nefrite intersticial aguda	
Cirrose hepática	Infecções	
Síndrome cardiorrenal	Doença autoimune	
Choque distributivo	Hipertensão maligna	
Estenose artéria renal	Vasculites	
AINH, IECA, vasopressores	AINH, aminoglicosídeo, anfotericina B	
	Síndrome nefrótica	
	Síndrome nefrítica	

AINH: anti-inflamatório não hormonal; IECA: inibidores da enzima de conversão de angiotensina.

Laboratorial

Análise urinária

Exame de urina I já pode mostrar proteinúria, hematúria e leucocitúria, que podem estar associadas às patologias causadoras da IRA. Havendo hematúria, é importante a pesquisa de dismorfismo eritrocitário e cilindros de hemácias (glomerulonefrite aguda). Cilindros leucocitários e eosinofilúria estão presentes na nefrite intersticial aguda, e cilindros de gordura, na síndrome nefrótica. Na avaliação da etiologia da IRA, para diferenciar se é pré-renal ou renal, usa-se o sódio (Na) urinário isolado ou a fração de excreção do Na (FENA). Sódio urinário < 10 mEqL ou FENA < 1% sugerem etiologia pré-renal da IRA. A Tabela 3 resume os critérios para diferenciar a IRA pré-renal da NTA.

$$\text{Cálculo do FENA} = \frac{\text{Na urinário/Na sérico}}{\text{Creatinina urinária/creatinina sérica}} \times 100\%$$

Tabela 3. Índices laboratoriais e urinários para distinção entre insuficiência renal aguda pré-renal e NTA		
Medidas	IRA pré-renal	NTA
FENA (%)	< 0,1 a 1%	> 1%
Na urinário (mEq/L)	< 20	> 40
Osmolaridade urinária (mOsm/L)	> 500	~ 300
Ureia/creatinina plasmática	> 40	< 15
FE ácido úrico (%)	< 7	> 15

FE: fração excretada.

Análise sérica

Devem ser feitos hemograma completo e bioquímica. No hemograma, podem-se encontrar anemia, leucocitose com eosinofilia (nefrite tubular aguda) e plaquetopenia (púrpura trombocitopênica trombótica e síndrome hemolítica urêmica).

Na bioquímica, dosar: gasometria venosa (distúrbios acidobásicos), Na, potássio (K), cálcio iônico, fósforo, magnésio, ureia e creatinina.

Exames específicos dependem da hipótese diagnóstica. Podem ser necessários anticorpos nas doenças autoimunes, sorologias para hepatites, níveis de complemento nas glomerulonefrites infecciosas e outros.

Exames de imagem

A ultrassonografia renal é sempre útil como primeira avaliação. É um exame não invasivo e avalia o parênquima renal e o sistema coletor. Redução do tamanho renal e aumento da ecogenicidade do córtex renal sugerem doença crônica. Após o exame, pode-se avaliar o resíduo vesical para suspeita de bexiga neurogênica ou outras formas de obstrução, como doença prostática. Associação com Doppler pode funcionar como triagem para doença renovascular ou trombose venosa.

Exames contrastados, como tomografia computadorizada e angiografia, devem ser ponderados pelo risco de agravamento do quadro de IRA pelo contraste. Ressonância nuclear magnética, pelo uso do gadolínio, pode causar fibrose sistêmica nefrogênica, cujo risco é reduzido pela hemodiálise logo após o exame.

TRATAMENTO

Orientações nutricionais

O paciente com IRA apresenta alto risco para desenvolver desnutrição em consequência do hipercatabolismo e da reduzida ingestão de nutrientes. No entanto, proteína excessiva pode aumentar a uremia. A desnutrição proteico-calórica pode levar a prejuízo na cicatrização, alteração na função imune, aumento do risco de infecção hospitalar, redução de massa e atividade muscular. A ingestão de líquidos, eletrólitos e sais minerais deve ser controlada rigorosamente, para evitar sobrecarga hídrica e anormalidades dos eletrólitos plasmáticos. Pacientes com IRA são mais suscetíveis a hipervolemia, hiponatremia, hipercalemia e hiperfosfatemia.[7]

Estabilidade hemodinâmica

Reposição volêmica é útil nos casos de IRA pré-renal e também em algumas formas de IRA renal para manter fluxo urinário adequado. Drogas vasoativas devem ser usadas em situações em que uma pressão arterial média estiver acima de 65 mmHg. Nessa fase, o prejuízo da vasoconstrição renal supera o hipofluxo por hipotensão. Não há preferência de drogas nessa fase. Inotrópicos são úteis naqueles pacientes com débito cardíaco limítrofe ou reduzido. Dopamina está proscrita para prevenção ou tratamento de IRA.[8]

Diuréticos podem ser usados quando houver hipervolemia, para avaliar a responsividade. Não irá melhorar a morbimortalidade, porém pode auxiliar no controle da volemia.

Correção das doses de drogas

Descontinuação dos medicamentos nefrotóxicos nem sempre é possível. No entanto, é importante o ajuste das doses e a substituição por outra quando for factível. Anti-inflamatórios não hormonais e antibióticos aminoglicosídeos são exemplos dessas drogas.

Acidose

A acidose metabólica pode gerar sobrecarga respiratória, anorexia, náuseas, vômitos, alterações neurológicas, hiperpotassemia, diminuição da responsividade às catecolaminas, depressão da contratilidade miocárdica, vasoconstrição renal, oligúria e resistência à ação da insulina.

Para o tratamento da acidose metabólica na IRA, utiliza-se o bicarbonato de sódio, cuja quantidade necessária para a correção da acidose, em mEq, é fornecida pela fórmula de Mellengard-Astrup:

$$\frac{0,03 \times peso\ (kg) \times BE}{(2\ a\ 3)}$$

O tratamento da acidose metabólica pode ser feito por estimativa, caso não se disponham dos dados gasométricos, utilizando-se, em média, 2 mEq/kg de bicarbonato de sódio como dosagem inicial, seguidos de dosagens criteriosas. Erro comum é o emprego dessa solução alcalina em excesso, o que pode aumentar muito a osmolaridade do sangue, dificultando as trocas celulares, ou, ainda, induzir arritmias cardíacas pela alcalose metabólica.[9]

A reposição de bicarbonato de sódio deve ser feita como conduta inicial, pois os casos de IRA com acidose metabólica importante necessitam de diálise.

Hipercalemia

A hipercalemia ocorre pela redução do *clearance* renal e também pela acidose metabólica. Os sinais e sintomas são: fraqueza muscular, paralisia flácida, diminuição de ruídos hidroaéreos, parestesias (face, língua, pés e mãos) e arritmias cardíacas.

As alterações do eletrocardiograma (ECG – onda T apiculada, onda P achatada e complexo QRS alargado) estão associadas ao risco de parada cardíaca em atividade elétrica sem pulso. Entretanto, as alterações do ECG podem ser súbitas ou estar ausentes. Apenas 43% nos pacientes com K entre 6 e 6,8 mEq/L e 55% daqueles com K acima de 6,8 mEq/L terão ECG alterado. Assim, este não é um exame sensível para detectar hipercalemia.

A conduta na emergência (Tabela 4) deve ser iniciada nos pacientes com ECG alterado, K sérico acima de 6,5 mEq/L e situações de alto risco (IRA, pacientes dialíticos e uso de medicações como causa).[10]

Outras alterações hidroeletrolíticas podem ocorrer, como hipocalcemia (exige reposição venosa), hiperfosfatemia (exige quelantes) e alterações do Na (hipo ou hipernatremia de acordo com padrão volêmico, hipervolemia ou desidratação, respectivamente).

Suporte dialítico

A indicação de diálise na IRA tem um limiar muito menor que na IRC. Na UTI, onde geralmente os pacientes estão agudamente doentes, a tolerância aos distúrbios metabólicos e sobrecarga hídrica é muito menor. Além disso, podem-se encontrar outras disfunções, como pulmonar, neurológica e cardíaca, que sofrem influência direta da IRA.

Assim, a diálise precoce permite administração de líquidos necessários e nutrição adequada. Não é apropriado usar os critérios de diálise para os pacientes com IRC. Como exemplo, pacientes com alterações metabólicas importantes, que ainda apresentam diurese, porém com *clearance* de creatinina já reduzido, devem ser dialisados precocemente.

As principais indicações para diálise na IRA são: disfunção cardiopulmonar por hipervolemia, distúrbio metabólico significativo ou risco de sangramento associado principalmente à uremia.[6]

A modalidade de diálise a ser empregada é uma indicação do nefrologista, e por isso é essencial a interconsulta precoce, para que não haja atrasos no início do procedimento. Basicamente, há dois tipos principais: contínua e intermitente. A primeira é mais útil em pacientes instáveis, com edema cerebral, permitindo um contínuo *clearance* de ureia, correção da acidose e remoção de fluidos. A diálise intermitente tem um *clearance* mais rápido, permite maior mobilidade, menor custo, porém pacientes em choque e/ou com edema cerebral podem não tolerar. Uma nova modalidade de diálise conhecida como SLED (*sustained low-efficiency dialysis*) propõe uma diálise estendida, mas não contínua, como um modo intermediário, e parece ser promissora.[11]

Tabela 4. Tratamento da hipercalemia

Terapia	Dose	Mecanismo de ação	Início	Duração
Gluconato de cálcio a 10%	10 mL intravenoso lento. Repetir em 5 minutos se não houver melhora do ECG	Antagonismo	1 a 3 minutos	30 a 60 minutos
Bicarbonato de sódio	1 mEq/kg intravenoso *bolus*	Troca	5 a 10 minutos	1 a 2 horas
Insulina + glicose (1 UI insulina/5 g glicose)	Insulina regular 10 UI intravenoso + 50 g glicose	Troca	30 minutos	4 a 6 horas
Agonista beta-2 adrenérgico	Salbutamol 10 a 20 mg na inalação por 10 minutos ou 0,5 mg intravenoso	Troca	Inalação por 30 minutos e intravenoso por 30 minutos	–
Diurese com furosemida	40 a 80 mg intravenoso	Remove	Com início da diurese	Com fim da diurese
Resina de troca iônica (poliestirenossulfonato de cálcio)	15 a 30 minutos via oral ou via retal + sorbitol	Remove	1 a 2 horas	4 a 6 horas
Diálise	Individualizada	Remove	Com início	Com o fim

ECG: eletrocardiograma.

PREVENÇÃO

Hipovolemia

A hipoperfusão renal é uma das principais causas de IRA reversível. A adequação da volemia pode ser benéfica, mas na emergência há frequentemente múltiplas causas para IRA. A sepse é um bom exemplo, em que, além da hipoperfusão renal, há nefrotoxinas endógenas sendo liberadas.

A quantidade de reposição de volume é sempre um desafio; deve-se ter como limite a congestão pulmonar, que pode precipitar insuficiência respiratória aguda. A pressão arterial média para perfusão renal é ≥ 65 mmHg.[12] No entanto, também não há consenso, pois, por exemplo, pacientes hipertensos e idosos podem precisar de pressão mais elevada.

Para reposição de volume, os cristaloides devem ser de escolha. Coloides hiperoncóticos devem ser evitados, porque podem causar disfunção renal. Coloide hipo-oncótico, como albumina a 4%, pode ser usado.

Nefropatia por contraste

São medidas úteis para prevenção de nefropatia por contraste:[13]

a Identificar os pacientes de risco para indicação de contraste de baixa osmolaridade e no menor volume possível.
b Otimizar a hidratação do paciente. Pode ser usado soro fisiológico a 0,9% (1 mL/kg, 12 horas antes e depois da infusão do contraste).
c N-acetilcisteína, que pode ser usada na dose oral (600 mg, 2 vezes/dia) ou intravenosa (1.200 mg, 2 vezes/dia), 1 dia antes e no dia do exame.
d Bicarbonato de sódio na dose de 3 mL/kg/h uma hora antes do procedimento e depois, 1 mL/kg/h durante o procedimento e por 6 horas depois. Diluição-padrão: 150 mL de bicarbonato de sódio 8,4% + 850 mL de soro fisiológico a 0,9%. Contudo, não há evidência para uma recomendação forte.
e As dosagens de creatinina sérica, ureia, Na e K devem ser feitas antes do procedimento, 24 e 48 horas depois nesses pacientes de risco.

Nefropatia por antibióticos

São medidas úteis para prevenção de nefropatia por antibióticos:

a Evitar sempre antibióticos nefrotóxicos. Em caso de necessidade, ajustar dose, intervalo e duração do tratamento.
b Identificar e corrigir fatores de risco associados para nefropatia que possam ser corrigidos (p.ex., hipovolemia). Monitorar a função renal desses pacientes regularmente.

Rabdomiólise

Na rabdomiólise, há liberação de K, fosfato, urato, mioglobina e creatinofosfoquinase. A mioglobinúria é um dos fatores mais associados à lesão renal. Pode ocorrer em politrauma, queimado, exercício excessivo, crise convulsiva, necrose isquêmica, medicamentos (p.ex., estatinas e neurolépticos) e cocaína.

A prevenção é feita com:[6]

a Ressuscitação volêmica para restaurar e aumentar o fluxo urinário e evitar injúria tubular. Após hidratação, o uso de diuréticos, como manitol, é controverso.
b Alcalinização da urina com bicarbonato de sódio para um pH 6,5 a 7 pode ser útil, embora, muitas vezes, a hiperidratação com salina já seja suficiente para ajuste do pH.

Síndrome compartimental abdominal

A síndrome compartimental abdominal é definida como o aumento sustentado da pressão intra-abdominal (PIA) maior que 20 mmHg, associado a uma nova disfunção orgânica. A IRA é uma dessas disfunções.

A PIA é medida por uma sonda vesical de demora de três vias, com injeção de 25 mL de soro fisiológico a 0,9%, conectando-se um sistema usado para medir pressão venosa central no orifício da terceira via da sonda após fechar a via de drenagem.

A prevenção é feita com:

a   Monitoração dos pacientes sob risco clínico ou cirúrgico.
b   Evacuação do conteúdo intraluminal do trato digestivo (sonda nasoenteral, enemas e pró-cinéticos).
c   Drenagem de fluidos ou coleções intra-abdominais.
d   Balanço hídrico negativo ou próximo a zero, se possível.
e   Nos casos refratários ao tratamento clínico, está indicada a descompressão cirúrgica.[14]

CONCLUSÕES

A IRA é um importante fator associado à morbimortalidade dos pacientes. Quando progride para falência renal aguda, a diálise é indicada como suporte até a recuperação. Todavia, a prevenção, o diagnóstico e a condução antes da necessidade de terapia dialítica ainda são muito deficientes. Assim, a atenção para diagnóstico precoce e cuidados para evitar progressão da IRA são essenciais e podem evitar a necessidade de diálise.

REFERÊNCIAS BIBLIOGRÁFICAS

1. Yu L, Abensur H, Barros EJG, Homsi E, Burdmann EA, Cendoroglo MN, et al. Insuficiência renal aguda: diretriz da Sociedade Brasileira de Nefrologia. J Bras Nefrol. 2002;24(1):37-9.
2. Bellomo R, Ronco C, Kellum JA, Mehta RL, Palevsky P. Acute renal failure – definition, outcome measures, animal models, fluid therapy and information technology needs: the Second International Consensus Conference of the Acute Dialysis Quality Initiative (ADQI) Group. Crit Care. 2004;8(4):R204-12.
3. Cockcroft DW, Gault MH. Prediction of creatinine clearance from serum creatinine. Nephron. 1976;16(1):31-41.
4. Tepel M, Aspelin P, Lameire N. Contrast-induced nephropathy: a clinical and evidence-based approach. Circulation. 2006;113(14):1799-806.
5. Krishnan N, Abramov K. Acute kidney injury in the intensive care unit. In: Irwin RS, Rippe JM. Manual of intensive care medicine. 5. ed. Philadelphia: Lippincott Williams & Wilkins; 2010. p. 393-9.
6. Nally Jr JV. Acute renal failure in hospitalized patients. Cleve Clin J Med. 2002;69(7):569-74.
7. Ikizler T, Himmelfarb J. Nutrition in acute renal failure patients. Adv Ren Replace Ther. 1997;4(2 Suppl 1):54-63.
8. Friedrich JO, Adhikari N, Herridge MS, Beyene J. Meta-analysis: lowdose dopamine increases urine output but does not prevent renal dysfunction or death. Ann Intern Med. 2005;142(7):510-24.
9. Evora PRB, Reis CL, Ferez MA, Conte DA, Garcia LV. Fluid, electrolyte and acid-base disorders. A practical review. Medicina, Ribeirão Preto. 1999;32(4):451-69.
10. Sood MM, Sood AR, Richardson R. Emergency management and commonly encountered outpatient scenarios in patients with hyperkalemia. Mayo Clin Proc. 2007;82(12):1553-61.
11. Bagshaw SM, Berthiaume LR, Delaney A, Bellomo R. Continuous versus intermittent renal replacement therapy for critically ill patients with acute kidney injury: a meta-analysis. Crit Care Med. 2008;36(2):610-7.
12. Hollenberg SM, Ahrens TS, Annane D, Astiz ME, Chalfin DB, Dasta JF, et al. Practice parameters for hemodynamic support of sepsis in adult patients: 2004 update. Crit Care Med. 2004;32(9):1928-48.
13. Brochard L, Abroug F, Brenner M, Broccard AF, Danner RL, Ferrer M, et al. An official ATS/ERS/ESICM/SCCM/SRLF Statement: Prevention an Management of Acute Renal Failure in the ICU Patient: an international consensus conference in intensive care medicine. Am J Respir Crit Care Med. 2010;181(10):1128-55.
14. Cheatham ML, Malbrain ML, Kirkpatrick A, Sugrue M, Parr M, De Waele J, et al. Results from the International Conference of Experts on Intraabdominal Hypertension and Abdominal Compartment Syndrome. II. Recommendations. Intensive Care Med. 2007;33(6):951-62.

Afogamento

CAPÍTULO 16

Felipe Augusto de Oliveira Souza

OBJETIVOS

- Identificar os fatores e os indivíduos de risco para afogamento.
- Diagnosticar e reconhecer as lesões e as complicações associadas ao afogamento.
- Compreender o manejo e o tratamento de tais indivíduos.

DEFINIÇÕES

A literatura apresenta várias definições para afogamento e lesões decorrentes do afogamento. O termo antigamente utilizado como "quase afogamento", ou seja, pessoas que foram resgatadas com vida nas primeiras 24 horas, não se encontra mais adequado para uso. A Utstein e o Advance Cardiologic Life Support® (ACLS® 2010) definem afogamento como "um processo que resulte em insuficiência respiratória primária decorrente da submersão ou imersão em meio líquido", com ou sem desfecho em óbito.

- Afogamento primário: acontece na ausência de fatores que prejudiquem ou precipitem o afogamento.
- Afogamento secundário: é aquele relacionado a patologia ou incidente que o precipita, como o uso de drogas (álcool é o mais comum), mergulho livre ou autônomo, crises convulsivas, doenças cardiopulmonares, traumas, homicídios, entre outros.

Acidentes provocados pela imersão em água (não afogamento):

1. Hidrocussão ou síndrome da imersão: quando ocorre morte súbita do indivíduo relacionado à diferença maior que 5°C entre a temperatura do corpo e da água.
2. Hipotermia: óbito definido por uma temperatura retal menor que 35,5°C em indivíduos submetidos a águas em baixas temperaturas.

EPIDEMIOLOGIA

Países de baixa e média renda apresentam maiores taxas de óbitos por afogamento quando comparados aos países desenvolvidos. No verão, esses índices de óbito aumentam.

A distribuição etária dos óbitos por afogamento é bimodal. O primeiro pico ocorre entre crianças menores de 5 anos de idade que não foram adequadamente supervisionadas. O segundo pico ocorre com homens entre 15 e 25 anos de idade, e esses episódios tendem a ocorrer em rios, lagos e praias durante atividades de lazer associadas, na maioria dos casos, ao uso de álcool.

No Brasil, o afogamento é a segunda causa de morte acidental entre 5 e 9 anos de idade, a terceira entre 1 e 4 anos e 10 e 19 anos e a quinta causa na faixa etária de 20 a 29 anos. Entre 1996 e 2006, houve 69.731 óbitos por afogamento, de acordo com o Ministério da Saúde. Em 2007, houve cerca de 7.009 óbitos (3,7 por 100 mil habitantes).

Nos Estados Unidos, o afogamento é a terceira causa mais comum de morte acidental e uma das mais importantes causas de óbito infantil em todo o mundo. É a segunda causa mais comum de morte acidental em pessoas com idade inferior a 45 anos e a principal causa em crianças menores de 5 anos de idade nos estados em que piscinas ou praias são mais acessíveis, como Califórnia, Arizona e Flórida.

FISIOPATOLOGIA

As vítimas de afogamento iniciam com um período de pânico e luta para se manter na superfície por meio de uma apneia voluntária. Após esse período, alguns reflexos inspiratórios são esperados, levando a uma pequena aspiração de líquidos no trato respiratório superior. Em casos raros (< 2%), esses pacientes apresentam espasmo glótico, resultando em afogamento sem aspiração de líquido pulmonar, antigamente chamado de afogamento seco. Na maioria dos casos (98%), há aspiração de líquido até o trato respiratório inferior, causando hipoxemia, lesões pulmonares ou até mesmo óbito.

Não há diferença entre afogamento em água salgada e água doce; as alterações decorrentes da hipertonicidade da água salgada em relação ao plasma não alteram o mecanismo de óbito, como se acreditava anteriormente. A aspiração de ambos os tipos de água promove alveolite, edema pulmonar não cardiogênico e aumento do *shunt* intrapulmonar, que leva à hipoxemia.

FATORES DE RISCO

Dentre as causas de morte traumática, o afogamento é a mais facilmente evitável. Logo, as medidas de prevenção são importantes para a diminuição da morbimortalidade do afogamento. Os principais fatores de risco para o afogamento são:

- Incapacidade do indivíduo nadar ou superestimar a capacidade de natação.
- Uso de drogas ilícitas e álcool.
- Trauma concomitante.
- Doença cardíaca arritmogênica.
- Hiperventilação antes de um mergulho raso.
- Preparação inadequada do supervisor (salva-vidas).
- Convulsão ou distúrbios do desenvolvimento e/ou comportamentais em crianças.
- Ausência da supervisão de um adulto.
- Hipotermia (diminui a capacidade física e interfere na indução de arritmias).

TRATAMENTO

O tratamento para os pacientes com lesões de quase afogamento se divide em: atendimento pré-hospitalar, atendimento na sala de emergência e internação hospitalar.

a Atendimento pré-hospitalar:
- Remover a vítima com segurança da água.
- As lesões da medula espinhal são raras (< 1%), logo, não há necessidade de estabilização cervical de rotina, a menos que existam sinais clínicos de lesão medular. O ACLS® 2010 recomenda que a imobilização da coluna cervical de rotina pode interferir com a gestão essencial das vias aéreas e não é recomendada.
- No paciente irresponsivo, a ventilação é o tratamento inicial mais importante para vítimas de lesão de submersão; depois, deve-se seguir a estratégia do suporte básico de vida (pré-hospitalar) até a chegada do desfibrilador ou equipe treinada.
- Na ausência de dispositivos de ventilação, deve-se fazer respiração boca-boca ou boca-nariz; esta última deve ser realizada nos casos de inviabilidade pela via oral.
- A manobra de Heimlich ou outras técnicas de drenagem postural para remover a água dos pulmões não são de valor comprovado e a respiração de resgate não deve ser adiada a fim de realizar essas manobras.
- Não é necessário retirar líquidos da cavidade oral ou orofaringe. No caso de vômitos, inclinar a cabeça da vítima para o lado, para drenagem do conteúdo.
- O suporte ventilatório é o tratamento inicial mais importante para as vítimas de afogamento, e a ventilação de resgate deve começar logo que o socorrista atingir águas rasas ou uma superfície estável. As prioridades da ressuscitação cardiopulmonar (RCP) na vítima de afogamento diferem daquelas do paciente adulto típico de parada cardíaca, que enfatizam a imediata compressão torácica sem interrupções.
- Se o paciente não responder a duas ventilações de resgate que elevam o tórax, o socorrista deve iniciar imediatamente as compressões torácicas de alta qualidade. Em seguida, é realizado o atendimento de acordo com as diretrizes padrão – suporte básico de vida (BLS) em adultos e suporte básico de vida em bebês e crianças.
- No paciente hipotérmico, os pulsos radial, femoral e carotídeo podem ser de difícil palpação e, nesses casos, a pesquisa de pulsos pode durar até 1 minuto e, na presença deste, aquecer ativa ou passivamente a vítima é essencial.

b Atendimento na sala de emergência:
- Monitoração cardíaca, acesso venoso calibroso, glicemia capilar, capinometria contínua e monitoração da temperatura são necessários na avaliação inicial.
- A ventilação não invasiva com pressão positiva por meio de pressão positiva contínua em vias aéreas (*continuous positive airway pressure* – CPAP) ou pressão positiva em vias aéreas com dois níveis de pressão (*bilevel positive pressure airway* – BiPAP) é essencial e melhora a oxigenação a partir da diminuição do *shunt* ventilação-perfusão. A ventilação não invasiva não deve ser retirada de forma abrupta; é recomendável pelo menos 48 horas de suporte não invasivo com desmame gradual para evitar edema pulmonar.
- As indicações eletivas de intubação orotraqueal no afogamento estão listadas na Tabela 1.

Tabela 1. Indicações de intubação orotraqueal eletiva no paciente sintomático

1.	Deterioração neurológica ou incapacidade de proteção de vias aéreas
2.	PaO_2 < 60 mmHg ou saturação de oxigênio (SpO_2) < 90%, apesar do alto fluxo de oxigênio suplementar
3.	$PaCO_2$ > 50 mmHg

- Roupas molhadas devem ser removidas e o reaquecimento ativo ou passivo deve ser iniciado nos pacientes hipotérmicos. Dependendo da gravidade do paciente, podem ser utilizadas as seguintes técnicas: a) reaquecimento externo passivo (uso de cobertores ou outros isoladores para reduzir a perda de calor); b) reaquecimento externo ativo (aplicação de cobertores e/ou almofadas de aquecimento, calor radiante, ar forçado quente ou banhos quentes aplicados diretamente sobre a pele do paciente); e c) reaquecimento interno ativo (irrigação pleural e peritoneal com soro fisiológico aquecido, hemodiálise arteriovenosa contínua com solução aquecida e circulação extracorpórea).
- Nos pacientes em parada cardiorrespiratória, os esforços de reanimação devem ser mantidos indefinidamente (ocasionalmente por algumas horas) até que a temperatura se encontre entre 32 e 35ºC (90 a 95ºF). Um termômetro de leitura baixa pode ser necessário. Hipotermia induzida não desempenha nenhum papel na reanimação de pacientes de afogamento.

- Os pacientes sintomáticos devem ser internados em um ambiente monitorado até que os sintomas e distúrbios fisiológicos se resolvam. Eletrocardiograma de repouso, eletrólitos séricos, creatinina, coagulograma e análise de urina para álcool e drogas ilícitas são geralmente recomendados em todos pacientes.
- Os pacientes assintomáticos devem ser observados no ambiente hospitalar por no mínimo 8 horas.
c Internação hospitalar: o objetivo é prevenir ou tratar as lesões neurológicas e pulmonares.

Manejo das lesões neurológicas:

- Hiperventilação leve para manter $PaCO_2$ de aproximadamente 30 a 35 mmHg pode reduzir a pressão intracraniana (PIC), diminuindo o volume de sangue intracraniano. Hiperventilação excessiva deve ser evitada, pois pode causar vasoconstrição, diminuindo o fluxo sanguíneo cerebral e piorar a isquemia cerebral.
- A cabeceira da cama deve ser elevada se possíveis lesões da coluna cervical foram excluídas. Medidas mais agressivas para reduzir a PIC elevada, bem como a monitoração da PIC, não foram documentadas para melhorar os resultados, e raramente são realizadas.
- Diuréticos podem ser usados para evitar hipervolemia, mas cuidados devem ser tomados para evitar a depleção de volume, o que pode diminuir o débito cardíaco e a perfusão cerebral.
- Atividade convulsiva aumenta o consumo de oxigênio e o fluxo sanguíneo cerebral, portanto, deve ser agressivamente controlada. A fenitoína é o anticonvulsivante preferido, porque não deprime a consciência e não prejudica a avaliação neurológica.
- Agentes bloqueadores neuromusculares devem ser evitados, porque podem mascarar o aparecimento de sinais neurológicos.
- Tanto a hipoglicemia quanto a hiperglicemia podem ser prejudiciais ao cérebro e normoglicemia deve ser meticulosamente mantida.
- O uso de hipotermia terapêutica no período pós-ressuscitação não está indicado. A hipertermia aumenta a demanda metabólica cerebral e diminui o limiar convulsivo. A normotermia é o desejável para esses pacientes.

Manejo das lesões pulmonares:

- A radiografia de tórax pode não refletir a gravidade do comprometimento pulmonar e deve ser realizada somente quando indicada por sintomas.
- Broncoespasmo pode ser visto em alguns pacientes; o manejo é semelhante ao da asma aguda e, na maioria dos casos, melhora com as medidas habituais.
- O uso do surfactante pulmonar nas lesões pulmonares não tem benefício comprovado.
- Não há boas evidências para apoiar o uso rotineiro de antibióticos profiláticos e/ou glicocorticosteroides nas vítimas de afogamento.

FATORES DE PIOR PROGNÓSTICO

- Duração da submersão acima de 10 minutos.
- Tempo para suporte de vida básico eficaz acima de 10 minutos.
- Duração de reanimação acima de 25 minutos.
- Temperatura da água acima de 10ºC (50ºF).
- Idade abaixo de 3 anos.
- Escala de coma de Glasgow menor que 5.
- Apneia persistente e com de ressuscitação cardiopulmonar no departamento de emergência.
- pH arterial menor que 7,1 na entrada.

CONCLUSÕES

- A identificação das condições e dos indivíduos de maior risco para o afogamento é fundamental para a diminuição da morbimortalidade associada a tais eventos.
- O atendimento pré-hospitalar, a identificação e o correto manejo das lesões associadas ao afogamento diminuem os danos e melhoram o prognóstico a longo prazo desses pacientes.

BIBLIOGRAFIA CONSULTADA

1. Battaglia JD, Lockhart CH. Drowning and near-drowning. Pediatr Ann. 1977;6(4):270-5.
2. Bell GS, Gaitatzis A, Bell CL, Johnson AL, Sander JW. Drowning in people with epilepsy: how great is the risk? Neurology. 2008;71(8):578-82.
3. Brehaut JC, Miller A, Raina P, McGrail KM. Childhood behavior disorders and injuries among children and youth: a population-based study. Pediatrics. 2003;111(2):262-9.
4. Brenner RA, Saluja G, Smith GS. Swimming lessons, swimming ability, and the risk of drowning. Inj Control Saf Promot. 2003;10(4):211-6.
5. Craig Jr AB. Causes of loss of consciousness during underwater swimming. J Appl Physiol. 1961;16:583-6.
6. Cummings P, Quan L. Trends in unintentional drowning: the role of alcohol and medical care. JAMA. 1999;281(23):2198-202.
7. Diekema DS, Quan L, Holt VL. Epilepsy as a risk factor for submersion injury in children. Pediatrics. 1993;91(3):612-6.
8. Giammona ST. Drowning: pathophysiology and management. Curr Probl Pediatr. 1971;1(7):1-33.
9. Ibsen LM, Koch T. Submersion and asphyxial injury. Crit Care Med. 2002;30(11 Suppl):S402-8.
10. Karpovich PV. Water in the lungs in drowned animals. Arch Pathol. 1933;15:828.
11. Kenny D, Martin R. Drowning and sudden cardiac death. Arch Dis Child. 2011;96(1):5-8.
12. Modell JH, Davis JH. Electrolyte changes in human drowning victims. Anesthesiology. 1969;30(4):414-20.
13. Modell JH, Moya F, Newby EJ, Ruiz BC, Showers AV. The effects of fluid volume in seawater drowning. Ann Intern Med. 1967;67(1):68-80.
14. Modell JH, Moya F. Effects of volume of aspirated fluid during chlorinated fresh water drowning. Anesthesiology. 1966;27(5):662-72.
15. Modell JH. Drowning. N Engl J Med. 1993;328(4):253-6.

16. Smith GS, Keyl PM, Hadley JA, Bartley CL, Foss RD, Tolbert WG, et al. Drinking and recreational boating fatalities: a population-based case-control study. JAMA. 2001;286(23):2974-80.
17. Szpilman D, Tomáz N, Amoedo AR. Afogamento. In: Bethlem N. Pneumologia. 4. ed. São Paulo: Atheneu; 1995. p. 903-19.
18. Szpilman D. Near-drowning and drowning classification: a proposal to stratify mortality based on the analysis of 1.831 cases. Chest. 1997;112(3):660-5.
19. Tester DJ, Kopplin LJ, Creighton W, Burke AP, Ackerman MJ. Pathogenesis of unexplained drowning: new insights from a molecular autopsy. Mayo Clin Proc. 2005;80(5):596-600.
20. Vanden Hoek TL, Morrison LJ, Shuster M, Donnino M, Sinz E, Lavonas EJ, et al. Part 12: cardiac arrest in special situations: 2010 American Heart Association Guidelines for Cardiopulmonary Resuscitation and Emergency Cardiovascular Care. Circulation. 2010;122(18 Suppl 3):S829-61.

Emergências no Idoso

CAPÍTULO 17

Pablo Maranhão

OBJETIVOS

- Definir e entender a fisiopatologia do envelhecimento.
- Conhecer a realidade da transição epidemiológica populacional, de modo a constituir um sistema de saúde voltado a essa demanda específica.
- Saber diagnosticar as principais causas de atendimento de emergência.
- Identificar as situações de maior risco de morte e que necessitam de tratamento imediato.
- Sistematizar o atendimento inicial das emergências em idosos.
- Possibilitar um suporte clínico especializado, dirigido para a realidade desse grupo etário, permitindo um atendimento mais humanizado e reduzindo seus riscos e complicações.

DEFINIÇÃO

O envelhecimento do organismo é geralmente caracterizado pela diminuição da capacidade de responder aos desafios da função orgânica para a manutenção do equilíbrio homeostático em condições de sobrecarga funcional ou a deterioração progressiva da quase totalidade das funções durante o tempo.

INTRODUÇÃO

A redução das taxas de natalidade e fecundidade, propiciada pelo avanço tecnológico na Medicina e maior acesso aos serviços de saúde, tornou possível um aumento da expectativa de vida, seguida de envelhecimento com longevidade. Os idosos são hoje 22 milhões de pessoas, 10,7% da população total do Brasil, e superaram o número de crianças com até 4 anos de idade, que equivale a 7,2%, segundo o Instituto Brasileiro de Geografia e Estatística (IBGE) com base no Censo 2010. O Instituto considera idosas as pessoas com sessenta anos ou mais, mesmo limite de idade considerado pela Organização Mundial da Saúde (OMS) para os países em desenvolvimento (Figuras 1 e 2).

O quadro é um retrato do que acontece com os países como o Brasil, que está envelhecendo ainda na fase do desenvolvimento. Já os países desenvolvidos tiveram um período maior, cerca de 100 anos, para se adaptar. Fontes

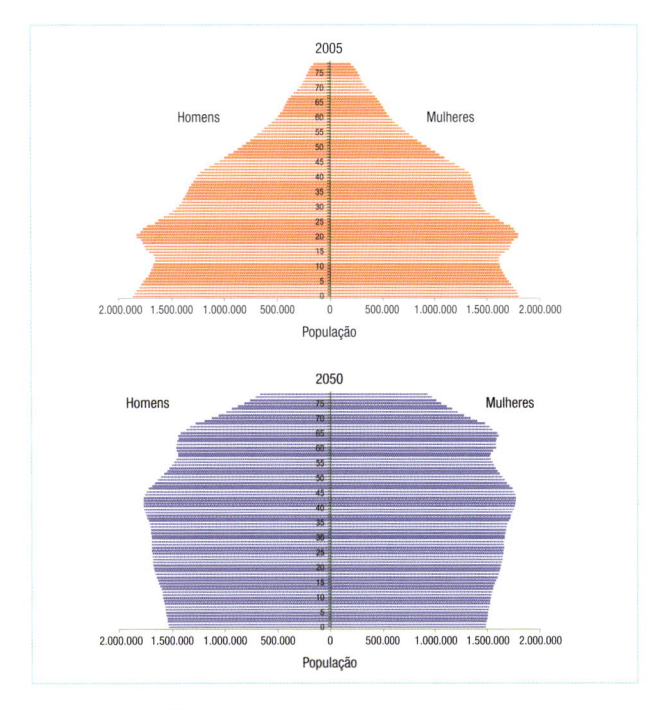

Figura 1 – Pirâmides etárias derivadas da projeção para a população brasileira em 2005 e 2050.
Fonte: IBGE/Diretoria de Pesquisas. Coordenação de População e Indicadores Sociais. Gerência de Estudos e Análises da Dinâmica Demográfica. Projeção da população do Brasil por sexo e idade para o período 1980--2050 – Revisão 2008.

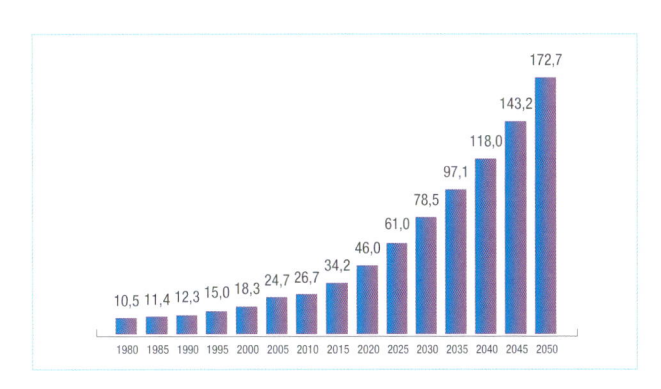

Figura 2 – Evolução do índice de envelhecimento da população brasileira – 1980 a 2050.
Fonte: IBGE, 2008.

ligadas ao Centro Internacional para o Envelhecimento Saudável preveem que, nas próximas décadas, 3/4 da população idosa do mundo estejam nos países em desenvolvimento. Isso significa maior demanda por recursos de saúde e medicamentos para essa faixa etária. Para assegurar o atendimento desse grupo, será necessário um aprimoramento nos serviços e uma alteração nas políticas do Sistema Único de Saúde (SUS), necessitando de profissionais capacitados para atender a esse grupo etário que frequentemente exige intervenções rápidas, envolvendo tecnologia complexa para um cuidado adequado.

EPIDEMIOLOGIA

O estudo das causas básicas em idosos permite visualizar seu perfil epidemiológico, embora possa ser prejudicado pela alta proporção de causas mal definidas. A transição epidemiológica caracteriza-se pela mudança do perfil de morbidade e de mortalidade de uma população, com diminuição progressiva das mortes por doenças infectocontagiosas e elevação das mortes por doenças crônicas. Referindo-se às internações da população idosa (Figura 3), evidencia-se a participação das cinco principais causas de internação, segundo a Lista de Morbidade CID-10, demonstrando que a maior delas é a pneumonia, com 7%, que vem apresentando crescimento importante no período analisado, seguido pela insuficiência cardíaca com 6%, que, por sua vez, vem apresentando tendência de queda no período. Camarano et al.[1] indicam que as duas causas mais frequentes de internação, para ambos os sexos, são a insuficiência cardíaca e coronariana e as doenças pulmonares. Estas se revezam como primeira e segunda causa. O acidente vascular cerebral (AVC) agudo, a crise hipertensiva, as enteroinfecções, a desnutrição, a desidratação e a anemia estão sempre presentes como causas intermediárias.

Quando observadas as causas de internação em idosos de acordo com a classificação dos Capítulos CID-10, é possível perceber que, dentre as cinco principais causas, a maior é representada pelas doenças do aparelho circulatório, em torno de 28%, seguidas pelas doenças do aparelho respiratório, com 12% de participação. Corroborando com as informações encontradas nesse estudo, Loyola Filho et al.[2] mostraram que no Brasil, em 2001, os motivos que levaram as pessoas com 60 anos ou mais a se internarem foram as doenças do aparelho circulatório (28,6% e 30,1% para homens e mulheres, respectivamente), as doenças do aparelho respiratório (20,4 e 18,7%, respectivamente) e as doenças do aparelho digestivo (11 e 9,7%, respectivamente), segundo as causas de internações classificadas pelos capítulos da CID-10. Além disso, apontam que as três maiores taxas de internação, segundo as morbidades, foram insuficiência cardíaca, bronquite/enfisema/outras doenças pulmonares obstrutivas crônicas e pneumonias (Tabelas 1 e 2).

No trabalho de Góis e Veras[3], também é mostrado que lesões, envenenamentos e algumas outras consequências das causas externas ocupavam, em 1994, o sexto lugar nas maiores causas de internação de idosos no Brasil; porém, em 2005, mesmo aumentando 1% em comparação com 1994, desceram na classificação geral para o sétimo lugar. O aumento dessas taxas sugere novos estudos e coloca em questão a influência das quedas nos idosos como um dos fatores de maior destaque para essa morbidade. Deve-se também ressaltar a importância dos cuidados relacionados após a alta, para diminuir a taxa de reinternação (Figura 4).

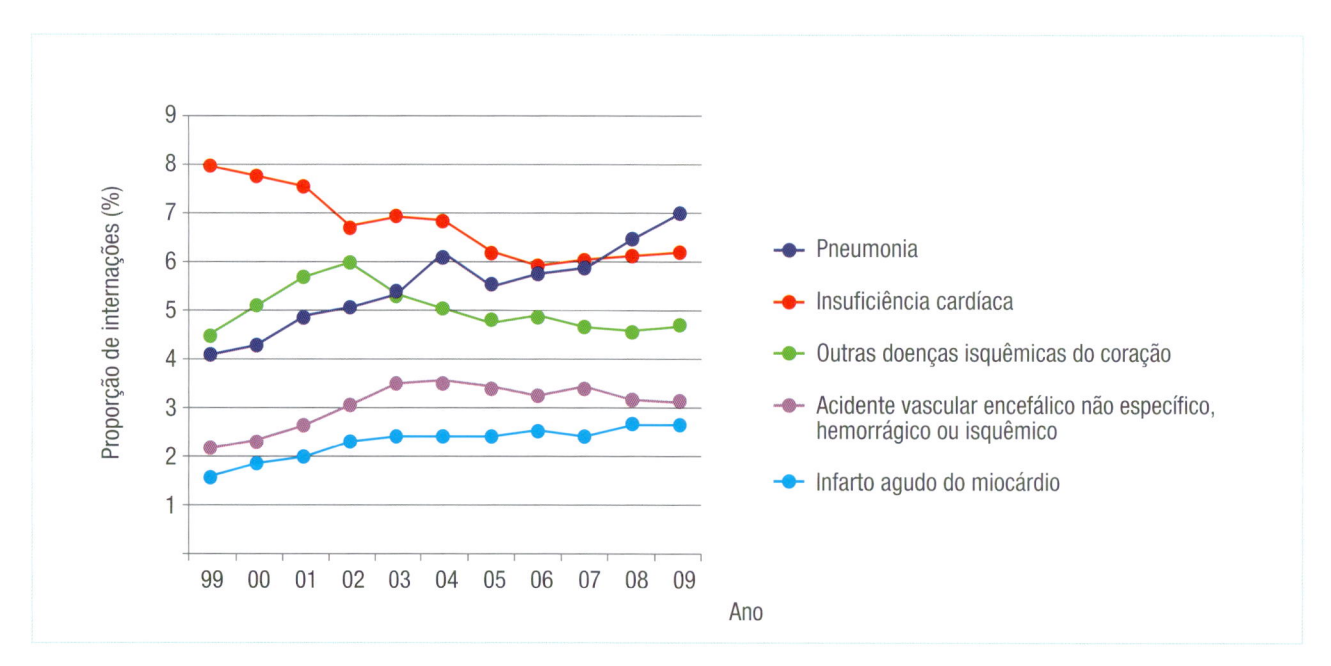

Figura 3 – Proporção de internações hospitalares de idosos da Região Metropolitana de São Paulo, segundo causas da Lista de Morbidade CID-10, de 1999 a 2009.
Fonte: SIH – SUS/Datasus.

Tabela 1. Principais causas de mortalidade de idosos no Brasil, 2007

	Capítulo CID-10	N. de óbitos	%
1	IX. Doenças do aparelho circulatório	236.731	37,7
2	II. Neoplasias (tumores)	105.129	16,7
3	X. Doenças do aparelho respiratório	81.777	13,0
4	XVIII. Sintomas, sinais e achados anormais de exames clínicos e de laboratório	52.504	8,4
5	IV. Doenças endócrinas nutricionais e metabólicas	46.837	7,5
6	XI. Doenças do aparelho digestivo	29.428	4,7
7	XX. Causas externas de morbidade e mortalidade	18.946	3,0
8	I. Algumas doenças infecciosas e parasitárias	18.827	3,0
9	XIV. Doenças do aparelho geniturinário	13.717	2,2
10	VI. Doenças do sistema nervoso	12.827	2,0

Fonte: Brasil. Ministério da Saúde: DATASUS, 2008.

Tabela 2. Principais causas de internação de idosos no SUS, Brasil, 2008

	Capítulo CID-10	N. de internações	%
1	IX. Doenças do aparelho circulatório	599.735	27,4
2	X. Doenças do aparelho respiratório	358.856	16,4
3	XI. Doenças do aparelho digestivo	227.330	10,4
4	I. Algumas doenças infecciosas e parasitárias	176.759	8,1
5	II. Neoplasias (tumores)	172.445	7,9
6	XIV. Doenças do aparelho geniturinário	138.400	6,3
7	XIX. Lesões, envenenamento e algumas outras consequências de causas externas	121.506	5,6
8	IV. Doenças endócrinas, nutricionais e metabólicas	115.850	5,3
9	XIII. Doenças do sistema osteomuscular e do tecido conjuntivo	46.973	2,1
10	VI. Doenças do sistema nervoso	44.432	2,0

Fonte: Brasil. Ministério da Saúde: DATASUS, 2008.

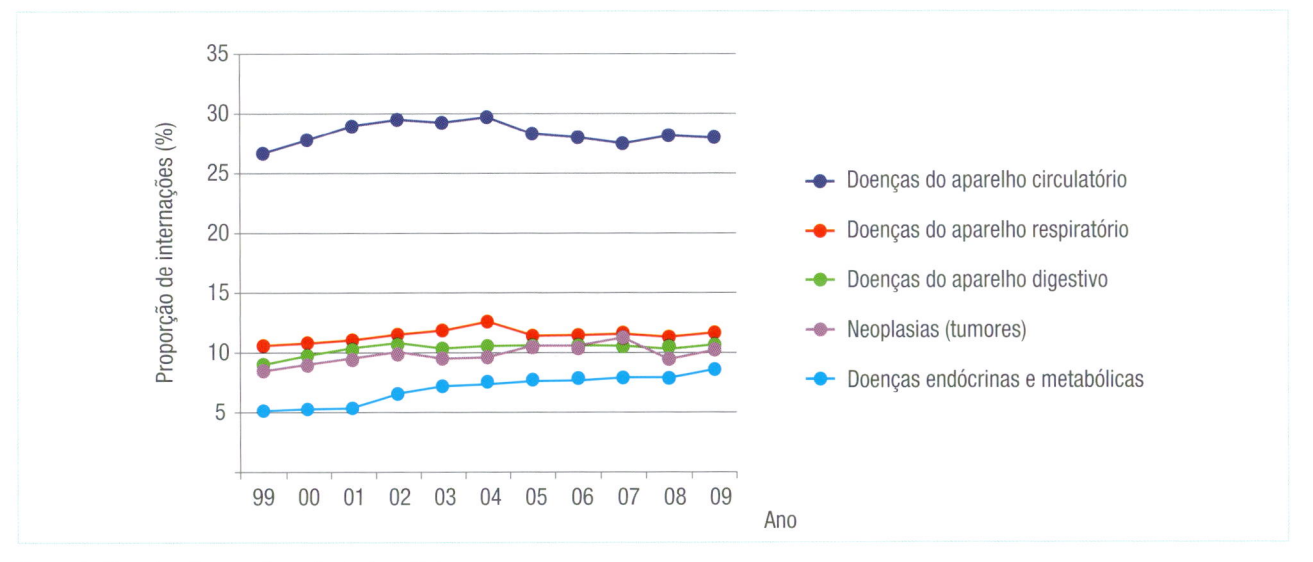

Figura 4 – Taxa de reinternação após alta hospitalar.
Fonte: SIH – SUS/Datasus.

FISIOLOGIA DO ENVELHECIMENTO

O envelhecimento é definido como um processo universal, cumulativo, que se torna irreversível, gradual e variável, não patológico, caracterizado pela perda crescente de reserva funcional. Em consequência, ocorrem alterações morfológicas, fisiológicas, bioquímicas e psicológicas, tornando o indivíduo mais propenso a adoecer, o que aumenta suas chances de morte.

Considerando as variáveis antropométricas, o processo de envelhecimento é acompanhado por um aumento do peso corporal, especialmente dos 40 aos 60 anos de idade, com diminuição após os 70 anos; diminuição da estatura corporal gradativa, explicada, em grande parte, pela perda de massa óssea; aumento da gordura corporal, diminuição da massa livre de gordura e seus principais componentes (mineral, água, proteína e potássio) e diminuição da taxa metabólica de repouso, da massa muscular esquelética e da massa óssea.

Nos aspectos neuromotores, o aumento da idade cronológica é acompanhado por uma perda da área dos músculos esqueléticos, explicada pela diminuição do número e tamanho das fibras musculares (em especial das fibras de contração rápida do tipo IIb e uma perda gradativa da força muscular e, portanto, do desempenho neuromotor). Nas variáveis metabólicas, os principais efeitos, na aptidão física, acontecem na diminuição da potência aeróbica (consumo máximo de oxigênio) em torno de 1% ao ano, mesmo em indivíduos ativos. Esses efeitos deletérios do envelhecimento têm sido apresentados especialmente em estudos transversais, com grupos de ambos os sexos e faixas etárias variando de 20 a 90 anos de idade, com escassas evidências de estudos longitudinais. Os efeitos da perda começam a ser aparentes em torno de 50 anos de idade e na maior parte das variáveis da aptidão física, a perda é gradativa e em torno de 1% ao ano ou 10% por década de vida. No entanto, os indivíduos ativos apresentam também alterações na aptidão física com o processo de envelhecimento, perdas que parecem ser menores em relação aos indivíduos sedentários. Há também variáveis orgânicas, como declínio dos órgãos dos sentidos (presbiopia, presbiacusia, alteração do olfato e da gustação), dos sistemas cardiovascular (débito cardíaco reduzido, complacência ventricular diminuída, redução da resposta cronotrópica ao aumento de demanda, perda do componente elástico dos vasos e espessamento e calcificação das valvas), respiratório (redução da expansibilidade da caixa torácica, da elasticidade pulmonar, do volume residual, do sistema mucociliar e reflexo de tosse), renal (diminuição do fluxo plasmático renal, da filtração glomerular e capacidade de concentração e diluição da urina) e nervoso (redução do número de neurônios, da liberação de neurotransmissores nas sinapses nervosas, da condução do estímulo, da sensibilidade dos receptores táteis, térmicos e pressóricos), entre outros.

PRINCIPAIS CAUSAS DE ATENDIMENTO NA URGÊNCIA

Cardiovasculares

Hipertensão arterial

A hipertensão arterial, conhecida como pressão alta, afeta milhões de pessoas em todo o mundo de forma assintomática e insidiosa. Prevenção e tratamento de hipertensão arterial, depressão e doenças cardiovasculares são fundamentais, pois esses são males que afetam milhares de idosos no Brasil, sendo responsáveis por altos índices de invalidez e muitas mortes, o que faz com que mereçam atenção especial.

Muitos hipertensos recebem tratamento inadequado e outros não se tratam adequadamente por não apresentarem sintomas evidentes da doença. "A população não dá a devida atenção ao diagnóstico e tratamento da hipertensão, principal fator de risco para o desenvolvimento de doenças cardiovasculares, que provocam dois terços dos AVC e 50% dos infartos, responsáveis por 12% das mortes anuais dos adultos em todo o mundo", dizem os especialistas, e os idosos são suas principais vítimas. Mesmo quando a pessoa mantém a pressão normal até os 65 anos de idade, certamente terá problemas de pressão alta depois disso – praticamente 80% das pessoas com mais de 70 anos têm pressão alta. Outros fatores que agravam a hipertensão arterial são tabagismo persistente, sedentarismo, má alimentação, obesidade, sobretudo abdominal (homens acima de 102 cm e mulheres acima de 88 cm) e a preexistência ou histórico familiar de males como diabete melito, com lesões em outros órgãos-alvo (rins e retina), ou de enfermidade cardiovascular (hipertrofia ou dilatação do coração, dilatação da aorta, etc.). Por essa razão, é fundamental identificar precocemente a alteração, o que só é possível por meio de exames regulares, mesmo em indivíduos assintomáticos.

O paciente hipertenso deve seguir as orientações médicas, com mudanças no estilo de vida que incluem prática de exercícios, alimentação mais saudável com menor consumo de sal, observando índices contidos especialmente em alimentos industrializados. Além disso, é essencial parar de fumar e evitar o fumo passivo, reduzir o consumo de álcool e utilizar a medicação na quantidade e nos horários recomendados. O agravante é que, após um ano, 50% dos pacientes já desistiram do tratamento da hipertensão, o que tem preocupado muito os sistemas gestores de saúde no mundo inteiro. O ideal é que a pressão arterial fique abaixo de 140/90 mmHg para a população geral e menor que 130/80 mmHg para pacientes com doença nos rins ou alterações cardiovasculares mais avançadas. Para o diabético, parece que os valores recomendáveis são 130-134/80-84 mmHg. Estudos clínicos recentes demonstraram que alcançar essas metas é difícil, principalmente para os idosos, quando se utiliza um único medicamento como opção preferencial para tratar a hipertensão. Mais que isso, essa situação pode levar à ocorrência precoce de complicações cardiovasculares graves se o ajuste do tratamento for retardado em mais de dois a três meses.

Dor torácica

A angina *pectoris* é um distúrbio doloroso que envolve dor do coração. Não é uma doença propriamente dita, mas o principal sintoma da doença arterial coronariana. A dor ocorre como resultado da falta de oxigênio no músculo cardíaco, especialmente após exercício ou fortes emoções, iniciando como uma sensação de aperto ou constrição no peito, podendo irradiar para o pescoço, mandíbula, ombros, braços e mãos. Ocasionalmente, também pode irradiar para o abdome superior. Pode ocorrer falta de ar, fadiga ou palpitações em vez da dor. Os ataques frequentemente são acompanhados por uma sensação de sufocação ou morte iminente. As principais causas de angina *pectoris* são doença coronariana (arteriosclerose) e espasmo coronariano.

A angina clássica é desencadeada pelo exercício, estresse ou exposição ao frio. Também pode ser precipitada por refeições exageradas, que aumentam rapidamente a demanda de oxigênio no coração. A intensidade da dor nem sempre está relacionada com a gravidade do problema. Algumas pessoas podem sentir uma dor intensa provocada por isquemia leve, enquanto outras sentem apenas um leve desconforto e apresentam isquemia acentuada. Apesar de a aterosclerose liderar de longe as causas de angina, outras condições podem prejudicar a oferta de oxigênio ao músculo cardíaco e provocar dor: espasmo das artérias coronarianas, anormalidades no próprio músculo cardíaco, hipertireoidismo, anemia, vasculite (grupo de doenças que causa inflamação dos vasos sanguíneos) e, em casos raros, exposição a altitudes elevadas.

Muitas doenças causam dor torácica e não se relacionam a distúrbios no coração ou nos vasos sanguíneos. No topo da lista, encontram-se os ataques de ansiedade, os distúrbios gastrintestinais (p.ex., crises de vesícula, úlcera gástrica e hérnia hiatal), distúrbios pulmonares (p.ex., asma, infarto pulmonar, bronquite, pneumonia e colapso pulmonar) e problemas afetando as costelas e os músculos torácicos (p.ex., lesão muscular, fraturas, artrite, espasmos e infecções).

A angina estável pode ser extremamente dolorosa, mas sua ocorrência é previsível. Geralmente é desencadeada por exercícios ou estresse e melhora com o repouso. A angina estável responde bem ao tratamento medicamentoso. Qualquer ocorrência que aumente a demanda de oxigênio pode causar angina, incluindo exercício, tempo frio, tensão emocional e até mesmo exagerada. Os ataques de angina podem ocorrer em qualquer hora do dia, mas existe maior proporção entre 6 e 18 horas.

A angina instável é uma situação muito mais grave e frequentemente é um estágio intermediário entre a angina estável e o infarto. O diagnóstico é feito sob as seguintes circunstâncias: a dor desperta o paciente ou ocorre durante o repouso, um paciente que nunca teve angina sente uma dor forte ou moderada durante um exercício leve (p.ex., ao subir um lance de escada) ou progressão de um caso de angina estável com aumento da severidade da dor e da frequência em um período de 2 meses. As medicações são menos eficazes no alívio da dor da angina instável.

A angina de Prinzmetal é uma terceira variedade causada pelo espasmo de uma artéria coronária. Geralmente ocorre no período noturno, quando o paciente está descansando. Arritmias cardíacas são comuns, mas a dor geralmente passa imediatamente com o tratamento. Algumas pessoas com doença arterial coronariana severa não apresentam dor anginosa, uma condição conhecida como isquemia silenciosa. Alguns especialistas atribuem a ausência de dor a um processamento anormal da via dolorosa no cérebro, bastante comum na população idosa.

O tratamento clínico da angina *pectoris* consiste em perda de peso (caso se trate de pessoa obesa), controle da hipertensão, suspensão do tabagismo e exercícios moderados e regulares (melhorando a circulação cardíaca). Remédios como ácido acetilsalicílico, nitroglicerina, betabloqueadores, bloqueadores do canal do cálcio, analgésicos opioides, entre outros, podem evitar a dor reduzindo a quantidade de oxigênio de que o músculo cardíaco necessita. Também ajudam a regular o ritmo cardíaco. Pessoas que sofrem de angina *pectoris* geralmente são encorajadas a levar uma vida normal. Contudo, devem aprender a reconhecer o quanto de exercício podem tolerar sem precipitar a dor. A maioria dos pacientes com angina instável deve tomar ácido acetilsalicílico diariamente, reduzindo o risco de ataque cardíaco e morte. O ácido acetilsalicílico pode causar um pouco de queimação no estômago. Pessoas alérgicas podem fazer uso de ticlopidina ou clopidogrel, e naquelas com gastrite ou problemas de sangramento, pode ser necessária a estabilização do quadro digestivo com bloqueadores de secreção ácida. Os nitratos são utilizados para vasodilatar as artérias coronárias via óxido nítrico. Eles aumentam o fluxo sanguíneo para o músculo cardíaco, facilitando o trabalho do coração e aliviando rapidamente boa parte do desconforto anginoso. Geralmente são administrados sob a língua ou em comprimidos que devem ser engolidos, mas também podem ser encontrados na forma de adesivos ou cremes para serem aplicados sobre a pele. Os betabloqueadores diminuem o trabalho cardíaco e, consequentemente, a quantidade de oxigênio de que o coração necessita. Podem haver alguns efeitos colaterais, como dispneia, tontura, depressão e impotência.

Infarto do miocárdio

O infarto é a morte do tecido muscular cardíaco. A principal causa é a obstrução abrupta de uma ou mais artérias coronárias que levam sangue para o coração, seja por placa de gordura ou por coágulo de sangue. Os grupos etários mais afetados são mulheres acima de 60 anos e homens acima de 50 anos. As pessoas que têm um ataque cardíaco são mais suscetíveis no período da manhã, revela a pesquisa publicada na revista Heart. É bem estabelecido que uma pessoa com um relógio biológico de 24 horas sofre influência de diversos processos fisiológicos cardiovasculares, incluindo a incidência de ataques cardíacos, que tendem a acontecer mais em torno do momento em que uma pessoa é acordada de seu sono.

O sintoma mais importante é a dor precordial que se irradia para a mandíbula ou para o braço esquerdo, podendo ser acompanhada de sudorese fria, náuseas, falta de ar e tontura. O diagnóstico é inicialmente clínico, complementado por eletrocardiograma e dosagem sanguínea dos marcadores de lesão miocárdicas. O ecocardiograma é útil para avaliar a extensão da área comprometida e as complicações que possam ocorrer. O cateterismo cardíaco é o exame diagnóstico de eleição, pois permite diagnosticar e tratar mais precisamente a artéria obstruída. O tratamento inicial consiste em medidas de suporte de vida, alívio da dor, melhora da oxigenação e tratamento de complicações, como arritmias. No entanto, a abordagem da artéria responsável pelo infarto para restabelecimento da circulação para a área atingida é o ideal, seja por meio da angioplastia ou da cirurgia de revascularização com implante de pontes de safena ou de outras artérias. A angioplastia não é um procedimento cirúrgico de grande porte, necessita de menos dias de hospitalização e permite um retorno mais precoce às atividades habituais. Contudo, em cerca de 2 a 5% dos casos, ela não funciona, necessitando de uma ponte coronariana de urgência. Em 40% das vezes, cerca de 6 meses após a angioplastia, as artérias se tornam bloqueadas novamente, sendo indicada uma nova angioplastia ou ponte coronariana.

A cirurgia de ponte coronariana ou cirurgia de *bypass* (desvio) geralmente é recomendada para os pacientes que tiveram um bloqueio grave na artéria coronária principal esquerda ou doença aterosclerótica em vários vasos. A cirurgia também é uma opção quando os remédios não são capazes de controlar os sintomas anginosos. A ponte coronariana é um meio bastante eficaz de aumentar o volume de sangue que chega ao coração, eliminando o desconforto e a dor. Na cirurgia, o segmento de uma veia (geralmente a safena) ou de uma artéria do tórax (mamária esquerda) é removido e utilizado para construir uma ponte sobre o trecho da artéria coronariana que está bloqueado. Uma extremidade do vaso é ligada na aorta, e a outra, no trecho abaixo do bloqueio. Os benefícios da ponte coronariana são muitos: prolongam a vida, aliviam a dor anginosa, aumentam o nível de atividade do paciente, permitem o retorno às atividades habituais, reduzem a necessidade de remédios e diminuem a ansiedade e o medo. Dentre os riscos possíveis da cirurgia, estão sangramento, infecção, derrame, coágulos, insuficiência de outros órgãos, ataque cardíaco e morte. Nem a angioplastia tampouco a cirurgia de revascularização curam a doença arterial. As placas ateroscleróticas continuam a se acumular nas paredes das artérias mesmo após o tratamento. Os procedimentos (angioplastia e/ou ponte) podem ser repetidos caso as artérias coronarianas se tornem bloqueadas novamente. O único meio de parar a doença arterial coronariana é evitando que as placas se acumulem, por meio de medicações e mudanças no estilo de vida.

Insuficiência cardíaca

A insuficiência cardíaca (IC) é conhecida popularmente como coração cansado. Ter IC significa que o coração não está conseguindo bombear o sangue necessário para suprir as necessidades do organismo. Para compensar essa deficiência, o organismo lança mão de uma série de mecanismos para que o sangue possa ser bombeado em quantidades normais para o corpo. O coração começa a dilatar para que mais sangue fique acumulado dentro dele, o que produz um maior estiramento do músculo cardíaco. Isso faz com que a força do coração cresça. Além disso, o cérebro, por meio do sistema nervoso autônomo, faz o número de batimentos cardíacos aumentar e o coração bater mais rápido, aumentando, dessa forma, a quantidade de sangue bombeada. Entretanto, esses "mecanismos compensatórios" funcionam durante algum tempo, mas depois o coração começa a enfraquecer e novamente se torna insuficiente. Se não for tratada, a doença progride e o coração vai ficando progressivamente mais fraco e dilatado, com consequências sérias para o organismo. Por essas características, a doença é potencialmente grave, com seus portadores podendo morrer em decorrência dela. Com o tratamento correto é possível modificar a sua evolução.

A IC é a fase final comum das doenças do coração, de tal forma que as várias doenças que acometem o coração, com o passar do tempo, podem evoluir para IC. No mundo moderno e desenvolvido, a principal causa de IC é a doença coronariana. Os pacientes com pressão alta apresentam também IC após anos de convivência com a doença. No Brasil, embora venha diminuindo sua presença, a doença de Chagas continua sendo causa frequente da doença. O envelhecimento é outra situação que, com frequência, evolui com o aparecimento de IC.

O paciente com IC pode, no início da doença, não sentir nada, mas à medida que a capacidade de bombeamento do coração vai diminuindo, os sintomas vão se desenvolvendo. Na forma avançada, a IC piora muito a qualidade de vida das pessoas. Há retenção de água e edema com a diminuição da capacidade de bombeamento de sangue, pois menos sangue passa pelos rins, fazendo com que comecem a reter mais água, que vai se acumulando no corpo, levando a inchaço e aumento do peso. O edema inicialmente se acumula nos pés e tornozelos e depois nas pernas e coxas. Pode haver acúmulo de líquido dentro do abdome (ascite). O inchaço comumente piora à tarde. O paciente com edema apresenta aumento na necessidade de urinar à noite, após se deitar, precisando levantar várias vezes, prejudicando a qualidade do sono. A falta de ar ou cansaço é o sintoma mais frequente. A dispneia ocorre por acúmulo de líquido (edema) nos pulmões (congestão pulmonar) e é progressiva (dos grandes aos pequenos esforços). Em um grau mais avançado, a dispneia pode ocorrer inclusive em repouso e tende a piorar quando o paciente se deita, precisando dormir com decúbito elevado. Quando a falta de ar ocorre mesmo em repouso ou se o paciente acorda durante a noite com falta de ar, a IC pode estar descompensada, sendo necessário procurar atendimento especializado ou o pronto-socorro para ser medicado. Fadiga, tonturas e fraqueza ocorrem em razão da menor quantidade de sangue que chega aos músculos e outros órgãos vitais, causando tonturas e confusão mental (hipoperfusão cerebral).

O diagnóstico é clínico (palpitação, edema, turgência jugular, hepatomegalia, sopros, congestão pulmonar, etc.). A confirmação diagnóstica se faz pelos exames complementares: radiografia de tórax, eletrocardiograma, ecocardiograma, entre outros. Mais recentemente, a dosagem do peptídeo natriurético (BNP) veio auxiliar no diagnóstico da IC, em que valores acima de 400 pg/mL sugerem fortemente o diagnóstico e valores abaixo de 100 pg/mL afastam a hipótese. A IC é a principal causa de hospitalização entre os idosos com mais de 65 anos de idade. O tratamento da IC vem sendo constantemente aprimorado. Hoje, os portadores da doença devem receber pelo menos três tipos de medicamentos: um inibidor da enzima conversora, um betabloqueador e a espironolactona. Se estiverem sentindo sintomas, acrescentam-se digoxina e diuréticos. Em paralelo ao tratamento com esses medicamentos, deve-se procurar a causa e tratá-la. O tratamento moderno com essas medicações modificou a evolução da doença, reduzindo a mortalidade de seus portadores e melhorando a sua qualidade de vida.

Aneurisma de aorta

O termo aneurisma é utilizado para descrever dilatações em paredes arteriais. A fraqueza na parede da artéria, em geral, decorre de seu endurecimento por um processo denominado aterosclerose. Os aneurismas também podem ser causados por hipertensão, infecção ou fraqueza congênita da parede do vaso. O rompimento de um aneurisma é um evento extremamente perigoso. O aneurisma na aorta pode romper-se subitamente (aneurisma dissecante), sendo uma condição de extrema gravidade e alta mortalidade. Geralmente causa dor lancinante associada a sintomas vasovagais e de choque hemodinâmico. A confirmação diagnóstica pode ser feita por exames de imagem (p.ex., arteriografia, tomografia e ressonância) e o tratamento via de regra é cirúrgico.

Arritmias

Trata-se de uma alteração do ritmo do coração, seja pelo aumento (taquiarritmias) ou diminuição (bradiarritmias) da frequência cardíaca. Podem decorrer de alterações da área do coração responsável pela geração do estímulo elétrico ou do tecido responsável pela propagação deste pelo músculo do coração. Nos idosos, podem ocorrer isoladamente ou como parte de outra doença cardíaca, como infarto. Podem ocorrer sintomas de palpitações, batimento descompassado, dor no peito, falta de ar e perda de consciência. A avaliação clínica acompanhada de métodos gráficos, como eletrocardiograma, Holter de 24 ou de 48 horas, Tilt Test, eletrocardiograma de alta resolução e estudo eletrofisiológico, geralmente faz o diagnóstico. O tratamento inclui medicamentos e ablação do foco arritmogênico. Nesse procedimento para destruir a área responsável pela arritmia, a indicação para sua realização e o sucesso dependem muito do tipo de arritmia e da localização do tecido envolvido.

Tromboembolismo pulmonar

É uma doença caracterizada pela presença de coágulos nos vasos sanguíneos do pulmão; a causa é multifatorial e está intimamente relacionada com a presença de fatores que favorecem a formação de coágulo (ou trombo) nos vasos sanguíneos. Esses fatores, por sua vez, dependem de situações clínicas dos pacientes, ou seja, aqueles que pela gravidade da doença estejam confinados por muito tempo no leito sem poder se mover e a presença concomitante de outras doenças, como insuficiência cardíaca, doenças renais, pulmonares (p.ex., enfisema, pneumonia e tuberculose), obesidade, pós-cirurgias, gravidez e neoplasias, são condições básicas para causar trombos vasculares. Os anticoncepcionais orais em jovens e a reposição hormonal em mulheres menopausadas são fármacos importantes que podem favorecer a formação de trombo que sempre devem ser lembrados.

Geralmente, os trombos são formados nas veias das pernas (TVP, trombose venosa profunda) que, pela corrente sanguínea, migram até o coração e posteriormente aos vasos pulmonares, daí o nome tromboembolismo ou embolismo pulmonar. O tromboembolismo pulmonar (TEP) acomete 1 em cada mil pessoas e é uma importante causa de mortalidade, com estimativa norte-americana de 50 mil a 120 mil mortes anuais, sendo que a taxa de mortalidade pode atingir até 30% em pacientes não tratados, reduzindo para 2,5% a 10% quando estão em tratamento adequado. Portanto, o prognóstico dos pacientes está relacionado com o tempo de diagnóstico e de tratamento instituído. Mesmo quando tratados, há possibilidade de o TEP causar sequelas no pulmão, como hipertensão pulmonar, que é uma doença debilitante, provocando falta de ar crônica.

Na verdade, o termo tromboembolismo venoso refere-se às duas condições clínicas TEP e TVP. Os principais sintomas de TEP são falta de ar (súbita) e taquicardia (sinusal), que pode ser ou não acompanhada de dor no peito, escarro com sangue e mal-estar. Na TVP, os pacientes referem dor e inchaço nas panturrilhas das pernas. O médico deve suspeitar de TEP sempre em pacientes que têm fatores de risco e os sintomas mencionados. Os exames complementares confirmam esse diagnóstico, como radiografia simples de tórax, eletrocardiograma e alguns exames laboratoriais (p.ex, dímero D), além de exames mais sofisticados, como cintilografia, angiografia pulmonar e tomografia helicoidal.

Dependendo da extensão e gravidade do TEP, os pacientes necessariamente devem receber medicamentos anticoagulantes, como heparina e antagonistas de vitamina K (coumarínicos). Em certas situações específicas, os pacientes são submetidos à terapia trombolítica, ou seja, recebem medicamento que dissolve o trombo via intravenosa e preferencialmente em uma unidade de terapia intensiva, podendo até mesmo submetê-los à cirurgia para retirada do trombo. O tempo de tratamento depende basicamente do tipo de fator de risco que ocasionou a doença. Portanto, pode durar apenas enquanto os pacientes estiverem internados, alguns meses ou até mesmo indefinidamente. As medidas preventivas, que podem ser medicamentosas (anticoagulação) e/ou mecânicas (filtros de veia cava), dependem da estratificação de risco para trombose (Tabela 3).

Tabela 3. Frequência dos fatores de risco para tromboembolia venosa em 180 pacientes internados em uma unidade de tratamento intensivo

Fator de risco	n.	(%)
Idade ≥ 40	153	85
Grande cirurgia	86	47,8
Infecção	41	22,8
Insuficiência respiratória	33	18,3
Infarto do miocárdio	30	16,7
Obesidade	30	16,7
Imobilidade prolongada	30	16,7
Insuficiência cardíaca	26	14,4
Sepse	22	12,2
Câncer	13	7,2
Acidente vascular cerebral	7	3,9
Outros	12	6,7
Sem fator de risco	7	3,9

Acidente vascular cerebral

O acidente vascular cerebral (AVC) é uma patologia responsável pela terceira maior causa de morte no mundo e a primeira no Brasil. Por definição, é caracterizada por um déficit neurológico focal de início súbito cuja causa é um distúrbio da circulação sanguínea cerebral. O AVC, por sua vez, pode ser dividido em AVC isquêmico (AVCi), em que há a oclusão de uma artéria cerebral, ou AVC hemorrágico (AVCh), em que ocorre a ruptura da artéria.

Os fatores de risco para AVC são divididos em fatores não modificáveis e fatores modificáveis. Os não modificáveis são: idade, sexo, grupo étnico e história familiar. Já os modificáveis, que podem ser evitados, são: sedentarismo, tabagismo, hipertensão arterial sistêmica (HAS), diabetes, alcoolismo e dislipidemia. Os sintomas são dormência, fraqueza ou paralisia de face, braço ou perna, principalmente de um lado do corpo, dificuldade para falar ou entender comandos simples, dor de cabeça de início súbito e de forte intensidade, frequentemente descrita como a pior dor de cabeça da vida, súbita turvação visual ou diminuição da intensidade visual em um ou ambos os olhos, perda do equilíbrio ou coordenação, entre outros. O AVC pode acometer todas as faixas etárias, principalmente após 55 anos. Sabe-se que o risco de AVC dobra a cada década.

É importante ressaltar que o AVC tem tratamento. Os pacientes que sofreram um AVCi, cujos sintomas iniciaram 6 horas antes, podem se beneficiar do tratamento trombolítico, caso o paciente não tenha nenhuma contraindicação. Essa terapia consiste em administrar um medicamento (rt-Pa) para tentar desfazer o coágulo que está ocluindo o vaso. Se o paciente chegar ao hospital em menos de 4 horas do início dos sintomas, o medicamento é administrado via intravenosa, mas se for entre 4 a 6 horas, deverá ser via arteriografia (neurovascular). Todos os pacientes devem ser submetidos a exames de sangue e imagem para tentar descobrir a causa e dar sequência ao tratamento. Dependendo da causa, o tratamento será diferente. Os pacientes devem ser acompanhados também por fisioterapeutas e, se necessário, fonoaudiólogos.

O AVC é a principal patologia neurológica incapacitante. Dependendo da área acometida, os pacientes podem ficar sem sequelas ou com sequelas como déficit de movimento fino de uma mão ou déficit leve de sensibilidade em um lado do corpo, até paralisia de todo um lado do corpo, ficando confinados a uma cadeira de rodas ou mesmo na cama. É importante enfatizar a importância de iniciar o tratamento fisioterápico o mais breve possível, visto que é nos primeiros 6 meses que se tem a melhor resposta para a capacidade funcional.

O AVC hemorrágico representa 10% do número total de AVC. Existem diversas etiologias para a hemorragia cerebral, porém a HAS continua sendo a principal causa. O aumento da pressão arterial causa enfraquecimento das paredes dos vasos penetrantes (geralmente ramos de artérias de grosso calibre), causando infiltração na parede do vaso de material lipídico e hialino (hipo-hialinose) – gorduroso e transparente – e formação de microaneurismas. Tem incidência de 7 a 12 casos por 100 mil habitantes na população branca e de 28 a 32 casos por 100 mil na população negra. Ocorre uma ruptura e a rápida expansão do hematoma, que continua a crescer até que o sangramento pare por conta da formação de coágulo ou por tamponamento do tecido cerebral vizinho, podendo afetar estruturas neurológicas nobres e promover isquemia e necrose desse tecido por compressão vascular. O quadro clínico é dado pela dimensão e topografia exatas do sangramento. Por exemplo, lesões dos núcleos da base (40 a 50% dos casos) tendem a se estender para a cápsula interna e para o córtex circunjacente, resultando em hemiparesia (paralisia parcial de um lado do corpo), hemi-hipoestesia (diminuição da sensibilidade de uma metade do corpo), alterações do campo visual e da linguagem e síndrome de negligência. Lesões talâmicas (15%) podem apresentar-se com hipoestesia, seguida de hemiparesia e das outras alterações descritas, além de desvio conjugado dos olhos para baixo. Hemorragias pontinas medianas (8%) caracterizam-se pela rápida instalação do coma, tetraplegia e alterações grosseiras da movimentação ocular e pupilar. Hemorragias cerebelares (8%) apresentam vômitos e ataxia grave, agregando ao quadro, em forma evolutiva, paralisia facial, nistagmo (oscilações repetidas e involuntárias rítmicas de um ou ambos os olhos em algumas ou todas as posições de mirada), distúrbio do olhar conjugado, alterações do nível de consciência, etc. Cefaleia (dor de cabeça) intensa, vômitos e distúrbio precoce da consciência são frequentes na hemorragia cerebral e, em alguns casos, podem exibir sinais de irritação meníngea por extravasamento sanguíneo para o sistema liquórico. A tomografia computadorizada (TC) é o método de escolha para o diagnóstico rápido da hemorragia cerebral.

O manejo do paciente com hemorragia cerebral deve ser individualizado de acordo com a localização e o tamanho do hematoma, a idade do paciente, a pressão arterial e a presença de outras complicações. Pode ser decidido pelo tratamento clínico, conservador (medidas de suporte) ou cirúrgico (craniotomia descompressiva com pressão intracraniana e derivação ventricular externa).

Acidentes domésticos e fraturas

Dentre os acidentes domésticos envolvendo idosos, as quedas são disparadamente os mais frequentes. O risco de cair aumenta significativamente com o avançar da idade. Até 60% dos idosos caem ao menos uma vez ao ano e cerca da metade cai de forma recorrente. Os acidentes são a quinta causa de morte entre os idosos e as quedas são responsáveis por 2/3 das mortes acidentais, sendo que o índice de mortalidade aumenta dramaticamente após os 70 anos de idade, principalmente em homens. Além da alta mortalidade, destacam-se como consequências relevantes o fato de a queda causar restrição de mobilidade, incapacidade funcional, isolamento social, insegurança e medo, denotando um mecanismo cumulativo e em efeito dominó de eventos prejudiciais à saúde e à qualidade de vida dos idosos.

As intervenções mais eficazes baseiam-se na identificação precoce dos idosos com maior chance de sofrer quedas e particularmente aqueles que, além do risco de queda, apresentam também risco aumentado de sofrer lesões graves decorrentes dela. Os fatores de risco apontados na maioria dos estudos como os mais determinantes para quedas são: idade igual ou maior a 75 anos, sexo feminino, presença de declínio cognitivo, de inatividade, de fraqueza muscular e de distúrbios do equilíbrio corporal, marcha ou de mobilidade, déficit visual, história prévia de AVC, de quedas anteriores e de fraturas, comprometimento na capacidade de realizar atividades da vida diária, uso de medicações psicotrópicas, em especial os benzodiazepínicos, assim como o uso de várias medicações concomitantes. A hipotensão postural é uma condição bastante frequente entre os idosos, também relacionada com risco aumentado de quedas; trata-se de uma dificuldade que o organismo tem de manter a pressão sanguínea normal quando o indivíduo assume a posição ereta. Com a queda de pressão, o indivíduo tem escurecimento da vista, sensação de desmaio, perda do equilíbrio e queda. A aterosclerose, o diabetes, a desidratação, o uso de determinadas medicações e o próprio envelhecimento, que dificulta o retorno venoso, são alguns dos fatores que podem levar à hipotensão postural.

As intervenções para prevenção de quedas em idosos devem ser feitas individualmente, caso a caso, e incluem obrigatoriamente exercícios individualizados, treino de transferências posturais e de marcha, adequação de medicação com mudanças na prescrição, quando necessário, identificação da existência de hipotensão postural e correção dos fatores causais, quando possível, além de adequação ambiental que inclui, entre outras coisas: evitar pisos e calçados escorregadios, evitar calçados soltos no pé, evitar tapetes, não deixar fios passando pelo meio da casa, manter a residência bem iluminada, usar luzes de segurança/advertência à noite, etc.

O idoso vítima de fratura de parte do corpo se recupera dependendo da gravidade, local da fratura, idade, biotipo, tempo de socorro, tratamento e observância das corretas orientações. A fratura é uma lesão na qual ocorre a ruptura do tecido ósseo. Uma fratura de estresse é uma ruptura (geralmente pequena) que se desenvolve em decorrência da ação de forças prolongadas ou repetidas contra o osso. Quando um osso não puder suportar a pressão exercida sobre ele, ocorrerá uma ruptura ou fratura óssea. Uma fratura aberta (na qual o osso rompe a pele) pode infeccionar facilmente. Os sintomas mais comuns são membro ou articulação visivelmente deslocados ou deformados, limitação de movimento, inchaço e dor intensa, palidez facial, ausência de pulso, insensibilidade e formigamento e dor ao carregar peso. O tratamento consiste na imobilização com molde de gesso, redução aberta e fixação interna – isso envolve cirurgia para corrigir a fratura, com o uso frequente de pinos de metal, parafusos ou placas para reparar o osso e que permanecem no lugar, sob a pele, após a cirurgia. Esse procedimento é recomendado para fraturas complicadas que não podem ser realinhadas (reduzidas) por meio de gessos ou nos casos em que o uso prolongado de um gesso não é recomendado. Pode haver também redução aberta e fixação externa – isso envolve uma cirurgia para corrigir a fratura, com a colocação de um dispositivo de fixação externa no membro fraturado para segurar o osso e o manter na posição correta enquanto se cicatriza. A técnica geralmente é aplicada para tratamento de fraturas complexas, que não podem ser corrigidas pela redução aberta e fixação interna. A vantagem da fixação interna é a possibilidade de mobilidade mais cedo e cicatrização mais rápida, não sendo necessária sua remoção, a menos que o aparelho cause problemas. O prognóstico em longo prazo é bom, mas o tempo de permanência no hospital depende de vários fatores, como condição do osso corrigido, infecção, condições de suprimento sanguíneo e nervoso e outras lesões.

Epilepsia e convulsão

A epilepsia é uma condição neurológica grave que atinge de 1 a 2% da população mundial. Caracteriza-se pela recorrência de crises epiléticas, mas a crise não é desencadeada por febre, drogas ou distúrbios metabólicos. As causas da epilepsia são multifatoriais; as crises podem se originar de um tumor, malformação ou consequência de um traumatismo no cérebro, seja com acidente automobilístico ou decorrente de alguma dificuldade durante o parto, como falta de oxigenação ou lesão no cérebro do bebê. A epilepsia acomete todas as faixas etárias, embora seja mais frequente em idosos. O quadro clínico tende a seguir o mesmo padrão, ou seja, se uma pessoa tem epilepsia de fácil controle, tende a ser de fácil controle desde o começo; entretanto, 30% dos casos podem ter flutuação na frequência das crises.

As crises epilépticas são os principais sintomas dessa doença. A crise focal ou parcial começa em determinado lugar do cérebro, de modo que os sintomas dependem de onde as crises se originaram. Exemplos disso são as alterações de sensibilidade, formigamento, visão e memória. Nesses casos, o indivíduo pode permanecer consciente. Já as crises generalizadas envolvem o cérebro como um todo, o indivíduo perde a consciência e é acometido por convulsão. O diagnóstico é feito a partir do histórico clínico do paciente, em que o médico interpreta a recorrência de crises epilépticas, o fator desencadeante e os exames médicos. Por meio dos exames complementares, o médico pode subdividir a epilepsia em focal, generalizada ou tentar determinar qual é a sua causa. A questão genética é um fator importante em alguns subtipos de epilepsia. O tratamento envolve questões biológicas, psicológicas e sociais da doença. Quanto mais o indivíduo souber sobre a epilepsia, melhor ele vai aceitar o tratamento, que, hoje, graças a medicamentos, controla a crise em 70% das vezes. As medicações têm ação no sistema nervoso, principalmente atuando nos canais iônicos. O medicamento tende a agir reduzindo a quantidade de impulsos elétricos e é ajustado para cada indivíduo, levando em consideração os efeitos colaterais. No caso de convulsão, é dividido em duas fases: tônica e clônica. Na primeira, o indivíduo tem uma contração generalizada dos músculos, a respiração é interrompida, os movimentos de deglutição e a língua estão contraídos e a saliva para de ser deglutida. O indivíduo deve ser colocado de lado, com a cabeça apoiada e virada, para evitar broncoaspiração. Na segunda fase, o indivíduo começa a se debater. As pessoas que estão ao redor devem afastar objetos que possam oferecer perigo, contar o tempo da crise, não restringir os movimentos e deixar o indivíduo se debater. Se a crise durar mais de 5 minutos, o indivíduo deve ser levado ao pronto-socorro, pois, nesse caso, o ataque traz riscos para o cérebro e para a vida do paciente. Nos demais casos, passada a crise, o indivíduo tem um período de sonolência e confusão, devendo-se, assim, deixá-lo em repouso.

Síncope

É a perda transitória da consciência. Estima-se que uma em cada duas pessoas apresentará pelo menos um episódio de perda de consciência ao longo da vida. A epilepsia é uma das principais causas. Outras causas de perda transitória da consciência são: derrame cerebral, crises psicogênicas e narcolepsia. São várias as causas de síncope, mas todas têm uma característica em comum: a redução transitória da perfusão sanguínea cerebral. Isso pode acontecer por um problema no coração ou um controle ineficiente do ritmo cardíaco e/ou do calibre dos vasos sanguíneos por parte do sistema nervoso em situações específicas, como a posição em pé por tempo prolongado. Após a crise, os sintomas são sensação de vazio na cabeça, escurecimento visual, tontura, sudorese e calafrios. Devem-se evitar desidratação, locais muito abafados e quentes, ficar muito tempo em pé e parado ou muito tempo sentado sem se levantar. Praticar atividade física regularmente também ajuda a evitar. É importante proteger a cabeça e o corpo da pessoa no caso de queda para que não tenha complicações do trauma (principalmente traumatismo cranioencefálico – TCE). A síncope é um evento muito rápido e geralmente a pessoa retoma a consciência em segundos. Necessita de acompanhamento especializado (neurologia, cardiologia, otorrinolaringologia) e tratamento dirigido para suas causas.

Depressão

A depressão é outra doença com grande prevalência no idoso, principalmente entre as mulheres (também por fatores hormonais e emocionais). Segundo a OMS, será uma das enfermidades mais comuns em 2020. A tendência é que realmente ocorra um avanço significativo da doença, já que, em 10 anos, 30% da população mundial terá mais de 65 anos (Tabela 4).

Os principais fatores que desencadeiam a depressão são perda do emprego, morte de familiares ou de amigos e fim de relacionamentos. Na terceira idade, algumas dessas situações ocorrem com grande frequência, somadas a certa perda de independência e de cognição (atenção e memória), redução da capacidade de executar determinadas tarefas, bem como ao maior isolamento social e a problemas econômicos. Ao contrário do que muitos pensam, a tristeza desproporcional e persistente ou o desinteresse pelos acontecimentos não é uma coisa natural na terceira idade. Os idosos podem e devem ter boa qualidade de vida, precisam manter-se ativos, produtivos e saudáveis. A depressão no idoso pode ser mais sutil, o que dificulta sua identificação, e evolui com mais facilidade para formas mais graves de depressão, especialmente quando não é identificada a tempo ou não é tratada corretamente. O não tratamento da depressão pode contribuir para que surjam ou se agravem outras doenças, inclusive cardiovasculares, comprometendo ainda mais a qualidade de vida do paciente. O diagnóstico da doença pode ser feito também por clínicos gerais e não especialistas em psiquiatria, por meio de questionários de fácil aplicação. É possível identificar se o paciente está integrado e participando das atividades familiares e comunitárias ou profissionais e se está mantendo boas relações sociais.

Os médicos, independentemente da especialidade, devem procurar ver o paciente como um ser completo, com alterações emocionais, psíquicas e físicas, pois assim o diagnóstico será mais preciso e o atendimento às suas necessidades será integral. É fundamental que a depressão seja identificada rapidamente, pois o tratamento em seus estágios leve e moderado é mais simples. Nos casos graves, que representam em média 15 a 20% dos quadros depressivos, os pacientes só podem ser tratados com eficácia pelos especialistas – psiquiatras. A depressão é uma doença tratável, com melhora inclusive das deficiências cognitivas nos idosos, mas é imprescindível que o médico esteja apto a distinguir entre os sintomas depressivos e os apresentados por pacientes que sofrem de diferentes tipos de demência, como Alzheimer, pois erros de diagnóstico e tratamento podem comprometer de modo relevante a qualidade de vida das pessoas. Hoje existem medicações mais eficazes, com menos efeitos adversos e que são mais indicadas para indivíduos na terceira idade, que tomam, em geral, muitos medicamentos simultaneamente e não podem ter comprometida a eficiência de nenhuma das substâncias farmacêuticas.

Diabetes

De 90 a 95% dos casos de diabetes correspondem aos diabéticos do tipo 2, que ocorre predominantemente em indivíduos adultos após a quarta década de vida, e sua inci-

Tabela 4. Destino de 390 idosos após atendimento em serviço de emergência psiquiátrica – distribuição de acordo com o diagnóstico

Diagnósticos	Destino (%)			
	Alta	Ambulatório	Internação	Desconhecido
Demência	13	55,6	18,5	13
Alcoolismo	6,3	50	25	18,8
Esquizofrenia e outras psicoses	8,9	60,7	17,9	12,5
Mania	9,7	35,5	38,7	16,1
Depressão	4,9	68,9	19,7	6,6
Transtornos neuróticos	8,3	71,7	5	15
Outros diagnósticos	3,9	39,2	31,4	25,5
Total	7,4	59	20,3	13,3

Nota: alta do Pronto-socorro de Psiquiatria (PS-PQ) indica alta médica ou retorno para local de origem.

dência é maior com o aumento da idade. Enquanto a prevalência do diabetes na população em geral é de aproximadamente 12%, nas faixas etárias acima de 69 anos esses valores podem atingir entre 20 e 25%, o que significa que, na população idosa acima dessa faixa etária, 1 em cada 4 ou 5 pessoas é diabética.

Os valores diagnósticos para o diabetes independem da idade do paciente. Como nas demais pessoas, os valores de glicemia no jejum iguais ou superiores a 100 mg indicam anormalidade dos níveis glicêmicos. O que pode mudar com relação aos idosos são os critérios de rigor e alvos do tratamento. O diabetes e a hipertensão constituem importantes fatores para o desenvolvimento da aterosclerose, que reduz a circulação sanguínea pelas artérias, especialmente nos membros inferiores. A alteração da irrigação sanguínea, tanto nas grandes como nas pequenas artérias, causa menor oxigenação e disponibilização de glicose aos tecidos e células, além de prejudicar os mecanismos de defesa imunológica e de cicatrização dos órgãos, notadamente nos membros inferiores, cujo sistema arterial exige maior capacidade de bombeamento cardíaco. Portanto, menor irrigação, consequente à obstrução arterial causada pelo diabetes e pela hipertensão, piora a cicatrização de pequenas feridas e machucados e aumenta o risco de formação de ulcerações e infecções que podem resultar em amputações. A hiperglicemia crônica pode causar lesões nos vasos de órgãos importantes do corpo, como olhos (retinopatia diabética), rins (nefropatia diabética) e nervos (neuropatia diabética). Além disso, eleva o risco de doenças cardiovasculares, como angina, infarto e AVC.

O diabetes tipo 2 pode ser tratado com medicamentos (comprimidos) que aumentam a produção de insulina ou auxiliam sua ação no corpo, mas, em alguns casos, a insulina é necessária. Além disso, todos os pacientes devem ser orientados a seguir uma dieta adequada e adotar um estilo de vida saudável. As duas principais complicações agudas do diabetes são a cetoacidose diabética – típica dos pacientes com diabete melito tipo 1 ou insulino-dependentes, é um conjunto de distúrbios metabólicos que se desenvolvem em uma situação de deficiência insulínica grave, comumente associada a condições estressantes que levam a aumento dos hormônios contrarreguladores (principalmente infecção) – e o estado hiperglicêmico hiperosmolar – característica do diabético tipo 2 ou não insulino-dependente, acometendo principalmente pacientes idosos, em que predominam os efeitos da hiperosmolaridade e desidratação, e suas manifestações sobre o sistema nervoso central. O tratamento consiste basicamente em hidratação vigorosa, correção dos distúrbios metabólicos, hidroeletrolíticos e tratamento do fator desencadeante, muitas vezes sendo necessária assistência em unidades de cuidados intensivos, em razão de sua gravidade.

Asma

Asma é uma doença inflamatória crônica das vias aéreas inferiores caracterizada por obstrução variável ao fluxo aéreo, reversível espontaneamente ou com tratamento. Resulta de uma interação entre genética, exposição ambiental e outros fatores específicos que levam ao desenvolvimento e manutenção dos sintomas. Existem diversos fatores desencadeantes da crise asmática, dentre eles: infecções respiratórias virais, alterações climáticas, poeira, mofo, pólen, cheiros fortes, pelos de animais, fumo, medicamentos, alimentos e exercício.

Os sintomas variam muito entre os indivíduos, podendo ser desde quadros leves até quadros graves e até mesmo fatais. Os principais sinais e sintomas observados na crise asmática são tosse, na maioria das vezes seca, falta de ar, chiado no peito e sensação de opressão torácica. É classificada em intermitente, persistente leve, moderada e grave, baseada nos sintomas, interferência nas atividades diárias, presença de sintomas noturnos, frequência de uso de broncodilatador e prova de função pulmonar.

O diagnóstico é baseado na história clínica do paciente, no exame físico – em que o médico pode constatar um aumento da frequência respiratória e sibilância ou outras alterações na ausculta pulmonar – e em exames complementares. Nos exames complementares, destaca-se a prova de função pulmonar para avaliar o grau de obstrução reversível das vias aéreas, raios X de tórax e teste cutâneo para avaliação da resposta alérgica, que serão solicitados conforme avaliação do médico-assistente.

O tratamento da asma é baseado no bom controle ambiental – evitando, assim, o contato com os fatores já sabidamente capazes de desencadear asma –, terapia farmacológica e imunoterapia, a ser indicada pelo médico de acordo com o quadro clínico do paciente. O tratamento atua na supressão da resposta inflamatória, que é uma das causas da sintomatologia, e na dilatação bronquial (abertura dos brônquios). A asma leve pode ser controlada com broncodilatadores em doses baixas. Na asma moderada, o ideal é começar o tratamento com corticosteroides por via inalatória (que bloqueiam o processo inflamatório) e, caso ocorram sintomas, broncodilatadores. Quanto à asma grave, há de se instaurar um tratamento combinando medicamentos que incluam broncodilatadores e corticosteroides por via inalatória e via oral.

Pneumonia

É a infecção dos pulmões que pode ser causada por vírus, bactérias, parasitas, fungos ou por aspiração.

Os sintomas são febre, calafrios, dor no peito, tosse, expectoração, falta de ar e, nos casos mais graves, lábios ou pele arroxeada. Outros sintomas possíveis são a falta de apetite, perda de peso, fraqueza, dor abdominal, vômitos, náuseas, etc.

O diagnóstico é feito pela história clínica do paciente, exame físico, exames laboratoriais e radiografia de tórax. Outros exames que podem ser necessários são: tomografia de tórax, exame de líquido pleural e, para um diagnóstico diferencial, exames para tuberculose.

O tratamento é baseado na causa da pneumonia. Na maioria das vezes, é necessária antibioticoterapia. Medidas de suporte, como oxigênio, hidratação e ventilação mecânica, podem ser necessárias. Embora não haja prevenção 100% segura, esta pode ser feita por meio das vacinas contra pneumococo e gripe.

Infecção urinária

Infecção urinária é o resultado da contaminação do trato urinário por agentes infecciosos (uropatógenos), em geral bactérias. É uma das infecções bacterianas mais frequentes em idosos, atingindo principalmente as mulheres. A infecção urinária ocorre por contaminação do trato urinário, em geral por bactérias provenientes do intestino. Essas bactérias se localizam inicialmente no períneo e genitália externa, de onde contaminam a região periuretral e invadem o trato urinário. As bactérias uropatogênicas são móveis e têm capacidade de aderir a receptores presentes nas células uroepiteliais dos indivíduos predispostos à infecção urinária, podendo causar infecção na bexiga e nas vias urinárias (cistite) ou atingir os rins (pielonefrite).

O sintoma mais frequente é dor para urinar (disúria), que pode ser acompanhada de um ou mais dos seguintes sintomas: dificuldade para urinar (retenção urinária ou hesitação) ou, ao contrário, "urina solta" – paciente sente vontade de ir várias vezes ao banheiro (polaciúria) ou tem a sensação de que "ficou um resto de urina" na bexiga (tenesmo) e tem a sensação de que vai "perder urina" e corre para o banheiro (urgência) ou corre, mas "escapa urina no caminho" (urgeincontinência). Dor abdominal, mal-estar, náusea ou vômitos também podem estar presentes, porém o sintoma mais importante é febre acompanhando os sintomas urinários ou a febre sem foco aparente da infecção ao exame clínico após 24 a 48 horas do início desse sintoma. A febre pode ocorrer como único sintoma da infecção urinária em 10 a 15% dos casos.

A prevenção pode ser realizada mantendo-se aporte hídrico, hábitos alimentares, urinários e intestinais adequados, essenciais para tratar a infecção urinária e evitar novos surtos, além da boa adesão ao tratamento antibiótico. Recomenda-se ingerir aproximadamente 30 mL/kg/dia de água, chá e sucos naturais (evitar refrigerantes e sucos artificiais). O café da manhã deve estar presente diariamente, e devem-se incluir frutas, verduras e outras fontes de fibras nas refeições. O hábito urinário diurno é resultado de aprendizado, devendo-se orientar micções: ao acordar, durante o dia, a cada 3 ou 4 horas e ao se deitar. As meninas devem urinar sempre sentadas, com os pés apoiados (colocar, se necessário, um apoio para os pés), para que relaxem a musculatura perineal, permitindo o esvaziamento completo da bexiga. O hábito intestinal também é resultado de aprendizado e de boa alimentação. Em geral, é diário, pastoso e realizado sem esforço, sem catarro, gordura (fezes que boiam) ou sangue. A orientação de boa higiene perineal pode evitar erros no diagnóstico da infecção urinária (falsa infecção urinária). A dúvida diagnóstica ocorre porque a inflamação perineal (vulvovaginites, balanopostites ou dermatites de diversas causas) pode causar sintomas urinários, presentes em 30 a 50% dos pacientes. Quando a infecção ocorre com muita frequência (infecção urinária de repetição), apesar dessas medidas, podem-se indicar individualmente: antibioticoterapia profilática, frutas vermelhas (p.ex., *cranberry*), pré ou probióticos (lactobacilos), lavagem vesical, etc., porém os resultados ainda são controversos.

A infecção urinária, na maioria dos casos, é resultado de contaminação domiciliar (por uma bactéria comunitária) e não complicada (sem associação com má formações, cálculos, cateteres, etc.), sendo, portanto, sensível a grande número de antibióticos. A melhora dos sintomas, com desaparecimento da febre, ocorre em aproximadamente 48 a 72 horas após o início de terapêutica adequada. Sempre que possível, indicam-se antibióticos por via oral, melhorando a adesão ao tratamento. Se não tratadas adequadamente, as infecções urinárias atingem o parênquima renal (pielonefrite), podendo evoluir para infecção generalizada – urossepse. A infecção urinária ocorre em indivíduos predispostos por múltiplos fatores: constitucionais – hereditários (genéticos), imunológicos (relacionados à defesa local e sistêmica do organismo), associados a malformações do trato urinário e a cálculos, etc. –, alterações funcionais que mudem a urodinâmica – como baixa ingestão hídrica e retenção voluntária de urina, constipação intestinal, etc. – e fatores ambientais que aumentem a predisposição à infecção urinária, como uso indiscriminado de antibióticos.

Diarreia e intoxicação alimentar

Diarreia é definida como o aumento do número de evacuações acompanhado da diminuição da consistência das fezes. Do ponto de vista clínico, ela pode ser dividida em aguda e crônica. A diarreia aguda caracteriza-se pelo início súbito, sendo a forma mais frequente de apresentação no verão. O que causa a diarreia aguda é a ingestão de alimentos contaminados, sendo definida como intoxicação alimentar. Junto com a diarreia, o quadro clínico da intoxicação alimentar inclui náuseas, vômitos e dor abdominal que varia de intensidade. Os sintomas aparecem em um período que varia de 6 a 24 horas após a ingestão dos alimentos contaminados. Em um grande número de casos, os sintomas predominantes são náuseas, vômitos e dor abdominal sem diarreia.

Observa-se maior suscetibilidade à intoxicação alimentar nos meses do verão e no final da primavera, porque as temperaturas e a umidade do ambiente estão mais altas, dificultando a conservação dos alimentos. Nessa época, os cuidados para evitar a contaminação microbiológica dos alimentos devem ser redobrados. As crianças menores e os idosos são mais suscetíveis às complicações da intoxicação alimentar, em decorrência da possibilidade de desidratação. Quanto maior o teor de proteína e gordura do alimento, mais fácil ele é contaminado. As carnes em geral, a maionese e os crustáceos são um exemplo disso. Os cuidados com a refrigeração e o manuseio dos alimentos são fundamentais para conservação. Nas praias, além da alta exposição solar, os refrigeradores estão longe do local de consumo dos alimentos. Camarão e queijo são muito ricos em proteínas e gorduras, e os sanduíches naturais (nem tão naturais assim) geralmente incluem pastas com maionese, que também têm grandes chances de contaminação. Além disso, é preciso lembrar que um alimento muito consumido no verão é o palmito, que facilmente se deteriora em condições inadequadas. Se houver suspeita de diarreia aguda associada à intoxicação alimentar e os episódios de náusea forem acompanhados por aumento do número de evacuações, principalmente em idosos e crianças com menos de 5 anos, é aconselhável procurar um serviço médico de pronto atendimento (postos de saúde e hospitais) para avaliar a necessidade de hidratação venosa. Caso seja possível, começar o tratamento em casa logo após o início do quadro. Ofereça ao paciente soluções isotônicas e soro caseiro em pequenos volumes por vez a cada hora. Prefira líquidos mais gelados, porque são mais bem tolerados por pacientes com náuseas e vômitos. Se após seis horas do início do quadro os sintomas pioram e o paciente não conseguir ingerir o líquido por via oral, a procura por atendimento em unidade de saúde é necessária. Não ofereça alimentos sólidos nas primeiras 6 horas que se seguem ao início dos sintomas, pois podem piorar o quadro clínico de vômito e diarreia.

Outros cuidados importantes incluem a verificação da temperatura corporal com um termômetro e a observação do aspecto das fezes. Em caso de febre e presença de sangue ou muco (semelhante ao catarro) nas fezes, suspeita-se de quadros mais graves. Nesses casos, a procura por atendimento em unidades de saúde deve ser imediata. Na maioria das vezes não se deve medicar o paciente fora do ambiente das unidades de saúde, com exceção da oferta de líquidos. Os vômitos e a diarreia são mecanismos de defesa do corpo para expulsão do alimento contaminado, e remédios só devem ser prescritos e administrados nas referidas unidades de saúde. Na maior parte dos casos, os episódios são autolimitados. O indivíduo ingere o alimento contaminado, inicia o quadro clínico em 6 a 24 horas após a ingestão e, em torno de 48 horas depois, os episódios de náusea e diarreia cessam.

Calcula-se que, a cada ano, milhões de pessoas sejam acometidas por intoxicações alimentares. Milhares chegam a ser internadas e centenas morrem em decorrência de complicações causadas pela doença. A intoxicação alimentar pode produzir desde sintomas leves, que se resolvem espontaneamente em algumas horas, até distúrbios graves e potencialmente fatais, como hepatite A e botulismo. Na maior parte dos casos, os sintomas (vômitos, diarreia, cólicas abdominais, desânimo e desidratação, em alguns casos) surgem de 6 a 48 horas após ingestão do alimento contaminado. Bactérias são a principal causa. Esses micro-organismos habitam praticamente todos os locais e multiplicam-se com extrema rapidez. O estafilococo é um dos campeões: está presente nas mãos da maioria das pessoas e pode contaminar vários tipos de alimentos, especialmente laticínios. Salmonelas são outra causa comum de intoxicação alimentar, contaminando carnes, ovos e saladas – a salmonelose raramente é fatal, mas causa um quadro intenso de vômitos e diarreia. O botulismo, causado por uma bactéria da mesma família daquela causadora do tétano, é uma das formas mais graves de intoxicação alimentar, podendo ser fatal. As bactérias causadoras do botulismo podem ser encontradas em carnes mal cozidas e vegetais ou frutas que tiveram contato intenso com o solo, como cenouras, batatas e morangos.

Além das bactérias, as intoxicações alimentares podem ser causadas por certas toxinas, protozoários (p.ex., ameba) ou vírus nos alimentos (p.ex., peixes crus podem ser fonte de hepatite A). Corantes, agrotóxicos e conservantes podem causar vômitos, diarreia e dor abdominal por ação direta ou por meio de reações de hipersensibilidade. Caso haja suspeita de intoxicação alimentar, primeiramente deve-se diminuir o ritmo das atividades diárias, ingerir de alimentos mais leves e aumentar a ingestão de líquidos (água de coco e soro caseiro são excelentes, mas não repõem todas as necessidades de sais minerais, especialmente na presença de diarreia e/ou vômitos intensos). Se possível, fazer uso de soluções de reidratação oral vendidas em frascos já preparados. Casos mais complicados, com urticária, febre, fortes dores musculares, vômitos que não cessam ou diarreia com muco, pus ou sangue precisam de avaliação médica. Evitar a intoxicação alimentar não é muito difícil. Em geral, a contaminação dos alimentos ocorre por falhas na armazenagem, manipulação e/ou preparação.

O envelhecimento ativo e saudável compreende ações que promovem modos de viver favoráveis à saúde e à qualidade de vida, orientados pelo desenvolvimento de hábitos como: alimentação adequada e balanceada, prática regular de exercícios físicos, convivência social estimulante, busca de atividades prazerosas e/ou que atenuem o estresse, redução dos danos decorrentes do consumo de álcool e tabaco e diminuição significativa da automedicação.

O envelhecimento é o desafio do mundo atual e afeta tanto países ricos quanto pobres. Esse fenômeno vem alterando o perfil de morbimortalidade da população, aumentando a incidência de doenças crônicas. Promover o envelhecimento ativo e saudável significa, entre outros fatores, valorizar a autonomia e preservar a independência física e psíquica da população idosa, prevenindo a perda de capacidade funcional ou reduzindo os efeitos negativos de eventos que a ocasionem, e garantir acesso a instrumentos diagnósticos adequados, à medicação e à reabilitação funcional.

CONCLUSÕES

- O envelhecimento populacional é um dos maiores desafios da saúde pública contemporânea. Esse fenômeno ocorreu inicialmente em países desenvolvidos e, mais recentemente, é nos países em desenvolvimento que o envelhecimento da população tem ocorrido de forma mais acentuada, pelas melhorias das condições de vida.
- Com o aumento da expectativa de vida e o crescente contingente de idosos no Brasil, torna-se cada vez mais pertinente pensar em meios de se promover um envelhecimento saudável.
- Os idosos são hoje 22 milhões de pessoas, 10,7% da população total do Brasil, e superaram o número de crianças com até 4 anos, que equivale a 7,2%, segundo o IBGE com base no Censo 2010.
- A transição epidemiológica caracteriza-se pela mudança do perfil de morbidade e de mortalidade de uma população, com diminuição progressiva das mortes por doenças infectocontagiosas e elevação das mortes por doenças crônicas.
- As principais causas de internação entre pessoas com 60 anos ou mais são as doenças do

aparelho circulatório (30%), as doenças do aparelho respiratório (20%), as doenças do aparelho digestivo (11%), neoplasias (7%) e doenças do aparelho geniturinário (5%).
- O tratamento instituído deve levar em consideração as particularidades (limitações) desse grupo etário, sendo instituído protocolos específicos de atendimento, visando a maior humanização, melhor efetividade e menores complicações.
- A prevenção e o tratamento das doenças cardiovasculares e seus fatores de riscos (hipertensão, diabetes, dislipidemia, tabagismo e sedentarismo) merecem atenção especial, pois esses males acometem milhares de idosos no Brasil e no mundo, sendo responsáveis por altos índices de morbimortalidade e invalidez.

REFERÊNCIAS BIBLIOGRÁFICAS

1. Camarano AA, Kanso S, Mello JL. Como vive o idoso brasileiro? In: Camarano AA, organizador. Os novos idosos brasileiros: muito além dos 60? Rio de Janeiro: IPEA; 2004. p. 25-73.
2. Loyola Filho AI, Matos DL, Giatti L, Afradique ME, Peixoto SV, Lima-Costa MF. Causas de internações hospitalares entre idosos brasileiros no âmbito do Sistema Único de Saúde. Epidemiol Serv Saúde. 2004;13(4):229-38.
3. Góis ALB, Veras RP. Informações sobre a morbidade hospitalar em idosos nas internações do Sistema Único de Saúde do Brasil. Ciênc Saúde Coletiva. 2010;15(6):2859-69.

BIBLIOGRAFIA CONSULTADA

1. Alves EA. A influência da atividade física sobre a saúde mental de idosos. In: Revista digital. Buenos Aires, julho 2002, ano 7, n. 38.
2. Amaral ACS, Coeli CM, Costa MCE, Cardoso VS, Toledo ALA, Fernandes CR. Perfil de morbidade e de mortalidade de pacientes idosos hospitalizados. Cad Saúde Pública. 2004;20(6):1617-26.
3. Austad SN. Why we age. New York: John Wiley & Sons; 1997.
4. Bertolucci PHF. Demências. In: Ortiz KZ. Distúrbios neurológicos adquiridos: linguagem e cognição. São Paulo: Atheneu; 2004.
5. Brasilia Declaration on Ageing. Report of the Second World Assembly on Ageing, Madrid, 8-12 April 2002. New York: United Nations; 2002.
6. Carvalho-Filho, Eurico T, Saporetti L, Souza MAR, Arantes ACLQ, Vaz MYKC, et al. Iatrogenia em pacientes idosos hospitalizados. Rev Saúde Pública. 1998;32(1):36-42.
7. Feijó CAR, Bezerra ISAM, Peixoto Jr AA, Meneses FA. Morbimortalidade do idoso internado na UTI de Hospital Universitário de Fortaleza. Rev Bras Ter Int. 2006;18(3).
8. Ganong WF. Fisiologia médica. 5. ed. São Paulo: Atheneu; 1989.
9. Gawryszewski VP, Koizumi MS, Mello-Jorge MHP. Mortes e internações por causas externas entre os idosos no Brasil: o desafio de integrar a saúde coletiva e atenção Individual. Rev Assoc Med Bras. 2004;50(1):97-103.
10. Guyton AC. Tratado de fisiologia médica. 7. ed. Rio de Janeiro: Guanabara Koogan; 1989.
11. Márcia RSS, Mendes B, Gusmão JL, Mancussi e Faro AC. A situação social do idoso no Brasil. Acta Paul Enferm. 2005;18(4):422-6.
12. Mascarenhas MDM, Silva MMA, Malta DC, Moura L, Macário EM, Gawryszewski VP et al. Perfil epidemiológico dos atendimentos de emergência por violência no Sistema de Serviços Sentinelas de Vigilância de Violências e Acidentes (VIVA) – Brasil, 2006. Epidemiologia e Serviços de Saúde 2009;18(1):17-28.
13. Matsudo SM, Matsudo VKR, Barros Neto TL. The impact of aging on anthropometric, neuromotor, and metabolic variables of physical fitness. Rev Bras Ciên Mov. 2000;8(4):21-32.
14. Mello-Jorge MHPD, Koizumi MS. Gastos governamentais do SUS com internações hospitalares por causas externas: análise no Estado de São Paulo 2000. Rev Bras Epidemiol. 2004;7(2):228-38.
15. Ministério da Saúde. Informações de saúde [Internet]. Brasília (DF): Ministério da Saúde. Disponível em: http://www.datasus.gov.br. Acessado em: 2011.
16. Pickles B, Compton A, Cott C, Simpson J, Vandervoort A. Fisioterapia na terceira idade. 2. ed. São Paulo: Santos; 2002.
17. Ramos LR, Toniolo Netto J, Schor N. Guia de geriatria e gerontologia. Barueri: Manole; 2005.
18. Ribeiro AP, Souza ER, Atie S, Souza AC, Schilithz AO. A influência das quedas na qualidade de vida de idosos. Ciênc Saúde Coletiva. 2008;13(4):1265-73.
19. Siqueira FV, et al. Quedas em idosos. Rev Saúde Pública. 2007;41(5):749-56.

Síndrome de Abstinência Alcoólica

CAPÍTULO 18

Thiago Marques Fidalgo
Mônica Cristina Di Pietro
Dartiu Xavier da Silveira

OBJETIVOS

- Habilitar o clínico a reconhecer e diagnosticar os quadros de síndrome de abstinência alcoólica.
- Discutir os níveis de gravidade do quadro, bem como as várias modalidades de tratamento disponíveis nos diferentes níveis de atenção à saúde.
- Apresentar as várias possibilidades terapêuticas, bem como as evidências científicas que embasam ou refutam seu uso na prática clínica.

INTRODUÇÃO

O álcool é, indubitavelmente, o psicotrópico mais utilizado no Brasil. Segundo dados do II Levantamento Domiciliar sobre o Uso de Drogas Psicotrópicas no Brasil, 74,6% da população brasileira já fez uso de álcool na vida. O mesmo estudo aponta, ainda, que 12,3% da população brasileira apresenta o diagnóstico de dependência de álcool, número superior inclusive ao de dependentes de tabaco (10,1%). Além disso, o uso de álcool é a segunda causa de internações psiquiátricas e está envolvido em 86% dos homicídios, em 60% das agressões sexuais, em 57% das agressões familiares e em 20% dos suicídios. Tais dados apontam para o fato de que o uso abusivo de álcool na sociedade brasileira é um problema de saúde pública.

A dependência do álcool caracteriza-se, segundo o Manual Diagnóstico e Estatístico de Transtornos Mentais (DSM-IV-TR), pela presença de três ou mais dos sintomas a seguir, nos últimos 12 meses. São eles:

- Tolerância: necessidade de quantidades progressivamente maiores de álcool para obter a intoxicação, o efeito desejado ou a acentuada redução do efeito com o uso continuado da mesma quantidade de álcool.
- Abstinência: presença de sintomas característicos de síndrome de abstinência ou o uso de álcool para aliviar ou evitar sintomas de abstinência.
- O álcool é frequentemente consumido em maiores quantidades ou por período mais longo que o pretendido.
- Existe um desejo persistente ou esforços malsucedidos no sentido de reduzir ou controlar o uso de álcool.
- Muito tempo é gasto em atividades necessárias para a obtenção do álcool.
- Importantes atividades sociais, ocupacionais ou recreativas são abandonadas em função do uso de álcool.
- O uso de álcool persiste apesar de o paciente apresentar um problema físico ou psicológico persistente ou recorrente que é causado ou exacerbado pelo álcool.

Dentre esses critérios, merece destaque a presença de síndrome de abstinência alcoólica (SAA), entidade de grande importância médica, uma vez que está associada a altos índices de morbimortalidade. De acordo com o DSM-IV-TR, a síndrome de abstinência tem início nas primeiras horas após a parada do consumo de álcool. Conforme suas características clínicas, pode ser classificada em leve, moderada ou grave, sendo que nos casos graves pode ou não haver *delirium tremens*. Entre as manifestações observadas, incluem-se sinais e sintomas de irritabilidade gastrintestinal, ansiedade, irritabilidade e aumento da pressão arterial e da frequência cardíaca, além de outras manifestações de hiperatividade autonômica. Estudos revelam que entre os pacientes usuários crônicos de álcool submetidos à desintoxicação, 13 a 71% desenvolverão SAA. Entre os pacientes não tratados, 5% podem evoluir com convulsões e desenvolver o quadro de *delirium tremens*, situação cuja mortalidade varia de 5 a 25%, em geral por complicações cardíacas, metabólicas ou infecciosas, ressaltando a importância da precocidade do reconhecimento do quadro, com a imediata instituição de terapêutica adequada.

ACHADOS CLÍNICOS E DIAGNÓSTICO

Estima-se que de 6 a 8 horas após a ingestão da última dose de álcool, o indivíduo pode apresentar tremores, insônia, hipertensão, taquicardia e sintomas gastrintestinais, como náuseas e vômitos. Tais sintomas em geral apresentam pico em 24 a 36 horas e tendem a regredir após 48 horas de evolução. Alucinações visuais podem ocorrer em 3 a 10% dos pacientes e apresentam início e duração variáveis. Após 6 a 48 horas da última dose de álcool, 5 a 15% dos pacientes apresentam convulsões do tipo grande mal. É importante destacar que o desenvolvimento de episódios frequentes de síndrome de abstinência gera piora progressiva dos sintomas, com quadros que se tornam cada vez mais graves (efeito *kindling* ou de sensibilização), exigindo, assim, tratamento mais agressivo.

De acordo com a intensidade dos sintomas, podem-se classificar o pacientes em dois níveis:

- Nível I: o comprometimento observado é leve ou moderado. O paciente apresenta agitação psicomotora leve, discreto tremor de extremidades, sudorese discreta em região facial, náuseas, cefaleia e fotossensibilidade. Há manutenção da orientação temporoespacial e o humor apresenta-se discretamente ansioso. Não são observadas comorbidades clínicas ou psiquiátricas graves.
- Nível II: há uma síndrome de abstinência grave, com o paciente apresentando importante agitação psicomotora, tremores generalizados, sudorese profusa, cefaleia intensa e vômitos. Podem ser observadas alucinações auditivas, visuais ou táteis, e o paciente pode se mostrar agressivo, com algum grau de desorientação temporoespacial e ansiedade intensa. Podem ser observadas, também, alcalose respiratória e febre.

Menos de 5% dos pacientes evoluem para o quadro de *delirium tremens*, condição grave associada a turvação da consciência, dificuldade em sustentar a atenção, alterações importantes da atenção, da percepção, do pensamento, da memória, da psicomotricidade e do ritmo sono-vigília (CID-10). Alguns fatores foram identificados como preditores de gravidade nos pacientes com quadro de SAA. São eles:

- Infecção concomitante à SAA (p.ex., pneumonia ou infecção urinária).
- Taquicardia (frequência cardíaca superior a 120 bpm).
- Sinais de interatividade autonômica acompanhada de concentração sérica de álcool maior que 1 g/L.
- Episódio prévio de convulsão.
- Episodio prévio de delírio.

Para facilitar a identificação dos casos de SAA e auxiliar na estratificação de risco, diversas escalas foram desenvolvidas para uso pelo clínico. Embora haja a recomendação de que seja utilizada a escala Clinical Institute Withdrawal Assessment for Alcohol, Revised (CIWA-Ar) durante a avaliação dos pacientes, suas propriedades psicométricas ainda não foram adequadamente testadas. Dessa forma, a classificação de gravidade dos pacientes acontece de forma subjetiva, dependendo, fundamentalmente, da avaliação realizada pelo clínico responsável pelo caso.

DIAGNÓSTICOS DIFERENCIAIS

Algumas condições podem se associar ao quadro de abstinência, como traumatismo cranioencefálico, acidente vascular cerebral, meningite e encefalite. A encefalite de Wernicke é um diagnóstico neurológico que pode estar associado ou ser um diagnóstico diferencial importante da SAA. Caracteriza-se pela tríade ataxia, confusão mental e oftalmoplegia. Além disso, síndromes coronarianas agudas, insuficiência cardíaca congestiva, infecções em geral, hepatite alcoólica e pancreatite aguda também são observadas com certa frequência acompanhando toda a sintomatologia já citada.

Por outro lado, algumas condições médicas gerais podem se confundir com a SAA, uma vez que suas sintomatologias se superpõem. Nesse grupo, podem-se incluir alterações metabólicas (hipo ou hiperglicemia, uremia, hipocalcemia e tireotoxicose), infecções, intoxicações agudas, epilepsia e quadros de abstinência de outras substâncias, como benzodiazepínicos, opioides e barbitúricos. Isso reforça a importância de a SAA ser tratada em um ambiente de pronto-socorro que conte com o suporte de uma equipe multiprofissional integrada.

EXAMES COMPLEMENTARES

Os exames complementares são importantes na definição da condição clínica geral do paciente e na exclusão de alguns dos principais diagnósticos diferencias citados. Assim, é fundamental a realização de hemograma e de provas inflamatórias (velocidade de hemossedimentação – VHS – e proteína C-reativa – PCR), além de avaliação da função hepática (aspartato aminotransferase – AST –, alanina aminotransferase – ALT –, gama-GT, fosfatase alcalina, atividade de protrombina, albumina) e renal (ureia e creatinina). Os níveis de glicemia e eletrólitos também são importantes na diferenciação com distúrbios metabólicos. Exames de neuroimagem são recomendados em quadros específicos (suspeita de traumatismo cranioencefálico – TCE – ou acidente vascular encefálico – AVE) ou atípicos.

TRATAMENTO

Realizado o diagnóstico da SAA, devem-se avaliar a gravidade do quadro com base nos sintomas presentes e verificar possíveis comorbidades clínicas e psiquiátricas, assim como aspectos ligados à rede social do paciente. Tudo isso para que se possa tomar a decisão entre o tratamento ambulatorial ou em regime de internação hospitalar.

Uma anamnese detalhada do paciente deve ser realizada, pesquisando-se a história atual do uso de álcool, avaliando: o padrão de consumo nos últimos anos, a quantidade e frequência do uso, o último consumo ou a diminuição do consumo e a presença de SAA anterior, detalhando se com ou sem convulsão. Deve-se indagar acerca da presença de comorbidades e do suporte social para o tratamento ou o prosseguimento do mesmo após a alta hospitalar. Pacientes que apresentam uma quantidade de consumo para se realizar desintoxicação com uso de medicação, por provável abstinência, serão os usuários de 15 unidades de álcool/dia para homens e 10 unidades de álcool/dia para mulheres. Uma unidade de álcool (Reino Unido) equivale a 8 g de etanol, por exemplo, meia caneca de cerveja ou uma taça pequena de vinho (125 mL).

Segundo o Consenso sobre a SAA e o seu tratamento (Associação Médica Brasileira – AMB), considera-se que:

- Nível I: SAA leve e moderada. Aspectos:
  - Biológicos: leve agitação psicomotora, tremores finos de extremidades, sudorese facial discreta e náuseas sem vômito.
  - Psicológicos: bom contato com o profissional de saúde, orientado temporoespacialmente, sem prejuízo da crítica, leve ansiedade e sem história de auto ou heteroagressividade.
  - Sociais: mora com familiares ou amigos, e essa convivência está regular ou boa, mantém uma atividade produtiva, mesmo que momentaneamente afastado ou desempregado. A rede social está mantida.
  - Comórbidos: sem complicações e/ou comorbidades clínicas e/ou psiquiátricas graves.

Para pacientes classificados em nível I, a intervenção deve ser psicoeducacional e clínica. A abordagem psicoeducacional consta em orientar o paciente sobre seu diagnóstico, a dependência do álcool e a síndrome de abstinência. O acompanhamento clínico deve ser em ambulatório especializado, onde o tratamento para a fase de privação aguda será feito de acordo com a necessidade.

- Nível II: SAA grave. Aspectos:
  - Biológicos: agitação psicomotora intensa, tremores generalizados, sudorese profusa, náuseas com vômitos, sensibilidade visual intensa e convulsões ou relato de convulsões anteriores.
  - Psicológicos: contato prejudicado com o profissional da saúde, desorientação temporoespacial, comprometimento do juízo crítico, ansiedade intensa e presença de delírios e/ou alucinações. História de auto ou heteroagressividade.
  - Sociais: relacionamento ruim com familiares e amigos, sem desenvolver qualquer atividade produtiva e com ausência de suporte social.
  - Comórbidos: com complicações e/ou comorbidades clínicas e/ou psiquiátricas graves.

Para o paciente em nível II, o tratamento deve ser realizado na emergência clinicopsiquiátrica. A família deve ser orientada do ponto de vista psicoeducacional. Gestantes em SAA devem ser tratadas em regime de internação hospitalar de emergência.

Decidido pelo tratamento em regime de internação hospitalar de emergência, deve-se recuperar a homeostase (glicose, tiamina e fluidos). A seguir, iniciar a farmacoterapia da SAA. As evidências mostram vantagens na utilização de uma terapia guiada por sintomas no lugar de uma terapia de doses pré-fixadas. Uma das vantagens da terapia guiada por sintomas é o uso de menor concentração de medicação e menor duração do tratamento. A desvantagem é o maior risco de convulsão.

O paciente deve ser avaliado a cada hora e medicado de acordo com a necessidade. Nos Estados Unidos, os benzodiazepínicos são considerados drogas de escolha para o tratamento da SAA na prevenção das convulsões. Na Europa, carbamazepina, clormetiazol (não disponível no Brasil e nos Estados Unidos) e valproato são frequentemente usados. As evidências apontam os benzodiazepínicos como medicação de escolha no tratamento da SAA. Seguem as principais medicações utilizadas na SAA.

Benzodiazepínicos

Apresentam eficácia documentada. Há eficácia semelhante entre os diversos agentes benzodiazepínicos, mas os agentes de longa duração podem ser mais efetivos em prevenir convulsões e os de curta duração podem acarretar menor risco de sedação exagerada (principalmente em idosos e hepatopatas). A infusão contínua não é melhor que o uso de agentes de longa duração.

Deve-se ter cuidado no uso de agentes de rápido início de ação, pois estes têm maior potencial de abuso (p.ex., diazepam, lorazepam e alprazolam), devendo ser evitados em esquemas ambulatoriais. O custo é semelhante entre os agentes.

Em resumo, utilizam-se:

- Diazepam, 10 a 20 mg, via oral: avaliação a cada hora, em uma dose máxima de 160 mg em 24 horas.
- Lorazepam, 2 mg, via oral – avaliação a cada hora, em população de hepatopatas e idosos. Pode ser usado enquanto se aguarda a avaliação laboratorial da função hepática do paciente.

Os benzodiazepínicos são usados em média por 2 a 5 dias. Pacientes com SAA grave ou com história pregressa de SAA podem precisar de 10 dias ou mais em uso da medicação. Deve-se observar a possibilidade da re-emergência dos sintomas de abstinência e recaídas à medida que os medicamentos são reduzidos. Para evitar tais complicações, deve-se evitar a suspensão aguda de medicamentos dessa classe. A conduta consiste em calcular a dose utilizada nas últimas 24 horas e administrar 50% dessa dosagem nos dias subsequentes.

Outros agentes sedativo-hipnóticos

Outros agentes sedativo-hipnóticos, como o fenobarbital, não são recomendados, em virtude da menor eficácia e da menor margem de segurança.

Betabloqueadores

Diminuem as manifestações autonômicas, o que pode mascarar os sintomas para a realização da terapia guiada por sintomas. Não apresentam qualquer atividade anticonvulsivante. O uso de betabloqueadores pode ter como efeito colateral o delírio, o que faz com que não sejam recomendados como monoterapia.

Anticonvulsivantes

A carbamazepina e outros estabilizadores de humor, como a gabapentina e o valproato, têm sido usados para tratar a SAA e podem agir especialmente bem em pacientes com comorbidades psiquiátricas. A carbamazepina, particularmente, é uma medicação segura em associação com o álcool e apresenta potencial de prevenção das convulsões. Essa medicação apresenta, ainda, a vantagem de ser uma das mais utilizadas para o tratamento ambulatorial do alcoolismo. Não é eficaz no tratamento do *delirium tremens*, não sendo recomendado seu uso como monoterapia.

Embora o consenso do momento seja não usar anticonvulsivantes para o tratamento das convulsões por SAA, vem aumentando o interesse no uso da gabapentina para convulsões nesse quadro, o que ainda carece, no entanto, de maiores evidências.

Neurolépticos

Os neurolépticos devem ser usados na presença de grande agitação e de alucinações no *delirium tremens*, sendo indicados em dosagens baixas, como no tratamento do delírio por outras causas. Deve-se ter o cuidado de apenas iniciar o uso de neuroléptico após a instituição da terapia com benzodiazepínicos, já que os primeiros aumentam o risco de convulsões, se comparados ao placebo. Não são recomendados como monoterapia.

Magnésio

Sua administração não mostrou benefício na SAA, só devendo ser reposto quando for constatada sua deficiência. Pesquisa recente concluiu que o uso do magnésio na dose de 500 mg/dia, por oito semanas, em pacientes após SAA, aumentou a velocidade do decréscimo da aminotransferase glutâmico-oxalacética (TGO), o que pode diminuir o risco de morte por problemas hepáticos em etilistas. Tal evidência, no entanto, precisa de maior investigação.

Tiamina

Não é usada para diminuir convulsões ou delírio. Usa-se para a prevenção da síndrome de Wernicke-Korsakoff na dose de 100 mg, 3 vezes/dia, por via intramuscular, em um total de 300 mg/dia.

No tratamento da SAA, devem-se observar algumas condutas que não podem ser realizadas:

- Hidratar indiscriminadamente, especialmente idosos e cardiopatas.
- Administrar glicose sem ter usado tiamina, dado o risco de desenvolvimento de síndrome de Wernicke-Korsakoff.
- Administrar clorpromazina, por conta de diminuição do limiar convulsivo que essa droga pode causar.
- Hidantalizar (quando ocorrem convulsões).
- Aplicar diazepam intravenoso sem recursos para reverter uma possível parada cardiorrespiratória.

Finalmente, devem-se atentar aos fatores de risco para SAA mais grave, convulsões ou *delirium tremens*:

- Presença de doença concomitante (clínica ou cirúrgica).
- Sintomas de base de moderados a graves, na primeira avaliação.
- Idade avançada.
- *Delirium tremens*, desintoxicação ou convulsões anteriores.
- Gravidade da dependência do álcool.

Todas essas questões devem ser detalhadas já na anamnese inicial.

CONCLUSÕES

A síndrome de abstinência alcoólica é um quadro potencialmente grave – uma emergência médica. Deve ser prontamente reconhecida por qualquer profissional médico, e seu diagnóstico precoce, bem como a instituição de terapêutica adequada, mudam sua história natural. Vale destacar, uma vez mais, que a mortalidade dos casos graves não tratados adequadamente pode chegar a até 25%. Medidas de suporte clínico, bem como monitoração regular dos sinais vitais são simples, mas bastante efetivas no manejo desses casos. O uso supervisionado de benzodiazepínicos, com destaque para o diazepam e para o lorazepam, assim como o uso de tiamina, são as principais medidas farmacológicas recomendadas.

BIBLIOGRAFIA CONSULTADA

1. Chastain G. Alcohol, neurotransmitter systems, and behavior. J Gen Psychol. 2006;133(4):329-35.
2. Ciraulo DA, Shader RI. Clinical manual of chemical dependence. Washington: American Psychiatric Press; 1991.
3. Davis KM, Wu JY. Role of glutamatergic and GABAergic systems in alcoholism. J Biomed Sci. 2001;8(1):7-19.
4. DeBellis R, Smith BS, Choi S, Malloy M. Management of delirium tremens. J Intensive Care Med. 2005;20(3):164-73.
5. DSM-IV-TR. Manual diagnóstico e estatístico de transtornos mentais. 4. ed. rev. Porto Alegre: Artmed; 2002.
6. Erwin WE, Williams DB, Speir WA. Delirium tremens. South Med J. 1998;91(5):425-32.
7. Etherington JM. Emergency management of acute alcohol problems. Part 1: Uncomplicated withdrawal. Can Fam Physidan. 1996;42: 2186-90.
8. Etherington JM. Emergency management of acute alcohol problems. Part 2: Alcohol-related seizures, delirium tremens and toxic alcohol ingestion. Can Fam Physidan. 1996;42:2423-31.
9. Fadda F, Rosseti Z. Chronic ethanol consumption: from neuroadaptation to neurodegeneration. Prog Neurobiol. 1998;56(4):385-431.
10. Gillman MA, Lichtigfeld FJ. The drug management of severe alcohol withdrawal syndrome. Postgrad Med J. 1990;66(782):1005-9.
11. Grobin AC, Matthews DB, Devaud LL, Morrow AL. The role of GABA(A) receptors in the acute and chronic effects of ethanol. Psychopharmacology. 1998;139(1-2):2-19.
12. Guthrie SK. The treatment of alcohol withdrawal. Pharmacotherapy. 1989;9(3):131-43.
13. Hansson AC, Rimondini R, Neznanova O, Sommer WH, Heilig M. Neuroplasticity in brain reward circuitry following a history of ethanol dependence. Eur J Neuroscience. 2008;27(8):1912-22.
14. Heinz A, Ragan P, Jones DW, Hommer D, Williams W, Knable MB, et al. Reduced central serotonin transporters in alcoholism. Am J Psychiatry. 1998;155(11):1544-9

15. Heinz A, Goldman D, Gallinat J, Schumann G, Puls I. Pharmacogenetic insights to monoamine dysfunction in alcohol dependence. Psychopharmacology (Berl). 2004;174(4):561-70.
16. Holbrook AM, Crowther R, Lotter A, Cheng C, King D. Meta-analysis of benzodiazepine use in the treatment of acute alcohol withdrawal. CMAJ. 1999;160(5):649-55.
17. Koob GF, Le Moal M. Drug abuse: hedonic homeostatic dysregulation. Science. 1997;278(5335):52-8.
18. Kraemer KL, Mayo-Smith MF, Calkins DR. Independent clinical correlates of severe alcohol withdrawal. Subst Abuse. 2003;24(4):197-209.
19. Krystal JH, Staley J, Mason G, Petrakis I, Kaufman J, Harris RA, et al. Gama-aminobutyric type A receptors and alcoholism: intoxication, dependence, vulnerability and treatment. Arch Gen Psychiatry. 2006;63(9):957-68.
20. Laranjeira R, Nicastri S, Jerônimo C, Marques AC. Consenso sobre a Síndrome de Abstinência do Álcool (SAA) e o seu tratamento. Rev Bras Psiquiatr. 2000;22(2):62-71.
21. Malcolm R, Myrick H, Roberts J, Wang W, Anton RF, Ballenger JC. The effects of carbamazepine and lorazepam on single versus multiple previous alcohol withdrawals in an outpatient randomized trial. J Gen Intern Med. 2002;17(5):349-55.
22. Mayo-Smith MF. Pharmacological management of alcohol withdrawal. A meta-analysis and evidence-based practice guideline. American Society of Addiction Medicine Working Group on Pharmacological Management of Alcohol Withdrawal. JAMA 1997;278(2):144-51.
23. McIntosh C, Chick J. Alcohol and the nervous system. J Neurol Neurosurg Psychiatry. 2004;75 Suppl 3:iii16-iii21.
24. McLellan AT, Kushner H, Metzger D, Peters R, Smith I, Grissom G. The Fifth Edition of the Addiction Severity Index. J Subst Abuse Treat. 1992;9(3):199-213.
25. Poikolainen K, Alho H. Magnesium treatment in alcoholics: a randomized clinical trial. Subst Abuse Treat Prev Policy. 2008;3:1.
26. Ritson B. Treatment for alcohol related problems. BMJ. 2005;330(7483); 139-41.
27. Rogawski MA. Update on the neurobiology of alcohol withdrawal seizures. Epilepsy Curr. 2005;5(6):225-30.
28. Samet JH, Stein MD, O'Connor PG. The medical clinics of North America. Alcohol and other substance abuse. 1997;81(4):883-93.
29. Sullivan JT, Sykora K, Schneiderman J, Naranjo CA, Sellers EM. Assessment os alcohol withdrawal: the revised clinical institute withdrawal assessment for alcohol scale (CIWA-Ar). Br J Addict. 1989;84(11): 1353-7.
30. Sellers EM. Alcohol, barbiturate and benzodiazepine withdrawal syndromes: clinical management. CMAJ. 1988;139(2):113-20.
31. Shaw GK, Waller S, Latham CJ, Dunn G, Thomson AD. The detoxification experience of alcoholic in-patients and predictors of outcome. Alcohol Alcohol. 1998;33(3):291-303.
32. Silveira DX, Moreira FG (orgs.). Panorama atual de drogas e dependências. São Paulo: Atheneu; 2006.
33. Silveira DX, Niel M, Julião A. Diagnóstico e tratamento dos transtornos relacionados ao uso de álcool (1649-1655). In: Borges DR. Atualização terapêutica de Prado, Ramos e Valle. São Paulo: Artes Médicas; 2005.
34. Trevisan LA, Boutros N, Petrakis IL, Krystal JH. Complications of alcohol withdrawal: pathophysiological insights. Alcohol Health Res World. 1998;22(1):61-6.
35. Tsai G, Gastfriend D, Coyle JT. The glutamatergic basis of human alcoholism. Am J Psychiatry. 1995;152(3):332-40.
36. Volkow ND, Wang GJ, Fowler JS, Logan J, Hitzemann R, Ding YS, et al. Decreases in dopamine receptors but not in dopamine transporters in alcoholics. Alcohol Clin Exp Res. 1996.20:1594-8.
37. Zaleski M, Morato GS, Silva VA, Lemos T. Neuropharmacological aspectos of chronic alcohol use and withdrawal syndrome. Rev Bras Psiquiatr. 2004;26(Suppl 1):S40-2.

Intoxicações Exógenas por Psicotrópicos

CAPÍTULO 19

Deise Daniela Mendes
Thiago Marques Fidalgo
Juliana Cañada Surjan
Marcelo Feijó

OBJETIVOS

- Habilitar o clínico a reconhecer e diagnosticar os quadros de intoxicações por alguns dos psicotrópicos mais usados na prática clínica, bem como por drogas de abuso.
- Discutir os níveis de gravidade desses quadros e as várias modalidades de tratamento disponíveis, sempre em ambiente hospitalar e na emergência.
- Apresentar as várias possibilidades terapêuticas, bem como as evidências científicas que embasam ou refutam seu uso na prática clínica.

INTRODUÇÃO

Diversas substâncias químicas estão à disposição do homem, com usos variados. Neste capítulo, são abordadas aquelas cujo uso está associado ao tratamento de algumas condições médicas, bem como em busca de estados alterados de consciência e de prazer. São elas: lítio, antipsicóticos, benzodiazepínicos, etanol (álcool), solventes, estimulantes, alucinógenos e opioides. O uso excessivo dessas substâncias leva à instalação de um quadro de intoxicação.

A intoxicação pode ser definida como uma síndrome reversível específica de determinada substância que ocorre em decorrência de recente ingestão ou contato, gerando alterações comportamentais ou psicológicas clinicamente significativas e mal adaptativas, em virtude do efeito da substância no sistema nervoso central (SNC). Entre os sintomas mais comuns, estão: beligerância, humor instável, prejuízo cognitivo e do funcionamento sócio-ocupacional, além de complicações clínicas em graus variados que podem levar à morte. É importante destacar que, para serem considerados fruto da intoxicação, tais sintomas não devem ser explicados por uma condição clínica prévia ou por algum transtorno mental. Merece destaque o fato de que, no caso das drogas com potencial de abuso, a intoxicação pode ser um sintoma de um quadro de uso nocivo ou mesmo de dependência da substância, que deve ser investigado, passada a fase aguda do quadro.

A seguir são abordadas as manifestações clínicas mais comuns associadas à intoxicação de cada uma das substâncias supracitadas.

INTOXICAÇÃO POR LÍTIO

Introdução

O lítio é um íon monovalente, sendo o mais leve dos metais alcalinos, semelhante ao sódio e ao potássio. Foi isolado em 1818, por Humphry Davy, e passou a ser usado na Medicina a partir de 1840, para tratamento de condições como gota e nefrolitíase. Só em 1873 seus efeitos terapêuticos sobre os transtornos mentais passaram a ser descritos, primeiramente nos quadros de mania e, em seguida, para a depressão. No início do século XX, a população americana foi estimulada a fazer uso de águas medicinais com pequenas concentrações de lítio, pois eram vistas como solução para vários problemas de saúde. Nas décadas de 1950 e 1960, foi demonstrada sua eficácia na profilaxia sobre o transtorno bipolar tipo I, sendo, posteriormente, aprovado para tal uso pela Food and Drug Administration (FDA). Seu mecanismo de ação, no entanto, ainda não é totalmente conhecido.

A absorção do lítio acontece no trato gastrintestinal, com pico plasmático em 1 hora a 1 hora e meia após a ingestão, com meia-vida de vinte horas e equilíbrio plasmático após 5 a 7 horas. O lítio não se liga a proteínas plasmáticas, não é metabolizado e não se distribui de forma uniforme pela água do corpo. A passagem pela barreira hematoencefálica não é rápida, o que explica não só o fato de altas doses não representarem um problema em alguns casos, como também por que a intoxicação de longo prazo não se resolve rapidamente. Sua excreção é renal, sendo depurado quase exclusivamente nos túbulos proximais, pelo trocador NA/H, o que faz com que sua excreção interfira na excreção de sódio. Sua taxa de *clearance* é de 1/5 da creatinina. Drogas como os anti-inflamatórios não hormonais, diuréticos tiazídicos e poupadores de potássio, assim como inibidores da enzima conversora de angiotensina e o metronidazol, levam a menor depuração renal do lítio, aumentando, assim, sua concentração sérica. Por outro lado, os diuréticos osmóticos, as xantinas (p.ex., aminofilina e cafeína) e os inibidores da anidrase carbônica diminuem seu nível plasmático.

Quadro clínico

Os primeiros relatos de intoxicação por lítio surgiram na década de 1940. Nesse período, o cloreto de lítio foi utilizado como substituto ao cloreto de sódio nas dietas hipossódicas de pacientes hipertensos. Ainda hoje, mesmo com os conhecimentos acerca de sua farmacocinética, intoxicações, acidentais ou não, não são incomuns, dado o fato de a faixa terapêutica do lítio ser muito estreita, variando, em geral, de 0,6 a 1,2 mEq/L. Acima desse valor já podem ser sentidos os principais efeitos colaterais, que, muitas vezes, já são relatados mesmo com os níveis plasmáticos dentro da faixa terapêutica. Vale ressaltar que o uso crônico de lítio pode acarretar em efeitos tóxicos de longo prazo, que não serão abordados neste capítulo, voltado para intoxicações agudas.

Na avaliação do paciente, é sempre importante pesquisar o início recente do uso de outras drogas, especialmente aquelas que podem aumentar o nível sérico de lítio, podendo, assim, induzir a um quadro de intoxicação em paciente com nível plasmático prévio estável dentro da faixa terapêutica. Além disso, a presença de doença concomitante, que possa reduzir o volume sanguíneo circulante (absoluto ou relativo), também deve ser investigada. Por fim, alterações no metabolismo do sódio e do potássio também podem interferir agudamente na litemia. Dietas hipossódicas, por exemplo, geram aumento da reabsorção renal do lítio.

A gravidade do quadro de intoxicação apresenta correlação importante com o nível plasmático apresentado. Os sintomas iniciais, preditores da instalação de um quadro agudo de intoxicação, incluem tremor de extremidades, náuseas, vômitos, diarreia e fraqueza muscular. Geralmente, nesses casos, tem-se nível plasmático entre 1,5 e 2 mEq/L. Entretanto, pacientes com maior sensibilidade ou em uso de outros psicotrópicos podem apresentar tais sintomas com níveis séricos ainda dentro da faixa terapêutica. Caso tais queixas sejam leves, podem não indicar a suspensão da droga, mas sempre devem alertar o médico para que ele esteja atento e possa evitar uma possível evolução do quadro.

Concentrações plasmáticas mais altas de lítio (entre 2 e 2,5 mEq/L) podem desencadear letargia, ataxia, disartria, visão turva, nistagmo, abalos mioclônicos e alterações no ecocardiograma (ECG – depressão do segmento QT e inversão da onda T nas derivações precordiais). Em casos mais graves (litemia acima de 2,5 mEq/L), observam-se importante rebaixamento do nível de consciência, hiperatividade dos reflexos profundos, convulsões, poliúria, evoluindo para insuficiência renal, coma e morte.

Tratamento

As medidas iniciais no tratamento da intoxicação por lítio incluem suporte geral básico. Em casos de rebaixamento de nível de consciência, é fundamental a proteção da via aérea. A dosagem sérica do lítio e exames gerais devem ser colhidos imediatamente, assim como deve ser feita avaliação eletrocardiográfica. O lítio não absorvido pode ser removido do organismo pela administração de sulfato de poliestireno ou de solução de polietileno glicol, que se associam à medicação formando grumos que podem ser removidos por meio da lavagem gástrica com tubo de grande diâmetro. É importante destacar que o uso de carvão ativado não tem valor terapêutico nesse caso, já que o lítio não se liga a ele.

A volemia deve ser corrigida, em geral, com hidratação vigorosa com soro fisiológico. Ainda está em debate o valor do uso de diuréticos osmóticos, que, embora reduzam os níveis plasmáticos de lítio, podem gerar importantes desequilíbrios hidroeletrolíticos. A hemodiálise é o método mais efetivo de remoção do lítio do organismo, estando indicada quando o nível sérico ultrapassar 4 mEq/L ou, em níveis plasmáticos menores, quando a condição clínica do paciente for delicada. Em geral, observa-se redução de 1 mEq/L para cada 4 horas de tratamento. O cateter de hemodiálise deve ser mantido, já que não é incomum a necessidade de mais de uma sessão (recomenda-se nova sessão a cada 6 a 10 horas, até que o nível plasmático seja normalizado). Isso porque o lítio vai sendo redistribuído dos tecidos para o sangue. É indicada, assim, monitoração seriada dos níveis plasmáticos de lítio. A melhora neurológica é a última a ser observada, podendo levar vários dias para ocorrer, por causa da dificuldade da medicação em cruzar a barreira hematoencefálica.

INTOXICAÇÃO POR ANTIPSICÓTICOS

Introdução

Os antipsicóticos são fármacos utilizados no tratamento dos sintomas psicóticos de síndromes psiquiátricas primárias e em quadros psicóticos e confusionais em síndromes clínicas e neurológicas. Podem ser classificados quanto à sua estrutura química e quanto ao seu mecanismo de ação.

Quanto à estrutura química, são classificados em:

a Fenotiazinas: têm estrutura tricíclica e são subdivididos em alifáticos (p.ex., clorpromazina e levomepromazina), piperazínicos (p.ex., trifluoperazina e flufenazina) e piperidínicos (p.ex., tioridazina e pipotiazina).
b Tioxantenos: zuclopentixol.
c Butirofenonas: compostos heterocíclicos (haloperidol).
d Difenilbutilpiperidinas: pimozida.
e Benzisoxazólicos: risperidona.
f Benzamidas: sulpirida e amisulpride.
g Tienobenzodiazepínicos: olanzapina.
h Dibenzodiazepínicos: clozapina.
i Dibenzotiazepínicos: quetiapina.
j Benzotiazolilpiperazínicos: ziprasidona.
k Quilononas: aripiprazol.
l Fenilindol-piperidínicos: sertindol.

Quanto ao mecanismo de ação, são classificados em típicos e atípicos. Os antipsicóticos típicos são aqueles cujo mecanismo de ação é o bloqueio dos receptores dopaminérgicos do tipo D2. Dentre eles, existem: clorpromazina, levomepromazina, trifluoperazina, flufenazina, penfluridol, tiroidazina, pipotiazina, haloperidol, sulpirida, zuclopentixol e pimozida. Exercem o efeito antipsicótico nos tratos mesolímbico e mesofrontal, em que atuam sobre os sintomas positivos da esquizofrenia (delírios e alucinações). Bloqueiam, também, receptores dopaminérgicos D2 no trato nigroestriatal, podendo causar reações extrapiramidais, como parkinsonismo, distonia, acatisia e discinesia tardia, e no trato hipotálamo-hipofisário, podendo causar alterações hormonais, principalmente hiperprolactinemia. Os antipsicóticos típicos podem ser divididos em de alta ou baixa potência, de acordo com a afinidade de ligação aos receptores dopaminérgicos, que pode ser aferida conforme a quantidade necessária em miligramas da substância para exercer seus efeitos terapêuticos, ou seja, promover o bloqueio dos receptores D2. O haloperidol e a pimozida são exemplos de antipsicóticos de alta potência. Os antipsicóticos de alta potência têm como efeitos colaterais principais os sintomas extrapiramidais. Já os de baixa potência costumam causar maior número de efeitos anticolinérgicos, sedação e hipotensão ortostática. São exemplos desse grupo a clorpromazina, a levomepromazina e a tioridazina.

Os antipsicóticos atípicos apresentam bloqueio mais fraco dos receptores dopaminérgicos D2 e exercem bloqueio potente e simultâneo em receptores 5HT1A e 5HT2A. Acredita-se que essa combinação balanceada de efeitos reduz os efeitos extrapiramidais e torna os antipsicóticos eficazes nos sintomas positivos e negativos (p.ex., embotamento afetivo, alogia e avolição) da esquizofrenia. A maioria dos seus efeitos colaterais é dose-dependente, apresenta menores elevações nos níveis de prolactina em relação aos típicos (exceto risperidona), porém desencadeia mais alterações metabólicas (p.ex., hipercolesterolemia e hipertrigliceridemia e hiperglicemia). São eles: risperidona, olanzapina, clozapina, quetiapina, ziprasidona e aripiprazol.

Os antipsicóticos são rapidamente absorvidos por via oral, apresentam pico plasmático em uma a 3 horas, são fortemente ligados a proteínas plasmáticas, têm meia-vida de 20 a 40 horas, podendo normalmente ser administrados em dose única – com exceção da amisulprida, quetiapina e ziprasidona, que têm meia-vida menor (4 a 12 horas). Os antipsicóticos não devem ser administrados por via intravenosa, principalmente os fenotiazínicos, que não são hidrossolúveis e são fortes bloqueadores alfa-adrenérgicos, podendo causar acidentes tromboembólicos e choque por colapso periférico. Quando aplicados por via intramuscular, apresentam efeito plasmático em 15 a 30 minutos e têm sua potência aumentada em 3 a 4 vezes em relação à administração por via oral, pois não sofrem metabolismo de primeira passagem.

Quadro clínico

No relatório anual publicado pela American Association of Poison Control Centers, em 2007, 860.692 indivíduos adultos foram registrados como intoxicados por diferentes substâncias, sendo que 1,7% destes (14.735) foram intoxicados por drogas da categoria hipnóticos/sedativos/antipsicóticos e que a porcentagem de fatalidade foi a maior nesse grupo em relação aos demais: 0,25% das mortes de intoxicados por qualquer substância (377 indivíduos/2,55% dos intoxicados dessa categoria). Muitos sintomas presentes nas intoxicações são exacerbações dos efeitos colaterais em doses terapêuticas. A gravidade dos sintomas de intoxicação é aumentada na presença de intoxicações múltiplas, em crianças e em adultos pouco habituados a medicação.

Antipsicóticos típicos de alta potência

Os sintomas mais frequentes são: agitação psicomotora, delírio e sintomas extrapiramidais graves, como rigidez muscular, tremores, parkinsonismo e catatonia. Em menor frequência podem ser observados: hipersalivação, rebaixamento do nível de consciência e alterações cardíacas, como bloqueio atrioventricular e arritmias. Na presença de sintomas extrapiramidais graves, deve-se atentar para o diagnóstico diferencial de síndrome neuroléptica maligna.

Antipsicóticos típicos de baixa potência

Os antipsicóticos de baixa potência costumam causar intoxicações mais graves do que os de alta potência. Os sintomas mais frequentes da intoxicação são: rebaixamento do nível de consciência leve até coma, confusão mental, hipotensão arterial, sintomas anticolinérgicos (p.ex., boca seca e íleo paralítico), agitação, inquietude, convulsões, febre e arritmias cardíacas. Os sintomas extrapiramidais são menos comuns.

Antipsicóticos atípicos

Os efeitos da intoxicação por antipsicóticos atípicos iniciam-se após 1 a 2 horas da ingestão e atingem seu pico em 4 a 6 horas. O tempo médio de recuperação é de 12 a 48 horas, podendo levar até 6 dias para a completa recuperação. Fatalidades são mais frequentes na presença de coingestão.

As manifestações clínicas mais frequentes são:

- Rebaixamento do nível de consciência, que pode ser leve, moderado (ataxia, letargia, fala incompreensível) a grave (coma e perda de reflexos) e depressão do SNC.
- Miose, podendo ocorrer midríase.
- Hipotensão arterial e taquicardia reflexa.
- Prolongamento do intervalo QT.
- Depressão respiratória.
- Sintomas anticolinérgicos (mais comuns com clozapina e olanzapina.
- Sialorreia (mais frequente com a clozapina).
- Agitação psicomotora.
- Delírio.
- Sintomas extrapiramidais (mais frequentes na intoxicação por risperidona, mas podem ocorrer nas intoxicações por clozapina e olanzapina).
- Hipotensão ortostática, taquicardia sinusal.

Manifestações clínicas menos frequentes incluem:

- Convulsões: ocorrem em menos de 1% dos casos, exceto para a clozapina, que ocorre em até 10% dos casos. Na maioria dos casos, são isoladas e autolimitadas.
- Distúrbios de condução cardíaca e arritmias: aumento do intervalo PR, QT e QRS, anormalidades do segmento ST-T, arritmias supraventriculares e ventriculares. Anormalidades de repolarização podem ocorrer com esses antipsicóticos mesmo em doses terapêuticas e são dose-dependentes.

É importante que sejam considerados os diagnósticos diferenciais de:

- Intoxicação por álcool, antiarrítmicos, antidepressivos, anticonvulsivantes, opioides, relaxantes musculares e hipnóticos.
- Síndrome neuroléptica maligna.
- Síndrome anticolinérgica.

A intoxicação por risperidona é caracterizada por sintomas extrapiramidais, rebaixamento do nível de consciência em graus variáveis, hipotensão arterial, hiponatremia, hipocalemia e arritmias. Há registros de casos letais e também um relato de caso de depressão respiratória tardia (3 dias após a ingestão), com necessidade de tratamento com ventilação mecânica.

Há poucas descrições sobre a intoxicação por olanzapina. Há relatos de intoxicação causando rebaixamento do nível de consciência, fala desordenada, taquicardia, hiperpirexia, leucocitose, aumento de creatininafosfoquinase (CPK) e miose paradoxal (semelhante à causada por intoxicações por opioides e agonistas alfa-2). Já houve registros de letalidade.

A intoxicação por quetiapina é caracterizada por sonolência, sedação, hipotensão arterial e taquicardia. Em crianças, há relatos de delírio anticolinérgico e rebaixamento do nível de consciência. Um estudo retrospectivo conduzido por Ngo et al. (2008) avaliou o desfecho de intoxicações por quetiapina comparada a outros antipsicóticos (aripiprazol, clorpromazina, clozapina, flufenazina, haloperidol, mesoridazina, molindona, olanzapina, ferfenazina, pimozida, risperidona, tiotixeno, trifluoperazina e ziprasidona) em casos registrados no Califórnia Poison Control System, no período de 2002 a 2006. Foram registrados 945 casos de intoxicação por quetiapina. As principais manifestações clínicas foram: sonolência (76%), coma (10%), convulsões (2%), taquicardia (56%), hipotensão (18%) e depressão respiratória (5%). Dois pacientes apresentaram taquicardia ventricular. Não havia dados que permitissem a porcentagem de pacientes com alteração do intervalo QT. Três pacientes morreram, todos estavam em coma e apresentaram depressão respiratória com necessidade de uso de ventilação mecânica. Os autores concluíram que a quetiapina causou, com maior frequência em relação aos outros antipsicóticos, hipotensão, coma, depressão respiratória, pior desfecho clínico e morte.

As principais manifestações clínicas da intoxicação por ziprasidona são: rebaixamento do nível de consciência (de sedação a obnubilação), fala indistinta, hipertensão arterial transitória, aumento do intervalo QT e reações distônicas da cabeça. Um relato de caso mostrou prolongamento no intervalo QT máximo em 6 horas após a intoxicação por 3.120 mg de ziprasidona, coincidindo com o pico plasmático da droga.

O aripiprazol é um antipsicótico atípico agonista dopaminérgico parcial, antagonista do receptor dopaminérgico D2 e que bloqueia levemente receptores alfa1-adrenérgico e histaminérgico. Há relatos de intoxicação por aripiprazol caracterizados por sonolência, ataxia, vômitos e alterações do intervalo QT e arritmias ventriculares.

Casos letais já foram identificados em pacientes que ingeriram 2 g de clozapina, e as principais manifestações clínicas da intoxicação foram: convulsões, acidose metabólica, taquicardia sinusal e prolongamento do intervalo QT.

Tratamento

O tratamento para a intoxicação por antipsicóticos baseia-se no suporte da vida, redução da absorção do antipsicótico e do tratamento dos sintomas da intoxicação. Na história clínica devem ser interrogadas intoxicações concomitantes e uso pregresso de medicações. O paciente necessita de observação clínica mínima de 12 horas. Devem ser feitos exame físico e neurológico completos e controle rigoroso de sinais vitais, incluindo temperatura. Os principais exames subsidiários a serem solicitados são: ECG seriados, hemograma, função renal, função hepática, eletrólitos, CPK seriada e toxicológico de sangue e urina. Os antipsicóticos e anticolinérgicos devem ser suspensos.

Devem ser instituídos suporte cardíaco e respiratório avançados, acesso venoso, monitoração cardíaca e respiratória, avaliação e medidas gerais para rebaixamento do nível de consciência e convulsões e avaliações seriadas de sinais vitais e *status* neurológico. Em caso de distonias e outros sintomas extrapiramidais graves, devem ser utilizados antiparkinsonianos cautelosamente. A hipotensão arterial e tontura podem persistir até o terceiro dia após a intoxicação. O tratamento compõe-se de reposição hídrica com cristaloides e, em casos refratários, uso de drogas vasoativas, como efedrina ou metaraminol, este último devendo-se tomar cuidados especiais, em função da possibilidade de causar bradicardia reflexa. Em casos extremos de hipotensão persistente, pode ser utilizada noradrenalina em bomba de infusão. As arritmias devem ser diagnosticadas e tratadas adequadamente, de acordo com o padrão identificado. As convulsões devem ser tratadas com diazepam. Barbitúricos devem ser evitados, por causa do aumento do risco de depressão respiratória. A presença de retenção urinária indica o uso de sondagem de alívio.

Como forma de diminuição da absorção, pode ser feita a lavagem gástrica. Trata-se de procedimento mais eficaz em ingestões recentes (até 4 horas), mas pode remover medicamentos ingeridos em até 24 a 36 horas antes. Pode-se utilizar carvão ativado para reduzir absorção adicional. Até uma hora após a ingestão, o carvão ativado pode reduzir a concentração plasmática da droga em até 50%. É importante que, antes da passagem da sonda, sejam tomadas medidas eficazes para evitar aspiração. Assim, em caso de rebaixamento do nível de consciência, o paciente deve ter suas vias aéreas protegidas pela intubação orotraqueal (IOT) para evitar aspiração. Convulsões também devem ser tratadas previamente à colocação da sonda. Catárticos salinos podem acelerar a evacuação quando a intoxicação é feita por comprimidos de liberação lenta. Eméticos não devem ser utilizados, por causa do maior risco de aspiração, dado o rebaixamento do nível de consciência e as distonias de cabeça e pescoço. A hemodiálise traz poucos benefícios, pois os antipsicóticos apresentam altas taxas de ligação proteica. A síndrome anticolinérgica, mais comum na intoxicação por clozapina, pode ser tratada com fisostigmina, devendo os riscos serem avaliados inicialmente.

INTOXICAÇÃO POR BENZODIAZEPÍNICOS

Introdução

Os benzodiazepínicos (BZD) são compostos cuja estrutura química básica é um anel 1,4-benzodiazepínico, com um cloro na posição sete e o grupo fenil na posição cinco. São ansiolíticos, relaxantes musculares, sedativos, indutores do sono e anticonvulsivantes. Apresentam boa absorção por via oral, sendo a velocidade variável entre os seus agentes: rápida para o diazepam e clorazepato, intermediária para o lorazepam e clordiazepóxido e lenta para o prazepam. A absorção por via intramuscular é errática, exceto para o midazolam e o lorazepam, que são mais hidrossolúveis. Também apresentam picos plasmáticos variáveis entre 30 minutos e 6 ou 8 horas.

São agentes lipossolúveis que facilmente atravessam a barreira hematoencefálica (BHE) e apresentam altas taxas de ligação às proteínas plasmáticas. Apresentam variações em sua meia-vida: curta para o lorazepam e oxazepam, média para o nitrazepam e alprazolam e longa para o clordiazepóxido, diazepam e flurazepam. São metabolizados pelo fígado por oxidação (diazepam, alprazolam, triazolam e clordiazepóxido) ou por conjugação (lorazepam e oxazepam) e por nitrorredução (clonazepam, nitrazepam e flunitrazepam). Idosos e crianças apresentam dificuldade na metabolização por oxidação, o que pode ocasionar acúmulo dos benzodiazepínicos metabolizados pela via oxidativa.

Os BZD ligam-se, de forma alostérica, ao receptor benzodiazepínico do receptor gabaérgico, aumentando a afinidade do receptor GABA ao neurotransmissor GABA, por modificação da conformação do receptor.

Quadro clínico

Os BZD apresentam margem de segurança ampla e não costumam provocar depressão respiratória acentuada. Raramente, a intoxicação é grave ou letal. Normalmente, as intoxicações graves estão associadas à ingestão simultânea de álcool, de outros depressores do SNC, anticolinérgicos ou antidepressivos tricíclicos.

As principais manifestações clínicas da intoxicação são:

- Rebaixamento do nível de consciência (desde sonolência e estado confusional até coma).
- Depressão respiratória até parada respiratória (rara).
- Relaxamento muscular.
- Hipotensão.
- Hipotermia.
- Nistagmo até ausência de movimentos oculares.
- Ataxia.
- Hiporreflexia.
- Disartria.
- Complicações secundárias ao rebaixamento do nível de consciência, como aspiração.

Tratamento

O tratamento da intoxicação por BZD envolve suporte de vida, tratamento dos sintomas e uso do flumazenil, se não houver contraindicação para utilização. As principais medidas de suporte são: manutenção de vias aéreas pérvias, esvaziamento gástrico – se ingestão recente –, identificação de possíveis congestões por *screening* toxicológico, monitoração de sinais vitais e nível de consciência pelo período de tempo necessário, conforme dosagem e meia-vida da droga utilizada, e manutenção de acesso venoso central. O tratamento da hipotensão arterial pode ser feito com soro fisiológico, glicofisiológico e com noraepinefrina, em casos refratários. Hemodiálise não é efetiva e a eliminação do BZD pode ser acelerada por diurese forçada com diuréticos osmóticos, líquidos intravenosos e eletrólitos.

O flumazenil é um agente imidazobenzodiazepínico, antagonista do receptor benzodiazepínico, que inibe os efeitos dos BZD por competição. É lipofílico e atinge o pico de concentração, quando administrado por via intravenosa, em 6 a 10 minutos. Sua metabolização é hepática e tem meia-vida de eliminação em torno de 60 minutos. Pode ser utilizado em pacientes intoxicados por BZD com rebaixamento do nível de consciência e, embora não reverta a depressão respiratória induzida pelos BZD, pode melhorar a função respiratória, por meio do seu componente esforço-dependente. Seu uso é contraindicado na suspeita de intoxicações múltiplas por drogas que diminuem o limiar convulsivo, como os antidepressivos tricíclicos, em pacientes com história prévia de convulsão e em pacientes com história de trauma craniano, pois nessas três situações pode, com mais frequência, provocar convulsões múltiplas e até *status* epiléptico. Em pacientes com ingestão crônica de BZD, pode causar síndrome de abstinência e convulsões. Devem ser levados em conta os riscos e os benefícios de cada paciente, considerando o fato de que é difícil a identificação desses fatores em sala de emergência.

O flumazenil (Lanexat® 0,5 mg/ampola) deve ser aplicado apenas em salas de emergência ou centro cirúrgico por profissional capacitado a lidar com possíveis efeitos colaterais. Aproximadamente 70% dos pacientes intoxicados por BZD respondem a doses totais de 1 a 3 mg. A dose habitual é de 0,3 a 0,6 mg. Deve-se iniciar com 0,3 mg, intravenosa, em 15 segundos. Doses subsequentes de 0,3 mg podem ser aplicadas a cada 60 segundos, até que se obtenha o nível de consciência desejado, até a dose máxima de 2 mg. A ação sobre os efeitos hipnóticos, sedativos e de inibição psicomotora ocorre em torno de 1 a 2 minutos. Normalmente, os pacientes recuperam a consciência em 20 a 30 minutos. Se houver retorno da sonolência, pode ser feita infusão de 0,1 a 0,4 mg/h até o retorno do despertar desejado. Alguns pacientes podem apresentar remissão parcial da sedação, o que pode causar aspiração de conteúdo gástrico e complicações pulmonares.

Abstinência

Ocorre mais frequentemente com o uso de BZD de curta duração, com a interrupção abrupta e com o uso prolongado (por mais de 6 meses), em doses mais elevadas que as terapêuticas e conforme o perfil do paciente. Benzodiazepínicos de meia-vida curta produzem sintomas mais rápidos e mais graves. De acordo com a meia-vida do BZD, os sintomas de abstinência podem surgir de 1 a 3 dias (alprazolam) até 2 a 6 dias após a retirada (diazepam e clorazepato).

As manifestações clínicas incluem ansiedade, tremores, insônia, irritabilidade, agitação, tensão muscular, parestesias, hipertensão sistólica, sudorese excessiva, disforia, lentificação do pensamento e desconforto epigástrico. Em casos mais graves podem ocorrer convulsões, delírio, delírios persecutórios, alucinações, despersonalização, desrealização e crises de pânico.

O tratamento inclui monitoração de sinais vitais, nível de consciência, tratamento dos sintomas e introdução de BZD de meia-vida longa. Durante a retirada em usuários crônicos, BZD de meia-vida curta devem ser trocados por BZD de longa duração e a redução da dose deve ser gradual (25% da dose original no primeiro dia e 25% da dose original a cada dia subsequente).

INTOXICAÇÃO POR ETANOL (ÁLCOOL)

Introdução

O etanol é um agente depressor do SNC que altera o arranjo da membrana celular lipídica, tornando-a mais fluida, permitindo sua passagem para dentro da célula. Atua em vários sistemas de neurotransmissores, principalmente nos sistemas gabaérgico (ampliação da neurotransmissão inibitória nos receptores GABA-A) e glutamatérgico (redução da neurotransmissão excitatória no subtipo de receptor de glutamato N-metil-d-aspartato – NMDA). Essas alterações aumentam a atividade dopaminérgica e serotoninérgica e a liberação de opioides e canabioides endógenos no sistema de recompensa, aumentando a procura pela substância.

Sua absorção é rápida, sendo 70% pelo estômago e 30% pelo intestino delgado. Sua metabolização é hepática por oxidação, pela enzima álcool-desidrogenase e pelo sistema microssomal hepático. No processo, o álcool é convertido em acetaldeído, que, por sua vez, é convertido pela aldeído desidrogenase em acetato, que é transformado em CO_2 e H_2O e excretado pelos rins e pulmões. A taxa de metabolização é de 7 g/h e a metabolização pelo sistema microssomal hepático aumenta quanto maior for a quantidade de álcool consumida.

Quadro clínico

A intoxicação alcoólica é caracterizada por sintomas clínicos, neurológicos e comportamentais e a gravidade dos sintomas está relacionada ao nível de álcool no sangue e à tolerância do indivíduo. Pacientes tolerantes podem apresentar sintomas leves em alcoolemias altas. O risco de depressão e parada respiratória aumenta significativamente em alcoolemias maiores que 300 mg/dL, podendo levar a morte, sobretudo em indivíduos não tolerantes.

A história clínica deve conter dados sobre quantidade e tipo de bebida consumida, uso de outras substâncias, padrão de uso de álcool e história de trauma. Devem ser feitos exame físico e neurológico completos.

As manifestações clínicas são:

- Gerais: hipotermia, rubor facial, hiperemia conjuntival, hálito etílico e fala pastosa.
- Psiquiátricas: labilidade emocional, euforia, irritabilidade, depressão, prejuízo do julgamento, desatenção e tentativas de suicídio.
- Neurológicas: nistagmo, disartria, ataxia, amnésia, perda de coordenação, convulsões e rebaixamento do nível de consciência até coma.
- Metabólicas: hipoglicemia, hipocalemia, hipomagnesemia, hipoalbuminemia, hipocalcemia, hipofosfatemia e acidose metabólica (lática ou cetoacidose).
- Cardiovasculares: taquicardia, vasodilatação periférica, depleção de volume, hipotensão, taquiarritmia atrial, ventricular e fibrilação atrial aguda e redução do débito cardíaco em cardiopatas.
- Respiratórios: risco de depressão respiratória, redução da sensibilidade das vias aéreas a corpos estranhos, aumento do risco e aspiração.
- Gastrintestinais: náuseas, vômitos, diarreia, dor abdominal, gastrite, úlcera péptica, hepatite aguda, pancreatite e sangramento gastrintestinal.
- Musculares: miopatias esqueléticas, fraqueza muscular e mioglobinúria.

Devem ser realizados: radiografia de tórax, ECG, dosagens séricas de sódio, potássio, cloro, bicarbonato, glicose, cálcio, magnésio, amilase, enzimas hepáticas, tempo de protrombina, CPK, creatinina, ureia e cetonas. A alcoolemia pode ser mensurada no sangue ou na expiração. Pacientes com sintomas neurológicos e com história de TCE devem fazer tomografia de crânio pelo risco de hematoma subdural e concussão.

Pode-se fazer uma estimativa dos efeitos pela alcoolemia:

- 20 a 30 mg/dL: diminuição do tempo de reação, prejuízo da coordenação fina, redução da capacidade de crítica e alterações de humor.
- 50 a 100 mg/dL: redução leve a moderada das funções cognitivas e dificuldade nas habilidades motoras.
- 100 a 150 mg/dL: grave intoxicação, ataxia, disartria, euforia, propensão a confronto e grave prejuízo das funções psíquicas e motoras.

- 200 a 300 mg/dL: alterações graves do estado mental, ataxia, fala arrastada, náuseas, vômitos e diplopia.
- acima de 300 mg/dL: coma, hipotensão e hipotermia, disartria, amnésia e estágio inicial de anestesia.
- 400 mg/dL: redução ou ausência de reflexos, hipotermia, depressão respiratória, palidez, retenção ou incontinência urinária. Normalmente é letal, mesmo para etilistas crônicos.

Os diagnósticos diferenciais mais comuns são: intoxicações por outras substâncias, alterações metabólicas, encefalopatia hepática, cetoacidose diabética, coma hiperosmolar, sepse, encefalite, meningite, desidratação, hipóxia, hiper/hipotireoidismo, acidente vascular cerebral (AVC), epilepsia, síndrome de abstinência alcoólica, síndrome de Wernicke-Korsakoff, TCE, hematoma subdural e concussão cerebral.

Tratamento

O tratamento da intoxicação alcoólica é de suporte e sintomático. A intoxicação costuma se resolver em 3 a 12 horas após a ingestão. Deve ser oferecido suporte clínico geral, manutenção de vias aéreas pérvias, acesso venoso periférico e prevenção de aspiração, mantendo o paciente em posição de Trendelenburg e em decúbito lateral esquerdo, além da correção dos distúrbios metabólicos, da desidratação, da hipotermia e da hipoglicemia. Antes de ser ministrada glicose, no entanto, o paciente deve receber tiamina por via intramuscular ou intravenosa, para prevenir o desenvolvimento da encefalopatia de Wernicke (tríade: confusão mental, nistagmo e ataxia). Em caso de convulsão, o tratamento deve ser feito por meio da administração de 10 mg de diazepam por via intravenosa. O uso de psicotrópicos deve ser evitado. Em casos de agitação importante, proceder à contenção mecânica e uso intramuscular de haloperidol. A metadoxina tem mostrado resultados promissores no tratamento da intoxicação alcoólica, uma vez que acelera o metabolismo do etanol ao aumentar a atividade da acetaldeído desidrogenase, facilitando o *clearance* plasmático do etanol e do acetaldeído e a eliminação urinária de cetonas.

A lavagem gástrica e a hemodiálise são medidas de exceção usadas em pacientes com alcoolemias severas e refratários às terapias convencionais. Pacientes com alcoolemias graves de ingestão recente podem receber lavagem gástrica, desde que não estejam rebaixados e sem intubação. É importante, nesses casos, que não haja suspeita de ingestão de agentes corrosivos e risco de hemorragia e perfuração gastrintestinal. A hemodiálise pode ser considerara em pacientes com alcoolemia grave, insuficiência hepática e refratariedade às terapias convencionais.

INTOXICAÇÃO POR SOLVENTES

Introdução

Segundo dados do II Levantamento Domiciliar sobre o Uso de Drogas Psicotrópicas no Brasil, 6,1% da população brasileira já fez uso de solventes na vida. Isso demonstra a importância dessa classe de substâncias, na qual se incluem a cola, a gasolina, o tiner, o lança-perfume, o loló, entre outros. Os princípios ativos mais comuns são o tolueno, a acetona e o benzeno, entre outros. Todos atuam como depressores do SNC, embora em doses baixas tenham efeito euforizante. A absorção pulmonar é muito rápida e, em pouco tempo, a substância atinge o cérebro. Seus efeitos surgem após cerca de 5 minutos do início do consumo e podem durar de 30 minutos a algumas horas, dependendo da substância e da dose inaladas. Seu metabolismo é hepático, o que faz com que, em combinação com o álcool, tenham seu efeito prolongado em virtude da competição pelas enzimas hepáticas. Em geral, ainda podem ser detectados no sangue 4 a 10 horas após seu consumo. Seu mecanismo de ação não é totalmente conhecido, mas acredita-se que, como depressores, atuem sobre os neurônios gabaérgicos. A fluidização das membranas também é uma possibilidade farmacodinâmica para seus efeitos.

Quadro clínico

A intoxicação aguda por solventes tem duração média de 15 a 45 minutos. Na sala de emergência, é comum a presença de resíduos da substância nas mãos e roupas do paciente, assim como irritação dos olhos e das vias aéreas. Os sintomas variam de acordo com a dose consumida. Assim, em quadros leves, observam-se apatia, capacidade de julgamento prejudicada, fotofobia, irritação de orofaringe gerando tosse e coriza, além de diarreia, náuseas e vômitos. Nistagmo, diplopia e hiporreflexia também podem estar presentes. Em doses mais elevadas, ocorre rebaixamento do nível de consciência, podendo chegar ao estupor e ao coma, além de depressão respiratória e arritmias. Em casos graves, pode haver hepatite tóxica, com possível evolução para insuficiência hepática. Outra complicação importante é o delírio induzido por inalantes, podendo resultar em perturbações comportamentais graves.

Tratamento

Não existe tratamento específico para a intoxicação por solventes. Deve ser feita avaliação clínica e laboratorial completa, incluindo ECG, para verificar o estado geral do paciente, que irá guiar as medidas que serão utilizadas. Suporte geral com oxigênio, monitoração cardíaca e hidratação intravenosa sempre deve ser feito, assim como o repouso do paciente em ambiente tranquilo e livre de estímulos.

O tratamento é sintomático, de acordo com as alterações detectadas. Assim, nos casos com rebaixamento do nível de consciência ou insuficiência respiratória, deve-se proceder à proteção da via aérea, com intubação orotraqueal. Correção de possíveis arritmias e suporte hemodinâmico também devem fazer parte do repertório a ser aplicado. Betabloqueadores devem ser evitados, pois podem agravar ou induzir quadros de broncoespasmos em vias aéreas já comprometidas. Nos casos de agitação psicomotora e de delírio, está indicado o uso de antagonistas de receptores dopaminérgicos, especialmente os de alta potência, como o haloperidol. Os benzodiazepínicos e os neurolépticos de baixa potência devem ser evitados, em razão do maior risco de depressão respiratória e hipotensão.

INTOXICAÇÃO POR ESTIMULANTES (COCAÍNA E ANFETAMINAS)

Introdução

Segundo dados do Centro Brasileiro de Informações sobre Drogas Psicotrópicas (Cebrid), 2,9% da população brasileira já fez uso de cocaína ao longo da vida. Para o *crack*, esse índice é de 0,7%, e de 3,2% para as anfetaminas. Tais substâncias têm em comum o fato de agirem como estimulantes do SNC. Além disso, todas (com exceção do *crack*, um predecessor da cocaína) apresentam ou já apresentaram usos médicos bem definidos.

A partir de 1880, após ser isolada em 1860, a cocaína passou a ser amplamente utilizada como anestésico local. Freud, no início de sua carreira, dedicou grande atenção à cocaína, sendo que seu primeiro artigo científico tratava das aplicações clínicas da substância. À medida que a sensação de bem-estar e plenitude gerada se disseminou, seu uso se tornou mais amplo, culminando, em pouco tempo, com os primeiros relatos de dependência, por volta de 1914, o que restringiu de forma importante suas indicações médicas.

A primeira anfetamina a ser isolada, em 1887, foi introduzida na prática clínica em 1932, na forma de um inalante para tratar congestão nasal e asma, por conta de seus efeitos vasoconstritores. Em 1937 seu uso foi estendido para tratamento de depressão, narcolepsia e letargia, já na forma de tabletes para ingestão por via oral. Em virtude de seu efeito anorexígeno, passaram a ser utilizadas também para tratamento de obesidade. Desde 1970, graças ao seu potencial de abuso, o FDA vem restringindo suas indicações e aumentando a fiscalização sobre sua distribuição à população, atitude que vem sendo seguida também no Brasil.

Sua absorção por via oral é rápida e seu início de ação acontece cerca de 1 hora após a ingestão. A via intravenosa também é uma opção, sendo que o efeito, nesse caso, tem início quase imediato. A metabolização é hepática. Vale citar que a cocaína tem maior potencial de gerar dependência que as anfetaminas. Ambas as substâncias agem sobre o circuito da recompensa cerebral. A cocaína bloqueia a recaptação de dopamina. Já as anfetaminas aumentam sua liberação. Em ambos os casos, há ação principalmente sobre os receptores D1 e D2. Além disso, a recaptação de catecolaminas também fica comprometida, aumentando a concentração de noradrenalina e, em menor escala, de serotonina, na fenda sináptica. O desenvolvimento de tolerância ocorre em pouco tempo. Apesar do efeito rápido, a cocaína ainda pode ser detectada no sangue e na urina até 10 dias depois de seu consumo.

Quadro clínico

Os sintomas da intoxicação incluem agitação, irritabilidade, hipersexualidade, comportamento impulsivo e perigoso, agressividade, julgamento prejudicado, inquietação ou agitação psicomotora, além de taquicardia, hipertensão e midríase. Em casos graves, pode-se instalar um quadro de alteração do nível de consciência, levando ao delírio por intoxicação com estimulantes. Em casos mais graves, os pacientes podem experimentar alucinações visuais e auditivas, além de ideias delirantes de conteúdo paranoide. As alterações hemodinâmicas também podem ser mais intensas, de acordo com a dose consumida, podendo culminar em infarto agudo do miocárdio ou mesmo acidente vascular cerebral, em função da intensa vasoconstrição provocada pelas substâncias, especialmente pela cocaína.

Tratamento

Não existe um tratamento específico para a intoxicação por estimulantes. Deve ser feita avaliação clínica e laboratorial completa, incluindo ECG, para verificar o estado geral do paciente, o que irá guiar as medidas utilizadas. Suporte geral, com oxigênio, monitoração cardíaca e hidratação intravenosa, sempre deve ser feito, assim como o repouso do paciente em ambiente tranquilo e livre de estímulos.

O tratamento é sintomático, de acordo com as alterações detectadas. Assim, nos casos de inquietação ou agitação psicomotora, devem ser tomadas medidas para a tranquilização do paciente, garantindo sua própria segurança. O uso de medicações por via intramuscular é uma opção importante a ser considerada no caso de recusa da ingestão por via oral. Os BZD são a primeira opção, sendo o midazolam o mais indicado para a via intramuscular. A prometazina também pode ser considerada. Vale ressaltar que os antipsicóticos devem ser evitados, já que, assim como os estimulantes, diminuem o limiar convulsivo. Sua aplicação, no entanto, pode ser necessária nos casos em que há importante predomínio dos sintomas psicóticos (delírios e alucinações). Nesse caso, a preferência deve recair sobre os antipsicóticos atípicos ou sobre os típicos de alta potência. Correção de possíveis arritmias e suporte hemodinâmico também devem fazer parte do repertório a ser aplicado.

INTOXICAÇÃO POR ALUCINÓGENOS

Introdução

Os alucinógenos, ou psicodélicos (do grego *psico* = mente e *delos* = expansão), são substâncias perturbadoras do SNC que provocam alucinações, perda de contato com a realidade e expansão da consciência. Quase todos os alucinógenos contêm nitrogênio e são classificados como alcaloides. Segundo o FDA, não têm uso médico e apresentam alto potencial de abuso. Podem ser sintéticos ou naturais. Os alucinógenos naturais mais comuns são a psilocibina (presente em alguns cogumelos), a mescalina (do cacto peiote) e, mais recentemente em uso, a *Salvia divinorum* (um tipo de sálvia com efeito alucinógeno muito potente). Os sintéticos mais comuns são a dietilamina ácido lisérgico (LSD), a fenciclidina e a quetamina. Caapi e chacrona são plantas alucinógenas usadas conjuntamente sob a forma de bebida, a Ayahuasca, utilizada no ritual do Santo Daime, culto da União do Vegetal e de outras seitas muito difundidas no Brasil e também por mais de 70 grupos indígenas diferentes no Brasil, Colômbia, Peru, Venezuela, Bolívia e Equador.

O II Levantamento Domiciliar sobre o Uso de Drogas Psicotrópicas no Brasil, realizado em 2005 pelo Cebrid, detectou que 1,1% da população já fez uso de alucinógenos na vida (sendo incluído também o *ecstasy*). Já nos Estados Unidos, segundo o National Survey on Drug Use and Health (NSDUH) de 2006, 1,1 milhão de pessoas com idade igual ou superior a 12 anos relatou ter usado LSD pela primeira vez nos últimos 12 meses e 9,5% relataram uso de LSD ao longo da vida. Segundo o Monitoring the Future Survey, não houve mudança no uso de LSD de 2006 a 2007 entre estudantes de 8ª, 10ª e 12ª séries, porém a percepção de risco de dano com o consumo regular e a desaprovação do uso caíram entre uma parcela significativa de adolescentes, revelando uma perigosa mudança de atitude, que pode indicar um aumento subsequente do uso.

Os alucinógenos atuam principalmente como agonistas parciais de receptores serotoninérgicos pós-sinápticos, porém os mecanismos exatos por meio dos quais essas substâncias exercem seu efeito alucinógeno ainda não são claramente conhecidos. A principal via de absorção dos alucinógenos é a via oral, mas também podem ser inalados, fumados ou injetados intravenosamente.

As mesmas características que levaram os alucinógenos a ser incorporados em tradições ritualísticas e religiosas levaram à sua propagação como droga de abuso. A tolerância desenvolve-se rapidamente, após poucos dias de uso, e é também rapidamente revertida, em quatro a sete dias de interrupção do uso. Não é descrita síndrome de abstinência, mas ocorre abuso e dependência.

Quadro clínico

O início de ação dos alucinógenos ocorre em 1 hora, atinge o pico em 2 a 4 horas e dura de 8 a 12 horas. Os efeitos simpatomiméticos incluem tremores, taquicardia, hipertensão, hipertermia, sudorese, visão turva e midríase. Diferentemente do que ocorre com a maioria das outras drogas, os efeitos psíquicos dos alucinógenos são muito variáveis, produzindo diferentes efeitos em diferentes pessoas ou em diferentes momentos. Isso se deve às variações de quantidade e composição dos princípios ativos, principalmente nos alucinógenos derivados de plantas e cogumelos. As percepções tornam-se mais brilhantes e intensas, as cores e texturas parecem mais ricas, os contornos mais nítidos, a música mais emocionalmente profunda, os odores e paladares são salientados. Ocorrem alterações de imagem corporal e da percepção de tempo e espaço. As alucinações geralmente são visuais, mas alucinações auditivas e táteis também podem ocorrer. As emoções tornam-se excepcionalmente intensas e oscilações rápidas de humor podem aparecer. Notam-se aparente conscientização quanto aos órgãos internos, recuperação de antigas recordações perdidas, reflexão religiosa e filosófica e despersonalização.

O Manual Diagnóstico e Estatístico de Transtornos Mentais (DSM-IV-TR) define a intoxicação como alterações comportamentais e perceptuais mal adaptativas e certos sinais fisiológicos, conforme a Tabela 1.

Tabela 1. Critérios diagnósticos para intoxicação com alucinógenos

A. Uso recente de alucinógeno
B. Alterações comportamentais ou psicológicas mal adaptativas e clinicamente significativas (p.ex., ansiedade ou depressão acentuada, ideias de referência, medo de perder o juízo, ideação paranoide e comprometimento no julgamento ou comprometimento no funcionamento social ou ocupacional) que se desenvolveram durante ou logo após o uso de alucinógenos
C. Alterações perceptuais ocorrendo em um estado de plena vigília e alerta (p.ex., intensificação subjetiva de percepções, despersonalização, desrealização, ilusões, alucinações e sinestesias) que se desenvolveram durante ou logo após o uso de alucinógenos
D. Dois (ou mais) dos seguintes sinais, desenvolvendo-se durante ou logo após o uso de alucinógenos:
1) dilatação das pupilas
2) taquicardia
3) sudorese
4) palpitações
5) visão turva
6) tremores
7) falta de coordenação
E. Os sintomas não se devem a uma condição médica geral nem são mais bem explicados por outro transtorno mental

Fonte: DSM-IV, Diagnostic and Statistical Manual of Mental Disorders. American Psychiatric Association. 4. ed. Washington: American Psychiatric Association; 2000.

O diagnóstico diferencial deve ser feito com intoxicação com anfetaminas e anticolinérgicos e abstinência de álcool.

A fenciclidina (*angel dust* – APCP), substância utilizada basicamente nos Estados Unidos, foi desenvolvida no final da década de 1950 para ser utilizada como um anestésico, mas seu uso médico foi suspenso em 1962 por causa de seus efeitos colaterais. A quetamina (*special-K* – K), que foi desenvolvida para substituí-la e é utilizada em anestesia veterinária e infantil, vem sendo consumida na cena noturna, pelas vias inalatória ou intramuscular, geralmente por usuários de múltiplas substância. Junto com o *ecstasy*, o GHB, o LSD, as metanfetaminas e o Rohypnol (flunitrazepam, BZD de comercialização proibida nos Estados Unidos), faz parte de um grupo de substâncias conhecidas como *club drugs*. A fenciclidina e a quetamina têm ação gabaérgica e são chamadas de drogas dissociativas, por causarem distorções perceptivas dos estímulos visuais e sonoros e produzirem sensação de destacamento do ambiente e de si mesmo (dissociação). Doses baixas provocam sensação de se estar flutuando, diminuição da atenção, da memória e da capacidade de aprendizagem. Em altas doses, podem provocar estados oníricos, dissociação, prejuízo das funções motoras, sensação de morte iminente, aumento da pressão arterial e problemas respiratórios potencialmente fatais. Em doses ainda maiores, podem causar delírio e amnésia.

- Delírio: o delírio por intoxicação com alucinógenos é raro e se inicia durante a intoxicação. Como os alucinógenos são frequentemente misturados com outras substâncias, os outros componentes ou suas interações com os alucinógenos podem resultar em um delírio clínico.
- *Bad trip*: a *bad trip*, ou viagem ruim, é o efeito adverso mais comum dos alucinógenos e é semelhante à reação

de pânico induzida por maconha, porém mais intensa, podendo produzir verdadeiros sintomas psicóticos. A *bad trip* é autolimitada e, em geral, desaparece junto com os efeitos imediatos do alucinógeno, mas sua duração é variável e pode ser confundida com um transtorno psicótico não orgânico.

- Transtorno de humor e de ansiedade induzido por alucinógenos: os sintomas de humor induzidos por alucinógenos variam desde sintomas depressivos até sintomas maniformes envolvendo ideias de grandeza ou sintomas mistos. O transtorno de ansiedade induzido por alucinógenos não é padronizadamente descrito, mas há relatos de transtorno de pânico com agorafobia. Também nesses casos, como nas *bad trip*, os sintomas desaparecem com a eliminação da droga do organismo.

Tratamento

O tratamento da intoxicação por alucinógenos consiste em:

- Tranquilização verbal: reasseguramento (explicar que os sintomas são induzidos pela droga, que o paciente não está "ficando louco" e que os sintomas desaparecerão logo).
- Suporte: colocar o paciente em um quarto silencioso, com poucos estímulos sensoriais.
- Em casos mais graves, podem-se administrar antipsicóticos, se houver sintomas psicóticos, ou BZD de meia-vida curta (lorazepam via oral ou midazolam via intramuscular), se houver sintomas ansiosos ou agitação psicomotora.

INTOXICAÇÃO POR *ECSTASY*

Introdução

O *ecstasy*, ou 3,4-metilenodioximetanfetamina (MDMA), é uma droga sintética quimicamente similar à metanfetamina (estimulante) e à mescalina (alucinógeno), popularmente chamada de "bala" ou "pílula do amor". Produz um efeito energizante, assim como sentimentos de euforia, calor emocional, distorções da percepção de tempo e experiências táteis.

O *ecstasy* é principalmente comercializado na forma de comprimidos de 75 a 150 mg, mas também pode ser encontrado na forma de cápsulas gelatinosas ou em pó. Atualmente, questiona-se muito a pureza dos comprimidos, que podem conter quantidades variáveis de MDMA, assim como outras substâncias, como metanfetamina, anfetamina, MDA, MDEA, cafeína, LSD e efedrina. Desde o fim dos anos 1980, em Ibiza, na Espanha, o *ecstasy* é usado principalmente associado a "baladas" e *raves*, inserido na cultura *dance* ou *clubber*. Com a popularização da música eletrônica, seu uso foi difundido para o resto do mundo. O *ecstasy* também é popular entre a comunidade homossexual das grandes cidades, com alguns indivíduos relatando o uso dentro de um contexto de experiência de uso de múltiplas drogas, como maconha, cocaína, quetamina e metanfetamina. Inicialmente predominante entre jovens brancos, dados de pesquisas comunitárias do National Institute on Drug Abuse (NIDA) revelam disseminação do uso para as outras etnias, assim como para fora da cena da música eletrônica.

O consumo mundial de estimulantes tipo anfetaminas (*anphetamine-type stimulants* – ATS), entre eles o *ecstasy*, apesar de ter estabilizado nos últimos anos, ainda supera o consumo de cocaína e heroína juntas (dados do United Nations Office for Drugs and Crimes – UNODC). O Monitoring the Future Survey detectou que, entre 2004 e 2007, o consumo no último ano aumentou entre estudantes adolescentes, bem como diminuiu a percepção do risco de dano entre estudantes mais jovens. Já segundo o NSDUH, em 2006, 0,2% da população com 12 anos ou mais usou MDMA no mês anterior à pesquisa, 0,9% usou no último ano e 5% relataram uso ao longo da vida. A média de idade de iniciação do uso nessa pesquisa foi de 20,6 anos. No Brasil, o II Levantamento Domiciliar sobre Uso de Drogas realizado em 2005 pelo CEBRID encontrou que 0,38% da população relatou já ter feito uso de *ecstasy* na vida.

O *ecstasy* age primariamente no sistema serotoninérgico, inibindo a recaptação de serotonina nas fendas sinápticas e aumentando sua liberação. Também exerce ação similar, porém menos potente, nos sistemas dopaminérgico e noradrenérgico. O aumento dos níveis de serotonina explicam a elevação do humor descrita pelos usuários e sua diminuição explica os efeitos negativos que aparecem nos dias seguintes ao uso. Encontra-se uma alta taxa de dependentes entre os usuários de *ecstasy*. Os sintomas de abstinência da droga incluem fadiga, diminuição de apetite, sintomas depressivos e diminuição da concentração.

Quadro clínico

A maioria dos usuários consome um a dois comprimidos para uso recreativo, mas doses subsequentes podem ocorrer. O efeito pode durar até 8 horas.

À semelhança de todos os alucinógenos, os efeitos do *ecstasy* dependem do contexto em que ocorre o uso. O ambiente mais comum é o de clubes noturnos e *raves*, com luzes e música eletrônica.

Os efeitos desejados são:

- Sensação de bem-estar.
- Aumento do estado de alerta.
- Maiores interesse sexual e desejo de sociabilização.
- Atraso da sensação de sono e fadiga.
- Euforia.
- Hipersensibilidade sensorial.

Os efeitos indesejados que podem aparecer logo após a ingestão ou, eventualmente, até dias ou semanas depois, são:

- Confusão.
- Sintomas depressivos.
- Insônia.
- Fissura pela droga.
- Ansiedade severa.

Apesar de o *ecstasy* ter adquirido fama de ser uma droga segura entre os jovens, pode ser perigoso para a saúde e até letal. Assim como os outros estimulantes, como cocaína e anfetaminas, pode causar os seguintes efeitos agudos:

- Aumento da frequência cardíaca e da pressão arterial.
- Tensão muscular.
- Ranger de dentes involuntário.
- Náusea.
- Visão borrada.
- Sensação de desmaio.
- Arrepios.
- Sudorese excessiva.
- Ataques de pânico.
- Agitação psicomotora.
- Convulsões secundárias à hiponatremia.

Em altas doses, o *ecstasy* interfere na regulação da temperatura corpórea, podendo causar hipertermia, e aumento da secreção do hormônio antidiurético, levando à desidratação, rabdomiólise e falência dos sistemas cardiovascular, hepático e renal e, em casos raros e imprevisíveis, morte. O *ecstasy* altera seu próprio metabolismo, portanto, níveis potencialmente prejudiciais podem ser alcançados pelo uso repetido em curtos períodos.

Além dos efeitos agudos, os usuários crônicos de *ecstasy* apresentam piora do desempenho em alguns testes cognitivos e de memória em comparação aos não usuários, apesar de esses efeitos poderem estar associados ao uso concomitante de outras drogas.

Tratamento

O tratamento da intoxicação por *ecstasy* consiste em:

- Tranquilização verbal: reasseguramento (explicar que os sintomas são induzidos pela droga, que o paciente não está "ficando louco", que os sintomas desaparecerão logo).
- Monitoração dos sinais vitais e das vias aéreas, garantindo sua perviedade. Fornecer oxigênio e obter acesso venoso. Em casos de comprometimento respiratório por convulsões, instabilidade cardiovascular ou trauma, proceder à proteção das vias aéreas por intubação endotraqueal.
- Suporte: colocar o paciente em um quarto silencioso, com poucos estímulos sensoriais.
- Determinação da glicemia se o paciente apresentar alteração do estado mental. Em caso de hipoglicemia: tiamina e glucose.
- Até 1 hora após a ingesta: lavagem gástrica com carvão ativado.
- Se houver agitação psicomotora ou ataques de pânico: BZD de meia-vida curta (lorazepam via oral ou midazolam intramuscular).
- Em casos de hipertermia: resfriamento agressivo e ressuscitação fluida. A morbidade está diretamente relacionada à severidade e à duração da hipertermia: despir o paciente, aplicar resfriamento por evaporação (água e ventilador), realizar lavagem gástrica com líquido gelado, aplicar pacotes de gelo em virilhas e axilas – em casos extremos, imersão em gelo pode ser considerada; controlar os tremores com BZD e antipiréticos não é útil.
- Em casos de convulsões, administrar BZD e, se refratariedade, fenobarbital ou propofol.
- Checar eletrólitos, principalmente para hiponatremia. Nesse caso, iniciar com restrição de fluidos e considerar solução salina hipertônica em casos refratários.
- Cateter de Foley para monitoração do débito urinário em pacientes com suspeita de rabdomiólise, para checagem de mioglobina e creatinoquinase. Se rabdomiólise for confirmada, hidratar, alcalinizar a urina com bicarbonato de sódio e considerar a administração de furosemida e manitol.
- Se houver suspeita de lesão cardíaca, solicitar enzimas cardíacas. Arritmias importantes podem requerer tratamento farmacoterápico ou cardioversão e/ou desfibrilação.
- Manejar a hipertensão com BZD. Se não houver resposta, administrar nitroprussiato ou nitroglicerina.
- Solicitar teste de gravidez para pacientes do sexo feminino com overdose, por conta do potencial teratogênico do *ecstasy* e do risco de parto prematuro e aborto.

INTOXICAÇÃO POR OPIOIDES

Introdução

Os termos opioides e opiáceos derivam da palavra ópio, o suco da papoula *Papaver somniferum*, que contém 20 alcaloides do ópio, incluindo a morfina. A papoula é produzida principalmente no Oriente Médio e Extremo Oriente. Opiáceo refere-se a qualquer preparação ou derivado do ópio e opioide refere-se a um narcótico sintético com ação semelhante à dos opiáceos. Como no DSM-IV-TR, será utilizado neste livro o termo opioides para se referir aos dois tipos de substâncias.

Os principais opioides naturais ou sintetizados a partir de opioides naturais são a heroína (diacetilmorfina), popularmente conhecida como *junk*, a codeína (3-metoximorfina) e a hidromorfona. Os principais opioides sintéticos são a meperidina, a metadona, o citrato de fentanila (fentanil), a pentazocina e o propoxifeno. A heroína é aproximadamente 2 vezes mais potente que a morfina, sendo o opioide mais frequentemente consumido entre os dependentes de opioides. O cultivo de ópio no Afeganistão é um dos grandes alvos da ação da United Nations Office on Drugs and Crimes (UNODC). Mas apesar de o país responder pela maior parte do ópio produzido no mundo, houve um declínio de 19% no cultivo de 2007 para 2008, e a previsão é de declínio também em 2009, revertendo o aumento ocorrido nos anos anteriores (Afghan Opium Survey, 2008).

Os opioides podem ser consumidos por via oral, inalados, injetados subcutaneamente ou injetados intravenosamente. Nos países em que o uso de opioides é alto, preocupam não só a morbidade e mortalidade diretamente associadas, mas também a relação do uso intravenoso com a transmissão do HIV e do vírus da hepatite. A heroína é uma droga muito cara, sendo comum o envolvimento dos usuários com atividades ilegais visando à obtenção de dinheiro para financiamento do uso.

Segundo dados do II Levantamento Domiciliar sobre o Uso de Drogas Psicotrópicas no Brasil, realizado pelo Cebrid em 2005, 1,3% da população já fez uso na vida de opioides (excluindo-se heroína), 0,5% fez uso no ano anterior à entrevista, 0,3% no mês anterior e houve predomínio de mulheres em relação a homens. A prevalência de uso na vida de heroína foi de 0,09%, mas, metodologicamente, os dados para heroína foram imprecisos. Nesse levantamento, não houve relato de uso de drogas injetáveis. Nos Estados Unidos, dados do National Survey on Drug Use and Health revelaram aumento da prevalência de uso de heroína no mês anterior à pesquisa de 0,06% em 2005 para 1,4% em 2006. Entretanto, o número de indivíduos que usaram pela primeira vez caiu de 108 mil para 91 mil. Nos indivíduos entre 12 e 49 anos, a média de idade do primeiro uso foi de 20,7 anos. Segundo o Monitoring the Future, o consumo de heroína vem caindo desde meados dos anos 1990 e não houve mudanças no consumo entre estudantes de 8ª, 10ª e 12ª séries de 2006 para 2007.

Os opioides atuam nos receptores de opiáceos, causando depressão do SNC. Também exercem ação nos sistemas noradrenérgico e dopaminérgico. Este último é o que responde pelas propriedades aditivas e gratificantes dos opioides. A heroína é mais lipossolúvel do que a morfina, cruzando a barreira hematoencefálica mais rapidamente e tendo, assim, início de ação mais rápido, gerando um potente poder aditivo. A tolerância aos opioides desenvolve-se rapidamente. Todavia, os sintomas de abstinência só costumam aparecer após um longo período de uso seguido de interrupção abrupta.

Quadro clínico

Doses leves ou moderadas de opioides provocam euforia (*rush*), sensação de bem-estar e tranquilidade, sedação, diminuição da ansiedade, indiferença à dor, sensação de calor, rubor facial, boca seca, coceira no rosto (principalmente no nariz), sensação de peso nas extremidades, miose, retenção urinária por aumento do tônus esfincteriano e hipotensão. Eventualmente, podem ocorrer disforia, náusea e vômitos. A overdose de opioides pode levar à morte por parada respiratória. Os sintomas indicativos de overdose são ausência de respostas, lentificação da respiração, hipotensão, bradicardia e coma. A tríade coma, pupilas em ponta de alfinete e depressão respiratória é altamente sugestiva de overdose por opioides.

O DSM-IV-TR define a intoxicação por opioides como alterações comportamentais mal adaptativas e alguns sintomas físicos específicos do uso de opioides, conforme a Tabela 2.

- Delírio: costuma ocorrer em casos de doses altas, em mistura com outras substâncias psicoativas, ou quando os opioides são usados por indivíduos portadores de dano cerebral ou transtorno do SNC preexistente.
- Outros transtornos induzidos por opioides: ainda durante a intoxicação, o usuário de opioide pode apresentar diversos quadros psiquiátricos, como:
  - Transtorno psicótico induzido por opioides.

Tabela 2. Critérios diagnósticos para intoxicação com opioides

A. Uso recente de um opioide
B. Alterações comportamentais ou psicológicas mal adaptativas e clinicamente significativas (p.ex., euforia inicial seguida por apatia, disforia, agitação ou retardo psicomotor, julgamento comprometido ou comprometimento no funcionamento social ou ocupacional) que se desenvolveram durante ou logo após o uso de opioides
C. Constrição das pupilas (ou dilatação das pupilas decorrente de anoxia por superdosagem severa) e um (ou mais) dos seguintes sinais, desenvolvendo-se durante ou logo após o uso de opioides:
1) Torpor ou coma
2) Fala arrastada
3) Comprometimento na atenção ou memória
D. Os sintomas não se devem a uma condição médica geral nem são mais bem explicados por outro transtorno mental
Especificar se houver perturbações perceptuais

Fonte: DSM-IV, Diagnostic and Statistical Manual of Mental Disorders. American Psychiatric Association. 4. ed. Washington: American Psychiatric Association; 2000.

  - Transtorno do humor induzido por opioide (geralmente sintomas mistos, combinando irritabilidade, expansividade e depressão).
  - Transtorno do sono induzido por opioide (principalmente hipersonia).
  - Disfunção sexual induzida por opioides (principalmente impotência).

Tratamento

A overdose de opioides é uma emergência médica, o paciente pode estar com a respiração severamente deprimida, semicomatoso, comatoso ou em choque.

O tratamento consiste em:

- Manutenção de vias aéreas abertas.
- Ventilação, se necessário.
- Monitoração cardíaca.
- Antagonista opiáceo: naloxona, 0,4 mg, por via intravenosa, podendo-se repetir a dose de 4 a 5 vezes nos primeiros 30 a 45 minutos.
- Observação rigorosa, uma vez que, graças à ação breve da naloxona, pode haver piora após 4 a 5 horas.
- Atenção a possíveis sinais e sintomas de abstinência de opioides causados pela administração do antagonista.

INTOXICAÇÃO POR TRICÍCLICOS

Introdução

Os antidepressivos tricíclicos constituem uma classe de drogas que, ao longo da década de 1950, revolucionou a abordagem médica da depressão, que passou a ser uma doença tratável. Atualmente, imipramina, amitriptilina, clomipramina, trimipramina, desipramina, nortriptilina e protriptilina são medicações indicadas também para o tratamento dos transtornos de pânico, de estresse pós-traumático, de ansiedade generalizada e obsessivo-compulsivo, além de alguns transtornos dolorosos. Agem bloqueando o transportador de norepinefrina e de serotonina, aumentando, assim, a concentração desses neurotransmissores na fenda sináptica.

A maioria dos compostos dessa classe apresenta absorção completa com a administração por via oral. Sua meia-vida varia de 10 a 70 horas, o que permite apenas uma tomada ao dia. O nível sérico terapêutico é atingido 5 a 7 dias após o início do uso. Seu metabolismo é hepático, sofrendo grande efeito de primeira passagem, particularmente pela enzima 2D6 do citocromo P450. Dessa forma, devem ser administrados com cautela quando associados a quinidina, cimetidina, fluoxetina, sertralina, paroxetina, carbamazepina e fenotiazinas.

Em razão do antagonismo dos receptores muscarínicos, H1 histaminérgicos e alfa-1 e alfa-2 adrenérgicos, todas as drogas apresentam amplo espectro de efeitos colaterais. Dessa forma, é comum os pacientes queixarem-se de boca seca, obstipação, náuseas, além de sedação e ganho de peso. Verifica-se, ainda, em alguns casos, hipotensão ortostática. Em consequência, apesar de sua comprovada eficácia, vêm perdendo espaço para outros antidepressivos, como os inibidores seletivos da recaptação de serotonina e os inibidores duplos de serotonina e noradrenalina, com padrão de efeitos colaterais mais bem tolerados.

Quadro clínico

A intoxicação por qualquer um dos componentes dessa classe é um quadro grave, com grande risco de evoluir para óbito. Dessa forma, seu uso deve ser considerado com cautela em pacientes com risco de suicídio. O quadro clínico inclui agitação, rebaixamento agudo do nível de consciência, convulsões, reflexos tendíneos profundos hiperativos e paralisia do intestino e da bexiga. Além disso, observa-se desregulação da temperatura corpórea, além de midríase.

Os efeitos cardiovasculares são os potencialmente mais graves e os que mais comumente levam à morte. Em geral, observam-se hipotensão e alterações no ritmo cardíaco, que podem variar de taquicardia sinusal a taquiarritmia supraventricular e fibrilação ventricular. Além disso, pode ocorrer prolongamento do segmento PR, QRS, QT e ST, além de variados tipos de bloqueio cardíaco. Casos graves podem evoluir para insuficiência respiratória, coma e óbito.

Tratamento

A abordagem inicial do paciente deve incluir a investigação de outras intoxicações concomitantes e o uso pregresso de medicações. Devem ser feitos exames físico e neurológico completos e controle rigoroso de sinais vitais, incluindo temperatura. Os principais exames subsidiários a serem solicitados são: ECG seriado, hemograma, função renal, função hepática, eletrólitos e toxicológico de sangue e urina. Devem ser instituídos suporte cardíaco e respiratório avançados, acesso venoso, monitoração cardíaca e respiratória, avaliação e medidas gerais para rebaixamento do nível de consciência e convulsões e avaliações seriadas de sinais vitais e *status* neurológico.

As arritmias devem ser diagnosticadas e tratadas adequadamente, de acordo com o padrão identificado. As convulsões devem ser tratadas com diazepam. Barbitúricos devem ser evitados, pois aumentam o risco de depressão respiratória. A presença de retenção urinária indica o uso de sondagem de alívio. Em casos em que seja identificada acidose, deve-se proceder à correção com 0,5 a 2 mEq/kg, por via intravenosa. Busca-se, dessa forma, diminuir a concentração da medicação livre no plasma.

Como forma de diminuição da absorção pode ser feita a lavagem gástrica. Trata-se de procedimento mais eficaz em ingestões recentes (até 4 horas), mas pode remover medicamentos ingeridos em até 24 a 36 horas antes. É possível utilizar carvão ativado para reduzir absorção adicional, pois, até 1 hora após a ingestão, o carvão ativado pode reduzir a concentração plasmática da droga em até 50%. É importante que, antes da passagem da sonda, sejam tomadas medidas eficazes para evitar aspiração. Assim, em caso de rebaixamento do nível de consciência, o paciente deve ter suas vias aéreas protegidas pela IOT para evitar aspiração. Convulsões também devem ser tratadas previamente à colocação da sonda.

Dada sua meia-vida longa, o paciente deve ser mantido em observação, com monitoração cardíaca e em ambiente de cuidados intensivos, por pelo menos 3 a 4 dias.

CONCLUSÕES

Paracelso, em registro clássico, descreve que todas as substâncias podem ser venenos ou remédios, sendo a dose em que se faz o uso a diferença entre essas condições. Os quadros de intoxicações exógenas são a maior prova disso. Trata-se de emergências clínicas importantes, nas quais o adequado reconhecimento e tratamento são fundamentais para a sobrevida do paciente. Medidas de suporte básico de vida, como monitoração de sinais vitais e do nível de consciência, proteção de via aérea, manutenção de acesso venoso, para além do tratamento específico de cada substância, já podem fazer grande diferença no prognóstico do paciente.

BIBLIOGRAFIA CONSULTADA

1. Centro Brasileiro de Informações sobre Drogas Psicotrópicas [acesso em 14 junho 2009]. Disponível em: http://www.cebrid.epm.br/index.php
2. National Institute on Drug Abuse [acesso em 14 junho 2009]. Disponível em: http://www.drugabuse.gov/
3. Micromedex 2.0 [acesso em 14 junho 2009]. Disponível em: http://www.micromedex.com
4. Monitorig the Future [acesso em 14 junho 2009]. Disponível em: http://www.monitoringthefuture.org/
5. National Institute on Drug Abuse. Research reports: hallucinogens and dissociative drugs [Internet]. 2001 Mar [2009 Jun 14]. Disponível em: http://www.nida.nih.gov/PDF/RRHalluc.pdf
6. Substance Abuse and Mental Health Services Administration [acesso em 14 junho 2009]. Disponível em: http://www.samhsa.gov/
7. Addolorato G, Ancona C, Capristo E, Gasbarrini G. Metadoxine in the treatment of acute and chronic alcoholism: a review. Int J Immunopathol Pharmacol. 2003;16(3):207-14.

8. Akyol A, Senel AC, Ulusoy H, Karip F, Erciyes N. Delayed respiratory depression after risperidone overdose. Anesth Analg. 2005;101(5):1490-1.
9. Bronstein AC, Spyker DA, Cantilena JR, Louis R, Green JL, Rumack BH, et al. 2007 Annual Report of the American Association of Poison Control Centers' National Poison Data System (NPDS): 25th Annual Report. Clin Toxicol (Phila). 2008;46(10):927-1057.
10. Burns MJ. The pharmacology and toxicology of atypical antipsychotic agents. J Toxicol Clin Toxicol. 2001;39(1):1-14.
11. Burton S, Helslop K, Harrison K, Barnes M. Ziprasidone overdose. Am J Psychiatry. 2000;157(5):835.
12. Chue P, Singer P. A review of olanzapine: associated toxicity and fatality in overdose. J Psychiatry Neurosci. 2003;28(4):253-61.
13. Cordioli AV. Psicofármacos: consulta rápida. 3. ed. Porto Alegre: Artmed; 2005.
14. Díaz Martinez MC, Díaz Martinez A, Villamil Salcedo V, Cruz Fuentes C. Efficacy of metadoxine in the management of acute intoxication. J Int Med Res. 2002;30(1):44-51.
15. Ferreira MP. Tratamento farmacológico nas dependências químicas. In: Cordas TA, Moreno RA, editores. Condutas em Psiquiatria: consulta rápida. Porto Alegre: Artmed; 2008.
16. Gorenstein C, Pompéia S. Hipnóticos e ansiolíticos. In: Louzã Neto MR, Elkis H. Psiquiatria básica 2. ed. Porto Alegre: Artmed; 2007.
17. Krystal JH, Staley J, Mason G, Petrakis IL, Kaufman J, Harris RA, et al. Gama-aminobutyric acid type A receptors and alcoholism. Intoxication, dependence, vulnerability and treatment. Arch Gen Psychiatry. 2006;63(9):957-68.
18. Louzã Neto MR. Antipsicóticos. In: Cordas TA, Moreno RA. Condutas em Psiquiatria: consulta rápida. Porto Alegre: Artmed; 2008.
19. Louzã Neto MR, Elkis H. Antipsicóticos. In: Louzã Neto MR, Elkis H. Psiquiatria básica. 2. ed. Porto Alegre: Artmed; 2007.
20. Malone D, Friedman T. Drunken patients in the general hospital: their care and management. Postgrad Med J. 2005;81:161-6.
21. Mathieu-Nolf M, Babe MA, Coquelle-Couplet V, Billaut C, Nisse P, Mathieu D. Flumazenil use in an emergency department: a survey. Clinical Toxicology. 2001;39(1):15-20.
22. Maxmen JS, Ward NG. Psicotrópicos: consulta rápida. 2. ed. Porto Alegre: Artmed; 1998.
23. Maxmen JS, Ward NG. Agentes antipsicóticos. In: Psicotrópicos: consulta rápida. 2. ed. Porto Alegre: Artmed; 1998.
24. Moraes RMO, Oliveira IR. Antipsicóticos típicos. In: Oliveira IR, Sena EP. Manual de Psicofarmacologia Clínica. 2. ed. Rio de Janeiro: Guanabara Koogan; 2006.
25. McIntosh C, Chick J. Alcohol and the nervous system. J Neurol Neurosurg Psychiatry. 2004;75 Suppl 3:iii16-21.
26. Nagamoto HT. Antipsicóticos. In: Jacobson JL, Jacobson AM. Segredos em Psiquiatria. Porto Alegre: Artmed; 1997.
27. Nardi, AE. Benzodiazepínicos e hipnóticos. In: Cordas TA, Moreno RA. Condutas em psiquiatria: consulta rápida. Porto Alegre: Artmed; 2008.
28. Ngo A, Ciranni M, Olson KR. Acute quetiapine overdose in adults: a 5- year retrospective cases series. Annals of Emergency Medicine. 2008;52(5):541-7.
29. Reilly TH, Kirk MA. Atypical Antipsychotics and newer antidepressants. Emerg Med Clin North Am. 2007;25(2):477-97.
30. Roldán J, Frauca C, Ducñan A. Intoxicación por alcoholes. Anales Sis San Navarra. 2003;26(Suppl 1): 129-39.
31. Agentes ansiolíticos. In: Schatzberg AF, Cole JO, DeBattista C. Manual de psicofarmacologia clínica. Porto Alegre: Artmed; 2009.
32. Seger DL. Flumazenil: treatment or toxin. J Toxicol Clin Toxicol. 2004;42(2): 209-16.
33. Shpilenia LS, Muzychenko AP, Gasbarrini G, Addolorato G. Metadoxine in acute alcohol intoxication: a double-blind, randomized, placebo-controlled study. Alcoho Clin Esp Res. 2002;26(3):340-6.
34. Stahl SM (ed.). Psicofarmacologia. Rio de Janeiro: Guanabara Koogan; 2006.
35. Vonghia L, Leggio L, Ferruli A, Bertini M, Gasbarrini G, Addalorato G. Acute alcohol intoxication. European Journal of International Medicine. 2008;19(8):561-7.
36. Zaleski M, Morato GS, Silva VA, Lemos T. Neuropharmacological aspects of chronic alcohol use and withdrawal syndrome. Rev Bras Psiquiatria. 2004;26(Suppl 1):40-2.

Crises Epilépticas e Estado de Mal Epiléptico no Pronto-socorro

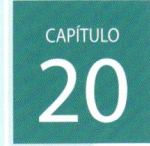

CAPÍTULO 20

Camila Hobi Moreira
Juliana Passos Almeida

OBJETIVOS

- Compreender a importância do estado de mal epiléptico para o emergencista.
- Apresentar noções gerais sobre a fisiopatologia e situações clínicas relacionadas.
- Explicar os conceitos de epilepsia, estado do mal epiléptico (EME), crise epiléptica e crise sintomática aguda.
- Principais diagnósticos diferenciais.
- Mostrar os diferentes contextos clínicos do EME.
- Conduta na emergência.
- Conduta inicial na unidade de terapia intensiva (UTI).

INTRODUÇÃO

A crise epiléptica caracteriza-se por uma alteração transitória da função cerebral provocada por descargas neuronais excessivas, anormais e hipersincronizadas.

Diversas situações na prática clínica podem estar envolvidas em sua gênese, desde lesões neurológicas agudas até condições tóxico-metabólicas ou febris.

A maior parte das crises epilépticas é autolimitada, cessando mesmo antes do atendimento médico. O estado de mal epiléptico (EME) deve ser considerado sempre que a crise persistir por mais de 5 minutos ou recorrer sem recuperação do nível de consciência entre os episódios. Embora seja menos frequente, o EME é uma emergência médica com taxas de mortalidade elevadas, que variam de 17 a 26% e altos índices de morbidade.

Crises epilépticas representam uma das causas neurológicas mais frequentes de procura nos serviços de urgência. Estima-se que 1 a cada 20 pessoas irá apresentar uma crise epiléptica ao longo da vida. Muitos desses indivíduos não apresentarão novos episódios. A chance de recorrência diminui caso seja identificado e removido um fator desencadeante. Mesmo sem fatores desencadeantes aparentes, muitos desses pacientes também não voltam a apresentar crises. O termo epilepsia deve ser reservado para um grupo menor de indivíduos que apresentam crises epilépticas espontâneas e recorrentes.

ETIOLOGIA E FISIOPATOLOGIA

As crises epilépticas são eventos clínicos que refletem atividade elétrica anormal sustentada, porém transitória, de um grupo de células nervosas. Essa atividade elétrica anormal pode ocorrer em um grupo específico de neurônios (crises focais) ou envolver áreas extensas e simultâneas de ambos os hemisférios cerebrais (generalizadas), levando a uma grande variedade de manifestações clínicas.

Crises epilépticas podem ocorrer no córtex normal, quando ativado por abstinência de álcool e outros sedativos, medicamentos ou, ainda, na presença de distúrbios tóxicos-metabólicos. Além disso, são uma via final de diversas doenças do sistema nervoso central (SNC).

De uma maneira geral, três condições principais determinam a ocorrência de uma crise epiléptica:

- População de neurônios patologicamente excitáveis.
- Aumento da atividade excitatória glutamatérgica.
- Diminuição da atividade inibitória gabaérgica.

A epileptogênese, definida como o processo pelo qual uma região cerebral se torna hiperexcitável e desenvolve a habilidade de gerar crises, ainda não é completamente entendida, mas grandes avanços ocorreram com a identificação de formas familiares raras de epilepsia, com mutações em canais de sódio, canais de potássio, receptores de acetilcolina, canais gabaérgicos, entre outros. Neurônios próximos a uma lesão cortical focal podem provocar descargas anormais por serem hiperexcitáveis. Acredita-se que as membranas celulares dos neurônios hiperexcitáveis possuem uma permeabilidade iônica aumentada, o que os torna suscetíveis à ativação por hipertermia, hipóxia, hipoglicemia, hipercalcemia, hiponatremia, assim como por estímulos sensitivos repetitivos (p.ex., fotoestimulação).

Algumas regiões do cérebro, como o hipocampo, o córtex entorrinal e a amígdala (que constituem o lobo temporal mesial), parecem ser mais vulneráveis aos processos epileptogênicos.

Durante a crise epiléptica, frequência cardíaca, pressão arterial e pressão liquórica aumentam. Crises epilépticas graves podem provocar acidose láctica sistêmica, com queda do pH arterial, redução da saturação de O_2 e aumento da PCO_2. Esses efeitos são secundários à parada respiratória e à excessiva atividade muscular. Quando a crise é prolongada, esses efeitos podem provocar lesão cerebral hipóxica-isquêmica. Em modelos animais, a duração mínima para que a crise resulte em lesão neuronal é de 30 minutos. Baseados nesses experimentos, a maioria dos consensos define como estado de mal epiléptico a situação clínica caracterizada por crises contínuas ou repetitivas persistindo por mais de 30 minutos sem recuperação de consciência entre os ataques. Essa definição tem sido criticada na maioria dos estudos atuais. Estudos experimentais e clínicos mostram que o tratamento torna-se mais difícil à medida que as crises se prolongam. Em virtude dos riscos potenciais de lesão ao SNC, o estado de mal epiléptico deve ser considerado sempre que a crise persistir por mais de 5 minutos.

CONCEITOS IMPORTANTES

Alguns conceitos são fontes comuns de confusão entre os médicos. A seguir, são revistas definições importantes para o manejo dos pacientes.

- Crise epiléptica: refere-se ao quadro clínico decorrente da função cerebral alterada causada por descargas elétricas anormais e transitórias. As crises epilépticas podem ser focais ou generalizadas.
As crises focais acontecem quando as descargas anormais envolvem apenas um grupo de neurônios de uma determinada região cerebral. A expressão clínica é variável e depende da função cortical da área envolvida. São sintomas de crises focais: parestesias ou clonias em um membro e fenômenos visuais complexos. Crises focais podem evoluir para generalização secundária.
As generalizadas acontecem quando envolvem áreas extensas e simultâneas de ambos os hemisférios cerebrais. Em geral, a crise tônico-clônica generalizada caracteriza-se por uma fase inicial de contração tônica de todos os músculos do corpo. Após 10 a 20 segundos, evolui para a fase clônica, caracterizada por períodos de relaxamento e contração muscular, com duração de cerca de 1 minuto. Pode ocorrer liberação esfincteriana (urinária ou fecal). A fase pós-ictal é caracterizada por sonolência, confusão mental, agitação, flacidez muscular e pode durar de minutos a horas. Existem outros tipos de crises em que também se observa atividade generalizada no EEG (eletroencefalograma). O quadro clínico, nesses casos, raramente motiva o paciente a procurar o serviço de emergência, sendo mais importantes no contexto ambulatorial.
Por conta da exuberância do quadro clínico, as crises tônico-clônicas generalizadas primárias ou secundárias são as que mais comumente levam o paciente ao pronto-socorro.
- Crise aguda sintomática: crise epiléptica que ocorre como sintoma de doença neurológica aguda, como meningoencefalite, trauma cranioencefálico, doenças cerebrovasculares ou associadas a quadros clínicos específicos, como febre, distúrbios hidroeletrolíticos, hipoglicemia, insuficiência renal e hepática. As crises sintomáticas agudas são mais frequentemente do tipo tônico-clônica generalizada. O paciente que apresenta uma crise aguda sintomática não tem diagnóstico de epilepsia. As crises devem cessar assim que o fator de descompensação for identificado e removido. Após o insulto inicial, pacientes desse grupo podem apresentar lesão cortical permanente. Esses pacientes têm risco aumentado de desenvolver epilepsia.
- Epilepsia: grupo de doenças que se caracteriza por crises epilépticas recorrentes na ausência de condição tóxico-metabólica ou febril. Pacientes epilépticos podem apresentar crises focais ou generalizadas, dependendo da doença neurológica subjacente. A epilepsia é dita sintomática quando é possível detectar uma lesão neurológica subjacente às crises recorrentes (não confundir epilepsia sintomática com crise epiléptica sintomática aguda). Quando os exames de investigação são normais, a epilepsia pode ser classificada como idiopática ou provavelmente sintomática. Os indivíduos desse grupo procuram o serviço de emergência logo após a primeira crise ou quando cursarem com recorrência as crises epilépticas.
- Crise isolada: uma ou mais crises recorrendo no período de 24 horas.
- EME: tradicionalmente, o EME é definido como crises contínuas ou repetitivas persistindo por mais de 30 minutos sem recuperação de consciência entre os ataques. Atualmente, alguns autores sugerem que crises durando um tempo menor devem ser consideradas como EME, por causa do risco inerente de lesão neuronal. Para fins práticos, deve-se considerar o diagnóstico em todo paciente que apresenta crise epiléptica durante mais de cinco minutos. O estado de mal não convulsivo caracteriza-se pela presença de estado de mal eletrográfico na ausência de fenômenos motores identificáveis. O estado de mal não convulsivo é uma causa de rebaixamento persistente do nível de consciência.

QUADRO CLÍNICO

Diversas condições de instalação súbita e caráter paroxístico podem mimetizar uma crise epiléptica. No pronto-socorro, é importante uma descrição clara e detalhada do evento. A história é a base para o diagnóstico e deve ser obtida não só com o paciente, mas também com alguém que tenha presenciado o evento. Para o diagnóstico, hipotensão postural, anormalidades cardiovasculares e déficits neurológicos focais devem ser pesquisados.

Os principais diagnósticos diferenciais são:

- Síncope vasovagal: observar se houve uma instalação gradual do quadro, com sintomas de baixa perfusão cerebral, como turvação visual e zumbidos, além de sudorese fria antecedendo a perda de consciência. A síncope vasovagal pode ocorrer após longo período de pé ou sentado e não costuma cursar com período confusional pós-ictal.
- Síncope cardiogênica: pode ser causa de perda transitória de consciência, principalmente em indivíduos com história pessoal de doença cardiovascular. A presença de palpitações no início do quadro ou o surgimento de sintomas relacionados ao esforço físico falam a favor do diagnóstico.

- Enxaqueca com aura: pode ser confundida com crise focal que se inicia com sintomas visuais. Em geral, a aura tem duração maior que a crise focal e costuma ser sucedida pelo quadro de enxaqueca habitual do paciente. Em algumas situações, pode ser difícil estabelecer o diagnóstico diferencial. Esses casos devem ser encaminhados para avaliação neurológica.
- Crise não epiléptica de origem psicogênica (CNEP): o diagnóstico deve ser considerado sempre que a instalação dos sintomas for mais gradual, a duração do evento for muito prolongada e os fenômenos motores forem atípicos para crise epiléptica. Podem ser observados abalos nos membros com intensidade flutuante, movimentos de báscula de quadril e lateralização errática da cabeça. O paciente comumente mantém os olhos fechados durante a crise e pode apresentar uma recuperação rápida e por vezes abrupta. Esses pacientes devem ser encaminhados para avaliação psiquiátrica. Algumas crises epilépticas podem ser confundidas com CNEP e o ideal é que, em casos de dúvida, o paciente seja visto também por um neurologista.
- Ataque isquêmico transitório: os sintomas transitórios são habitualmente negativos (déficit de força ou sensitivo) e podem persistir por um período maior de até 24 horas.

MEDIDAS GERAIS

Todo paciente que chega ao pronto-socorro com história sugestiva de crise epiléptica deve ser submetido ao exame de glicemia capilar. Se houver hipoglicemia, esta deve ser imediatamente corrigida. A investigação clínica subsequente deve então ser direcionada a possíveis causas de descompensação. Deve ser pesquisada história prévia de epilepsia e se há falhas na adesão ao tratamento. Em todos os pacientes, incluindo os epilépticos, deve-se investigar a presença de febre, rigidez de nuca ou outros sinais de infecção. Para aqueles que apresentaram a primeira crise epiléptica, deve-se investigar se há doença sistêmica associada à crise sintomática aguda. E, por fim, procurar ativamente lesões traumáticas secundárias à crise epiléptica.

AVALIAÇÃO COMPLEMENTAR E CONDUTAS

A conduta varia de acordo com o perfil do paciente avaliado.

Paciente epiléptico

Uma causa comum de novo evento epiléptico nesse grupo de pacientes é a interrupção do tratamento.

Se não houver qualquer outro indício de doença aguda concomitante, a medicação deve ser reintroduzida, e não será necessário realizar investigação complementar. A causa da má adesão pode ser a presença de efeitos colaterais indesejáveis. Nesse caso, um novo esquema de drogas deve ser introduzido, de preferência após discussão com o neurologista do paciente.

A dosagem sérica de anticonvulsivantes deve ser solicitada nos pacientes que fazem uso de drogas antiepilépticas. Caso se trate de uma nova crise, em paciente previamente epiléptico, sem história de má adesão, o esquema de drogas antiepilépticas deve ser ajustado. Caso não haja sinais de alarme para doenças concomitantes, esse paciente também poderá ser encaminhado para seguimento ambulatorial.

Se o paciente apresenta indícios de doença aguda concomitante, deve-se proceder à mesma investigação indicada para primeira crise epiléptica.

Se o paciente apresentar nova crise no pronto-socorro ou mantiver rebaixamento do nível de consciência durante o atendimento, inicia-se o protocolo para estado de mal epiléptico, descrito adiante.

Primeira crise epiléptica

Nos casos de pacientes com a primeira crise epiléptica, o neurologista deve ser consultado para avaliar o risco de recorrência e a necessidade de introdução de drogas antiepilépticas. Nessa avaliação, consideram-se a idade do paciente, o tipo de crise, achados do exame neurológico, a história de possíveis crises no passado (que passaram despercebidas), dados de exames de neuroimagem e do EEG. Estudo da AAN (Academia Americana de Neurologia) mostrou que em adultos com a primeira crise epiléptica, o EEG foi alterado em 23% dos pacientes, sendo preditivo de recorrência das crises, e a neuroimagem (tomografia computadorizada – TC ou ressonância magnética – RM) foi significativamente alterada em 10% dos pacientes, indicando possível etiologia para a crise.

Devem ser solicitados no pronto-socorro:

- Exames gerais laboratoriais: hemograma, eletrólitos (sódio, potássio, cálcio e magnésio), glicose, creatinofosfoquinase (CPK – eleva-se nas crises epilépticas), função renal, enzimas hepáticas.
- TC/RM de encéfalo, para afastar patologias intracranianas.
- EEG: muitos serviços possuem EEG disponível no pronto-socorro. O exame pode ser realizado ambulatorialmente, porém será fundamental na avaliação de pacientes que se mantenham rebaixados após a crise, para afastar estado de mal não convulsivo.
- Estudo do líquido cefalorraquidiano (LCR): realizar se não houver contraindicações, para afastar hemorragia subaracnoide, doenças inflamatórias e doenças infecciosas do SNC. Deve ser solicitado na investigação da primeira crise epiléptica, especialmente se houver história de febre antes da crise, alterações de comportamento e em pacientes imunodeprimidos (p.ex., HIV e transplantados) ou com doenças neoplásicas.

Em casos selecionados, devem-se solicitar outros exames, como EEG-Holter, estudo eletrofisiológico, *tilt-test* e vídeo-EEG.

Caso os exames estejam alterados, o paciente deve ser internado e a doença de base deve ser tratada. Evitar, durante o tratamento, o uso de drogas que diminuem o limiar epiléptico (Tabela 1). As drogas antiepilépticas (DAE) são pouco eficazes no tratamento de crises sintomáticas agudas. DAE podem ser indicadas nesse contexto, se as crises forem recorrentes, mas devem ser usadas temporariamente, apenas até a resolução do processo (Tabela 2).

Se todos os exames forem normais e o paciente evoluir bem, ele deverá receber alta, com programação de acompanhamento ambulatorial. No ambulatório será solicitado EEG e RM e o neurologista decidirá sobre o início do tratamento.

Tabela 1. Medicações associadas à diminuição do limiar epiléptico

Antidepressivos
Neurolépticos
Lítio
Baclofeno
Teofilina
Opioides
Antibióticos (p.ex., cefazolina, imipeném quinolonas, isoniazida e metronidazol)
Lidocaína
Ciclosporina, interferons
Clorambucil

Tabela 2. Crises sintomáticas agudas

Causas clínicas	Causas neurológicas
Insuficiência renal	
Insuficiência hepática	
Hipocalcemia	
Hipomagnesemia	AVC (acidente vascular cerebral)
Hiponatremia	Meningoencefalite
Hiperglicemia	Lesões expansivas do SNC
Hipoglicemia	Hipertensão intracraniana
Hipoxemia	Trauma
Drogas	
Sepse	

Após a crise epiléptica, pode haver um período de duração variável caracterizado por confusão pós-ictal. Durante esse período, o paciente deve ser observado e protegido quanto ao risco de acidentes. Deve ser evitada a sedação para melhor observar a recuperação do nível de consciência do paciente.

Estado de mal epiléptico

Aproximadamente 0,5 a 1% dos pacientes com epilepsia apresentam um episódio de EME a cada ano. Cerca de 50% dos casos de EME ocorrem em pacientes acima de 65 anos de idade.

Os fatores de risco para o desenvolvimento de EME nos pacientes epilépticos são:

- Epilepsia sintomática.
- Epilepsia associada a retardo mental.
- Início da epilepsia no primeiro ano de vida.
- Epilepsia focal (principalmente aquelas com generalização secundária).
- Epilepsia mioclônica.
- História de crises neonatais.
- Tratamento com drogas antiepilépticas em politerapia.

De 33 a 50% de todos os casos de EME ocorrem em pacientes com epilepsia prévia e quase sempre no contexto de uma lesão aguda do SNC – como AVC (20 a 36%), doença febril sistêmica (3 a 14%), TCE (1 a 26%), alterações metabólicas e alterações relacionadas ao uso ou abuso de substâncias tóxicas (7 a 26%) – e infecções do SNC, como encefalites (3 a 14%) e doenças neoplásicas (5 a 24%). Em aproximadamente 10% dos casos, não se consegue identificar a etiologia. A retirada abrupta ou o uso irregular de drogas antiepilépticas também pode provocar EME.

Se a crise persistir por mais de 60 minutos apesar do tratamento, o evento é classificado como estado de mal refratário. Essa situação ocorre em cerca de 30% dos quadros de EME e apresenta maior morbimortalidade.

O EME pode evoluir com diversas complicações clínicas, como: alterações cardiovasculares (p.ex., arritmia, instabilidade hemodinâmica, bradicardia e taquicardia), alterações metabólicas (p.ex., hipóxia, acidose e distúrbios hidroeletrolíticos), complicações respiratórias (p.ex., apneia, parada respiratória, pneumonia aspirativa e espasmo laríngeo), alterações renais (p.ex., oligúria/anúria, insuficiência renal aguda e rabdomiólise com mioglobinúria), disautonomias (p.ex., hipertermia e sudorese excessiva) e alterações hematológicas (p.ex., coagulação vascular disseminada e leucocitose).

O diagnóstico de EME é clínico (confirmado pelo EEG) e deve haver suspeita em pacientes epilépticos com rebaixamento de nível de consciência sem causa aparente. O EME é dito não convulsivo quando detectado apenas no EEG, em pacientes sem clonias aparentes, que mantêm rebaixamento do nível de consciência.

As CNEP são um importante diagnóstico diferencial. Os erros diagnósticos são relativamente frequentes. Em alguns estudos, cerca de 20 a 40% dos pacientes com suposto diagnóstico de EME apresentam, na realidade, diagnóstico de CNEP. A Tabela 3 mostra as principais diferenças entre a crise epiléptica e as crises de origem psicogênica.

Abordagem do estado de mal epiléptico

O EME é uma emergência médica e o seu tratamento tem como objetivos principais: 1) suporte básico de vida e estabilização clínica; 2) interrupção das crises; e 3) tratamento de possíveis complicações.

As regras básicas para o manejo hospitalar do estado de mal epiléptico devem ser utilizadas para todos os pacientes que persistam com crises por mais de cinco minutos (Tabela 4).

A conduta médica deve ser metódica e organizada. É recomendado que enquanto um médico assiste o paciente, outro médico conversa com a família sobre o tipo de crise e os possíveis fatores precipitantes.

Iniciar a abordagem com o procedimento-padrão da emergência, removendo e aspirando secreções das vias aéreas e deixando o paciente com decúbito elevado para prevenir broncoaspiração.

Tabela 3. Características de crise epiléptica × CNEP		
Característica clínica	Crise epiléptica	CNEP
Início	Súbito, em segundos	Gradual, em minutos
Curso da crise	Períodos convulsivos e atônicos claramente distinguíveis (menos claros no EME)	Atividade motora flutuante
Manifestações motoras	Padrão limitado e estereotipado (tônicos, tônico-clônicos, mioclônicos)	Atividade motora variável, não típica de padrões de crises epilépticas
Consciência	Perda de consciência nas crises generalizadas e nas parciais complexas	Parcialmente preservada, algumas vezes rápida recuperação inesperada da consciência após períodos de crise
Duração	Períodos de atividade motora inferior a noventa segundos	Períodos de aumento de atividade motora superior a noventa segundos
Cianose	Frequente	Incomum
Olhos	Usualmente abertos	Usualmente fechados (resistência à abertura ocular é frequente)
Resposta pupilar à luz	Frequentemente ausente	Preservada
Resposta plantar	Frequentemente extensora	Usualmente flexora
Resposta a estímulo doloroso (p.ex., ponta de agulha)	Usualmente abolida	Frequentemente preservada
Resposta a benzodiazepínicos	Usualmente efetiva, deterioração da crise é improvável	Pode piorar as crises

CNEP: crise não epiléptica de origem psicogênica; EME: estado de mal epiléptico.

Tabela 4. Conduta no estado de mal epiléptico	
Tempo (em minutos)	Conduta
0 a 5	Diagnóstico, oxigênio, procedimento-padrão, acesso venoso, monitoração, coleta de exames laboratoriais (eletrólitos, hemograma, função hepática, função renal) Nível de DAE, troponina, *screening* toxicológico
6 a 10	Tiamina 100 mg intravenosa, G50 50 mL (se glicemia desconhecida ou inferior a 60 mg/dL) Diazepam 1 a 2 mg/min até 10 mg
10 a 20	Fenitoína 20 mg/kg intravenosa, infundir 50 mg/min, diluído em soro fisiológico
Acima de 20	Solicitar vaga em UTI, considerar IOT (intubação orotraqueal) Fenobarbital 10 a 15 mg/kg intravenoso, velocidade de 50 a 75 mg/min Anestesia geral com EEG contínuo Midazolam 0,2 mg/kg intravenoso e Manutenção com 1 a 10 µg/kg/min Propofol 1 a 2 mg/kg intravenoso com manutenção de 1 a 15 mg/kg/hora Pentobarbital 10 a 15 mg/kg intravenoso em uma hora, com manutenção de 0,5 a 1 mg/kg/hora

DAE: droga antiepiléptica; IOT: intubação orotraqueal; EEG: eletroencefalograma.

Checar os sinais vitais (saturação de O_2, frequência cardíaca, pressão arterial, glicemia capilar, monitoração com oxímetro de pulso e ecocardiograma). Utilizar oxigênio suplementar com cateter ou máscara e material para intubação orotraqueal, caso necessário.

Depois, deve-se identificar o tipo de ataque pela observação do paciente e pela história fornecida por familiares, além de avaliar sinais focais neurológicos. Garantir acesso venoso.

É preciso detectar e corrigir possíveis fatores precipitantes: correção da hipoglicemia com *bolus* de solução glicosada 50% após administração intravenosa de 100 a 250 mg de tiamina (para prevenir encefalopatia de Wernicke). Controlar hipertermia com administração de antitérmicos, coletar exames de sangue gerais (hemograma, eletrólitos e função renal), controlar crise com medicações específicas e manejar adequadamente fluidos parenterais, evitando a hiperidratação por causa do risco de edema cerebral.

É necessário tomar medidas para prevenir e tratar o edema cerebral, como adequada oxigenação, correção de distúrbios eletrolíticos e, se necessário, manitol. Também se deve prevenir e tratar possíveis complicações, com destaque para o sistema cardiorrespiratório.

Tratamento do estado de mal epiléptico

A seguir, apresenta-se o perfil das drogas disponíveis atualmente no Brasil.

Drogas com início rápido de ação:

- Benzodiazepínicos: disponíveis para uso intravenoso ou retal. Rápida ação antiepiléptica (3 minutos após infusão intravenosa e 5 a 7 minutos após administração retal). Pode ser repetido até três vezes, dependendo da resposta obtida. Atentar para o risco de depressão respiratória. Em 50 a 80% dos pacientes, obtém-se o fim da crise com diazepam, porém, se não for utilizada nenhuma outra medicação, a chance de recorrência nas próximas 2 horas é de 50%. Logo, após infundir o benzodiazepínico, uma droga de manutenção, como a fenitoína, deve ser iniciada. Também pode ser utilizado o midazolam, medicação com a qual existe maior experiência com infusão contínua para casos refratários.

- Diazepam: 0,1 a 0,3 mg/kg.
- Midazolam: 0,2 mg/kg em *bolus* e manutenção com infusão contínua de 0,75 a 10 mcg/kg/min.

O paciente deve ser encaminhado à UTI para monitoração contínua com EEG, que, contínuo, é fundamental para o manejo das drogas empregadas e para a detecção de estado de mal não convulsivo. Nesse momento, o paciente deve ser acompanhado por um neurologista. Ele irá iniciar a introdução de drogas antiepilépticas para tratamento crônico e retirada progressiva das drogas de infusão contínua.

As drogas de manutenção apresentam início de ação mais lento do que os benzodiazepínicos, mas com meia-vida mais longa. São úteis para a terapia de manutenção:

- Fenitoína: uso intravenoso. Tem como principal vantagem prevenir a recorrência do estado de mal por maior período. Controla as crises em 40 a 91% dos casos. A concentração sérica atinge o pico em quinze minutos, e o equilíbrio, em 60 minutos. Não produz depressão respiratória e não deprime o SNC. A pressão arterial e a frequência cardíaca devem ser monitoradas durante a infusão por causa do risco de hipotensão e arritmias cardíacas. Deve ser diluída em solução fisiológica (pois precipita em soluções glicosadas) e frequentemente provoca flebite. A dose utilizada é de 20 mg/kg na velocidade máxima de infusão de 50 mg/min.
- Fenobarbital: início de ação mais lento do que os benzodiazepínicos, risco de depressão respiratória, hipotensão e sedação excessiva. O tempo de ação é prolongado, com meia-vida de 87 a 100 horas. Por apresentar esse perfil farmacocinético, é considerada uma droga de terceira linha, sendo o seu uso reservado para os casos refratários. Utilizam-se doses de 10 a 15 mg/kg, com velocidade de infusão de 30 a 50 mg/min ou mais lentamente em pacientes idosos. Geralmente é necessário intubar o paciente pelo risco de depressão respiratória e para prevenir a broncoaspiração.
- Tiopental: reservada para os casos refratários, porém procura-se evitar o seu uso em função do maior risco de efeitos adversos cardiovasculares e por estar associado a maior tempo de intubação.

Outras medicações disponíveis são:

- Ácido valproico: uso intravenoso disponível no Brasil desde 2011. A dose utilizada no EME é *bolus* de 25 mg/kg, a velocidade de infusão é de 3 a 6 mg/kg/min, e a de manutenção, 1 mg/kg/h. A vantagem dessa droga é não causar depressão cardiorrespiratória. Os principais estudos com essa droga foram realizados em pacientes com reações alérgicas às drogas de primeira linha e estado de mal mioclônico ou de ausência. Os principais efeitos colaterais relatados são hipotensão, tontura e plaquetopenia, em menos de 10% dos pacientes.
- Propofol: rápido início de ação e meia-vida curta. Vem sendo cada vez mais estudado para o estado de mal refratário. Utiliza-se um *bolus* de 2 mg/kg, que pode ser repetido, seguido de infusão contínua a 5 a 10 mg/kg/h. A infusão contínua pode ser titulada com a monitoração por EEG, mantendo dose suficiente para atingir padrão de surto-supressão (em geral de 1 a 3 mg/kg/h). A vantagem dessa droga é a sua meia-vida curta. A retirada da droga deve ser lenta, pois pode haver efeito rebote.
- Topiramato: pode ser utilizado em suspensão oral, via sonda nasoenteral e titulado rapidamente. A dose recomendada para estado de mal varia de 300 a 1.600 mg/dia.
- Levetiracetam: ainda não disponível no Brasil. Parece ser uma droga promissora, com baixa toxicidade e disponível em formulação intravenosa. As doses utilizadas variam de 2.000 a 4.000 mg em *bolus*.

CONCLUSÕES

- Em relação aos pacientes com a primeira crise epiléptica, o objetivo primário é definir se a crise foi provocada por um processo sistêmico que possa ser corrigido. A avaliação do paciente se baseia na história clínica e no exame físico cuidadosos, associados aos exames laboratoriais e de neuroimagem. Os pacientes com crises epilépticas não provocadas, sem sinais neurológicos focais, devem ser encaminhados para avaliação neurológica no ambulatório.
- Em relação ao EME, o manejo inicial pode ser feito pelo emergencista, mas o neurologista deve ser sempre consultado, especialmente nos casos refratários.

BIBLIOGRAFIA CONSULTADA

1. Abou Khaled KJ, Hirsch LJ. Updates in the management of seizures and status epilepticus in critically ill pacients Neurol Clin. 2008;26(2):385--408, viii.
2. American Academy of Neurology Quality Standards Subcommittee. Practice parameter: neuroimaging in the emergency patient presenting with seizure: summary statement. Neurology. 1996;47(1):280-91
3. Brust JCM. Current diagnosis & treatment in Neurology. New York: McGraw-Hill; 2007. p. 47-8.
4. Castro LHM. Crise epiléptica no pronto-socorro. In: Scalabrini Neto A, Martins HS, Velasco IT. Emergências clínicas baseadas em evidências. São Paulo: Atheneu; 2006.
5. Continuum Lifelong Learning Neurol. Differencial diagnosis of epilepsy. Neurology. 2007;13(4):48-70.
6. Continuum Lifelong Learning Neurol. Status epilepticus. Neurology. 2007;13(4):121-51.
7. DeLorenzo RJ, Pellock JM, Towne AR, Boggs JG. Epidemiology os status epilepticus. J.Clin Neurophysiol. 1995;12(4):316-25.
8. Dunn MJG, Breen DP, Davenport RJ, Gray AJ. Early management of adults with an uncomplicated first generalised seizure. Emerg Med J. 2005;22(4):237-42.
9. Falip M, Gil-Nagel A, Viteri Torres C, Gómez-Alonso J. Diagnostic problems in the initial assessment of epilepsy. Neurologist. 2007;13(6 Suppl 1):S2-10.

10. García Peñas JJ, Molins A, Salas Puig J. Status epilepticus: evidence and controversy. Neurologist. 2007;13(6 Suppl 1):S62-73.
11. Hardem CL, Huff JS, Schwartz TH, Dubinsky RM, Zimmerman RD, Weinstein S, et al.; Therapeutics and Technology Assesment Subcommittee of the American Academy of Neurology Report. Reassesment: neuroimaging in the emergency patient presenting with seizure (an evidence based review). Neurology. 2007;69(18):1772-80.
12. Krumholz A, Wiebe S, Gronseth G, Shinnar S, Levisohn P, Ting T, et al; American Academy of Neurology Quality Standards Subcommittee. Practice Parameter: evaluating an apparent unprovoked first seizure in adults (an evidence-based review): report oh the Quality Standards Subcommittee of the Amercican Academy of Neurology and the American Epilepsu Society. Neurology. 2007;69(21):1996-2007.
13. Lowestein DH, Bleck T, Macdonald RL. It's time to revise the definition of status epilepticus. Epilepsia. 1999;40(1):120-2.
14. Nadkarni S, LaJoie J, Devinsky O. Current treatment of epilepsy. Neurology. 2005;64(Suppl 3):S2-11.
15. Reuber M, Baker GA, Gill R, Smith DF, Chadwick DW. Failure in recognizing psychogenic nonepileptic seizures may cause death. Neurology. 2004;62(5):834-5.
16. Ropper AH, Brown RH. Adams and Victor's principles of Neurology. 8. ed. New York: McGraw-Hill; 2005. p. 271-300.
17. Schachter SC, Pedley TA. Evaluation of the first seizure in adults. [acesso em jan 2009] Disponível em: http://www.uptodate.com/contents/evaluation-of-the-first-seizure-in-adults
18. Shorvon S. The treatment of status epilepticus. Curr Opin Neurol. 2011;24(2):165-70.
19. Urrestarazu E, Murie M, Viteri C. Manejo de la primera crisis epiléptica y del status en urgencias. An Sist Sanit Navar 2008:31(Suppl 1):61-73.

Índice remissivo

A

abdome agudo 1, 85
abscesso
 tubo-ovariano 2
 vulvar 90
abstinência 162
 alcoólica 151
 de narcóticos 4
abuso sexual 9
Acanthamoeba 79
acidente(s)
 domésticos 144
 vascular
  cerebral 138
  encefálico 143
ácido valproico 176
acidose 130
 metabólica 17
acuidade visual 76
adenoma prostático 28
afogamento 133
agitação 164
amiloidose 31
amnésia 162
amputação 53
 do colo uterino 87
 dos dedos 45
aneurisma
 de aorta 7, 142
anfetaminas 164
angina
 de prinzmetal 141
 estável 141
 instável 141
angiodisplasias 14, 15
antibioticoterapia 50
anticonvulsivantes 153
antidepressivos tricíclicos 168

apendicite 2, 3, 26
aripiprazol 160
arritmias 112, 143
arteriografia 11
arteriosclerose 140
artrite 128
asma 147
ataxia 162

B

Bacteroides fragiles 58
balanopostites 148
balão de Sengstaken-Blakemore 14
benzodiazepínicos 153, 161, 175
betabloqueadores 153
bicarbonato de sódio 131
bilirrubina 65, 66, 69
broncodilatadores 123
broncoscopia 18
brucelose 29

C

C. albicans 90
C. glabrata 90
C. tropicalis 90
cálculo renal 1
câncer
 de bexiga 31
 de cólon 14
cancro mole 89
carcinoma
 da próstata 27, 31
 de vagina 86
 prostático 28
carúncula uretral 31

cefaleia 123
celulite 79
 facial 77
 orbitária 77
ceratites 79
ceratoconjuntivite fotoelétrica 82
Chlamydia 90
 trachomatis 29
choque cardiogênico 116
ciclosporina 174
cintilografia 11
cirurgia de *bypass* 142
cistite 31
cisto ovariano 2
clearence de creatinina 127
cocaína e anfetaminas 164
colangiografia
 endoscópica 70
 transparieto-hepática 71
colangiopatia 69
colangiorressonância 70, 71
colangite 2
colecistite 2, 3
coledocolitíase 2, 69
cólica renal 3, 25
colite 2
 actínica 15
 isquêmica 15
colpoperineorrafia 87
condiloma acuminado 31
congestão pulmonar 142
conjuntivite
 aguda 77
 bacteriana 78
 do recém-nascido 78
 gonocócica 79
 viral 77, 78
consentimento familiar 104

contratura isquêmica de Volkmann 46
contusão
 miocárdica 22
 pulmonar 20
convulsão 134, 152
corticosteroides 123
cortisona 122
crise(s)
 diabética 4
 epiléptica(s) 145, 171, 172
 falcêmica 4
 hipertensiva 138
Cryptococcosis 29
culdocentese 87

D

dacriocistite 76
delírio 152
depressão 146, 162
dermatites 148
desconforto respiratório 21
diabete(s) 146
 descompensado 112
 melito 112
 tipo 2 147
diarreia 148
disartria 162
dislipidemia 112
dismenorreia 3
dispneia 18
dissecção aórtica 2
distensão vesical 128
diuréticos 135
diverticulite 2, 3, 4, 26
 aguda 8
diverticulose 14
doadores de órgãos 107

dobutamina 115
doença(s)
  autoimune 129
  cardíaca arritmogênica 134
  das vias biliares 69
  de Berger 31
  de Chagas 103
  de Crohn 26
  de Wilson 68
  diverticular 14
  inflamatória
    aguda 91
    pélvica 2, 90
  pulmonar obstrutiva crônica 112
  ulcerosa péptica 10
dor
  abdominal 1
  torácica 140
duodenite erosiva 10

E

edema
  agudo de pulmão 116
  pulmonar 123
efeito anorexígeno 164
eletrocardiograma 113
emergências no idoso 137
endocardite 31
endoftalmite
  endógena 80, 81
  exógena 80
endometriose 2
endoscopia 11
enfisema 21
  mediastinal 22
envelhecimento 137, 139, 149
enxaqueca com aura 173
epididimite 29
epilepsia e convulsão 145
epinefrina 117
equação de Cockcroft-Gault 127
equimose subconjuntival 60
escala de coma de Glasgow 106
Escherichia Coli 29, 90
escleroterapia 13
escore de Child-Pugh 68
escroto agudo 28
esofagite 2, 10
esôfago 22
espasmo coronariano 140

espironolactona 116
estabilização
  hemodinâmica 8
  óssea 51
estenose de uretra 27
estresse orgânico 11
estridor 18
euforia 162
extensão do cotovelo 43

F

falência renal 127
febre 128
fenitoína 176
fenobarbital 176
feridas
  por abrasão 57
  transfixantes 56
fibrilação atrial aguda 112
fibrose retroperitoneal 26
fimose 27
fixador circular de Ilizarov 52
flash burn 35
flexão do cotovelo 43
fotofobia 77, 79
fraqueza muscular 130
fratura(s)
  de Bennett 42
  de mandíbula 62
  de maxila 61
  de órbita 59
  de ossos da face 59
  de ossos nasais 60
  do complexo zigomático-orbitário 61
  do osso frontal 59
  expostas 49
  nasais e naso-órbito-etmoidais (NOE) 60
furosemida 114

G

Gardnerella vaginalis 90, 91
gastrite 2
glomerulonefrite 31
glucagon 124
gluconato de cálcio 131
gonorreia 97
gravidez uterina e extrauterina 26

H

H. ducreyi 89

Haemophilus influenzae 58, 80
Helicobacter pylori 10
hematêmese 7
hematoma 144
hematoquezia 7
hematúria 26, 27, 31, 32
hemoglobina 129
hemoglobinopatias 66
hemoptise(s) 7, 21, 128
hemorragia
  alta varicosa 12
  cerebral 144
  digestiva 7
    alta 7, 10, 12
      não varicosa 10
    baixa 7, 14
  pós-operatória 87
hemotórax
  maciço 19
  não maciço 21
hepatite
  A 149
  B 97, 103
hepatomegalia 142
herpes genital 89
hidrocele infectada 29
hiperbilirrubinemia
  direta 67
  hereditária 68
  indireta 66
hipercalemia 130
hipercarbia 17
hiperemia conjuntival 162
hiperlipoproteinemia aguda 4
hiperplasia benigna de próstata 31
hipersexualidade 164
hipertensão 123
  arterial 140
    sistêmica 112
  portal 12
hipertireoidismo 26, 66
hiperventilação 135
hipotermia 134, 162
hipoventilação 17
hipovolemia 20, 131
hipoxemia 133
histamina 121
HIV 98, 103

I

icterícia 65, 67, 68, 72
incisão de Marfan 20

infarto
  agudo do miocárdio 2
  do miocárdio 141
infecção urinária 3, 148
injúria renal 127
insuficiência
  cardíaca 66, 142
    aguda 111
  renal aguda 127
intoxicação(ões)
  alimentar 148
  exógenas por psicotrópicos 157
  por alucinógenos 164
  por antipsicóticos 158
  por *ecstasy* 166
  por etanol 162
  por lítio 157
  por opioides 167
  por solventes 163
  por tricíclicos 168
irritabilidade 162, 164
isquemia(s) 14
  mesentérica 2
  miocárdica 112
  renal 129

K

kernicterus 67

L

labilidade emocional 162
lacrimejamento 77
Le Fort 61
lesão(ões)
  complexas 44
  cutâneas 44
  da árvore traqueobrônquica 20
  da mão 41
  de intrabucais 56
  de punho 41
  do antebraço 40
  do cotovelo 40
  do nervo periférico 43
  do úmero 40
  dos tendões
    extensores 43
    flexores 42
  no ombro 40
  osteoarticulares 40
  ovarianas 3
leucotrienos 121
levetiracetam 176

levosimendano 115
lidocaína 174
ligadura elástica 13
lipomatose pélvica 26
lipotimia 111
litíase 27, 31, 69
  urinária 26
lítio 174
lúpus eritematoso sistêmico 31
luxação
  articular 50
  do ombro 40

M

magnésio 154
mal epiléptico 171, 174, 175
Mallory-Weiss 10
manobra de Heimlich 134
melena 7
membros inferiores 48
metoclopramida 9
método(s)
  de Whitesides 51
  de Yuzpe 98
  diagnósticos 11
milrinona 115
mioglobina 129
Model for End-stage Liver Disease (MELD) 68
mordedura de animais 58
morte encefálica 104, 110
Mycoplasma
  genitalium 90
  hominis 90

N

N. meningitidis 78
necrose
  miocárdica 113
  tubular renal 129
nefrite intersticial 129
nefrolitíase 2
nefropatia 127, 131
  mesangial 31
Neisseria
  gonorrhoeae 29, 78, 79, 90
neoplasias da bexiga 27
neurolépticos 154
nistagmo 162
nitroglicerina 115
nitroprussiato de sódio 115
norepinefrina 117

O

octreotide 9
orquiepididimite 29
orquipexia 29
orquite 29
osteogênese 53
osteoplástica 50

P

palpitação(ões) 123, 142
pancreatite 2
  aguda 3
parafimose 28
paralisia flácida 130
perda da função renal 127
pericardiocentese 20
pericardite 2
picornavírus 77
pielonefrite 2
  bacteriana 31
piodermites 88
pneumonia 147
pneumotórax 17, 21
  aberto 18
  hipertensivo 18
  simples 20
ponto de McBurney 26
porfirinas 31
pós-polipectomia 14
pós-septal 79, 80
priapismo 30
primaquina 31
processos inflamatórios 88
prolapso uterino 26
propofol 176
prostaglandinas 121
Proteus 78
Pseudomonas
  sp 78
  spp 79
pudendo feminino 89
púrpura de Henoch-Schönlein 31

Q

queimado 35
queimadura 82
  química 82
quimioterapia 26

R

rabdomiólise 131
rash 128
reflexo
  córneo-palpebral 106
  pupilar 76
  vermelho 76
retenção urinária aguda 27
rim policístico 31
risco renal 127
ruptura
  esofágica 20, 22
  traumática
    da aorta 20, 22
    do diafragma 21

S

saco lacrimal 77
salpingites 2
sangramento gastrintestinal 7
sinais de iteratividade autonômica 152
síncope 111, 146
  cardiogênica 172
  vasovagal 172
síndrome(s)
  anticolinérgica 160
  compartimental 46, 51
    abdominal 131
  coronariana aguda 112
  da lise 129
  da veia ovariana 26
  de Budd-Chiari 68
  de Crigler-Najjar 66, 67
    tipo I 68
    tipo II 68
  de Dubin-Johnson 67, 68
  de Gilbert 66, 67, 68
  de Godpasture 31
  de Rotor 68
  do desconforto respiratório do adulto 19
  ictéricas 65
  nefrítica 129
  nefrótica 129
  neuroléptica maligna 160
sinusite 77
Staphylococcus aureus 58, 80
Streptococcus
  agalactiae 90
  do grupo A 80
  spp 58

T

tamponamento cardíaco 19
tansulosina 27
taquicardia 1, 152
taquipneia 18
teofilina 174
tiamina 154
tiopental 176
topiramato 176
tórax flácido 19
torção
  anexial 2
  de nódulo de leiomioma subseroso 86
  testicular 29
transplante de órgãos 101
tratamento
  clínico complementar 9
  endoscópico 13
trauma(s)
  contusos 57
  na face 55
  torácico 23
traumatismo
  dos membros 39
  ocular 81
  torácico 17
tremor 123
tríade de Beck 19
tricomoníase 97
tromboembolismo pulmonar 112, 143
tuberculose 29

U

úlceras no pudendo feminino 89
Ureaplasma urealyticum 90
uremia 4
ureter retrocavo 26
urgência(s)
  ginecológicas 85
  hemorrágicas 86
  oftalmológicas 75
  urológicas não traumáticas 25
  vascular 86
vaginose bacteriana 97
válvula de uretra posterior 27
violência sexual 96
vulvovaginites 148